与癌共存

新版

◎徐克成 著

广州出版社
GUANGZHOU PRESS

图书在版编目（CIP）数据

与癌共存 / 徐克成著. -- 广州 : 广州出版社, 2024.11
ISBN 978-7-5462-3706-0

Ⅰ. ①与… Ⅱ. ①徐… Ⅲ. ①癌—诊疗 Ⅳ. ①R73

中国国家版本馆CIP数据核字（2024）第028388号

与癌共存
Yu Ai Gongcun

出版发行　广州出版社
（地址：广州市天河区天润路87号广建大厦9楼、10楼
邮政编码：510635　网址：www.gzcbs.com.cn）
责任编辑　张美美　杨朋云
责任校对　路亚妮　窦兵兵
排版设计　南牧文化
封面设计　伍锦华
插　　图　伍锦华
摄　　影　廖茂钦
印刷单位　广州市快美印务有限公司
（地址：广州市白云区广从五路410号　邮政编码：510545
电话：020-23336155）
规　　格　787毫米×1092毫米　16开
字　　数　320千
印　　张　21.25
版　　次　2024年11月第1版
印　　次　2024年11月第1次
书　　号　ISBN 978-7-5462-3706-0
定　　价　58.00元

癌细胞由正常细胞突变而来，只要生命存在，癌细胞就不断产生，因此癌细胞不可能被斩尽杀绝，与癌共存是生命的新常态。

癌症治疗目的是让患者活下来，活得健康。

患者活下来不是依靠某种特殊治疗手段，而是依靠治疗思路、治疗策略，依靠各种治疗方法的创新性使用或综合使用。

——徐克成

新版说明

《与癌共存》第一版已经出版 8 年了。当初，曾有疑问：与癌共存是否科学？但出乎意料，该书出版后受到读者的广泛欢迎。许多患者来信来电，甚至亲自来出版社，希望购买该书。国外出版社也纷纷前来洽商购买该书版权。

该书之所以受到热烈欢迎，可能缘于作者徐克成教授的人格魅力。他是一位著名医学家、肿瘤治疗专家，著作等身，是一位以善良、诚信和聪慧而受到社会广泛称赞的长者，更是一位用自己生命践行控癌并获得成功，又用自己的策略和理念救治了许多困难癌症患者的传奇人物。他被国家授予“白求恩奖章”和“时代楷模”称号，当之无愧。

该书之所以受到热烈欢迎，也可能缘于其命题与癌共存的哲理性。著名肿瘤专家、已入鲐背之年的中国工程院院士汤钊猷认为，与癌共存符合传统中华哲理，徐克成在序言中列举的东西方名著和名言，佐证该书阐述的与癌共存这一观点的价值，他称赞该书为控癌战增添了诸多新内容和新思路。

该书之所以受到热烈欢迎，还可能缘于其内容的真实性。因此，《与癌共存》新版专门新增一篇《与癌共存：103 例报告》。由作者和他的同事提供的每一例报告，均显示出医者的努力和智慧，彰显了与癌共存的真谛。

希望社会大众从《与癌共存》新版中能够认识到：癌症不可怕，与癌共存是维持生命的新常态。希望癌症患者从本书中认识到：得了癌症不意味着死亡，癌症患者可以同患其他慢性病的人一样，长期生存，过正常人的生活。也希望致力癌症治疗的医生们认识到，治疗癌症要根据患者的癌症类型、分期、年龄、健康状况选择合适的治疗方法，才能取得更好的临床效果。

十分期待《与癌共存》新版能像第一版一样受到热烈欢迎。《与癌共存》新版相比第一版更新了大量内容，相信会得到更多的支持和肯定。

广州出版社

2024年10月

01
序 言

徐克成教授要我为《与癌共存》新版写序，照理我没有这个资格，因为进入鲐背之年，对癌症研究的进展已难跟上。但 2016 年我曾为《与癌共存》第一版写序，只好再勉而为之。我在第一版序中曾说，发展有中国特色的医学“是随着中国崛起所带来的历史使命，而实现这个目标需要有中国元素。中国元素主要就是符合中国国情和中国思维。中国思维需要发掘优秀的传统文化”。

我曾浅读《矛盾论》《黄帝内经》《孙子兵法》《系辞传》和《道德经》，深感中华哲学思维可能有助于对付癌症。《系辞传》说“一阴一阳之谓道”，我理解“道”即“阴阳”或“矛盾”。阴阳互存，我们不能只看“阴”不看“阳”。对付癌症有消灭与改造两手，我们不能只重消灭不重改造，这就是我主张的消灭与改造并举。

自 1863 年鲁道夫·维尔肖（Rudolf Virchow）发表《癌的细胞起源》，百余年来临床与基础研究只盯住癌。直到 21 世纪初，研究发现癌症治疗还要关注微环境、全身、外环境。全身“改造”主要关注的是免疫、神经、内分泌和代谢。西方医学近年来已开始注意全身“改造”。例如热门的靶向 PD-1 免疫治疗就是“改造”免疫系统；2022 年《自然评论·癌症》（*Nature Reviews Cancer*）中一篇文章题目是《通过饮食干预治疗癌症》（*Developing Dietary Interventions as Therapy for Cancer*），实质上就是代谢的“改造”；2023 年《细胞》（*Cell*）一篇文章说“癌症神经科学（cancer neuroscience）

为癌症治疗创造一个重要的新支柱”，就是神经系统的“改造”。《与癌共存》新版的第二篇“与癌共存：18 年的生死历练和感悟”说的就是徐教授自己，是他践行“消灭与改造并举”的成果，不是吗？手术“消灭”后，徐教授还有斗癌精神（神经系统）、免疫、吸氢等诸多“改造”的举措。

再回头说一下与癌共存，其实这也符合传统中华哲理。“阴阳既互存，又互变”，至“阴阳中和”，这是自然法则，也是处理自然（包括癌症）失衡的大法。实际上即使进行了根治性治疗，也不能说完全“消灭”了癌细胞，至少还可能有循环中的癌细胞，不然就难以解释为什么多年后仍可能癌症复发或癌细胞转移。只是在肌体正常的神经和免疫功能的调控下，残癌细胞不能为所欲为。当前提出“人与自然和谐共生”，目的同样是达到“阴阳中和”。这也是我主张将“抗癌”改为“控癌”的缘由。

《与癌共存》新版在理念和实践方面，为控癌战增添了诸多新内容和新思路，这是难能可贵的。

祝贺《与癌共存》新版问世，愿此书有助于癌症研究，惠及更多癌症患者。

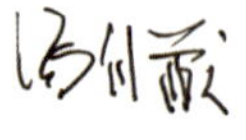

（中国工程院院士）

2024 年 10 月

02
序 言

《与癌共存》新版即将问世了。该书进一步阐述了徐克成的治癌理念，又记载了徐克成和他的团队 20 多年来的治癌实践，既有创新性，又有实践性。我向作者徐克成教授表示祝贺。

无论是作为曾经的卫生部行政领导，还是作为同道、朋友，我都为见证了徐克成治癌理念创立和发展的过程而备感荣幸。2009 年，作为中国医师协会名誉会长，我率领百名医院院长去广州复大肿瘤医院见接受癌症手术仅仅过了 3 年的医院创建人徐克成，也见到了一个个曾一度失去生存希望、当时却已康复的癌症患者。我十分震撼，说："我很感动。我确实被感动了。"我了解到，徐克成提出的"3C+P"[1]治疗策略，其内涵不仅仅是杀灭癌瘤，更是要个体化地保护荷有癌瘤的患者，尤其要维护患者的免疫功能。当时我就感受到，在徐克成的抗癌实践中，已经萌生了"不一样"的治疗思维。

2010 年，已经脱离癌魔阴影 4 年的徐克成著成了一本具有独特观点的书《我对癌症患者讲实话》，提出医生治癌，要勤于思考，手下留情，分清哪些治疗有益，哪些治疗无益甚至有害。治疗的目的是让患者活下来，而不仅仅是让癌瘤消失。2013 年，徐克成更将自身患癌治癌的过程和体验

---

① "3C+P"指冷冻消融（Cryoablation）、联合免疫疗法（Combined immunotherapy）和癌症血管介入（Cancer vascular intervention）结合起来，根据患者具体情况，个体化应用 (Personiligation)。

毫无保留地分享给大众，出版了著作《跟我去抗癌》，提出“医生患癌也许是好事，可以更深刻地了解哪些治疗对患者是最适宜的”。这两本书均昭示生命至上，这是徐克成治癌思想建立的初心。

2016年，徐克成的《与癌共存》第一版出版。该书极有新意地提出：癌细胞由正常细胞突变而来，只要生命存在，癌细胞就不断产生，因此癌细胞不可能被斩尽杀绝，与癌共存是生命的新常态。记得在央视为该书举行的北京新书发布会上，当时我这样评价该书：“阐明了癌症的本质，让患者不失去希望，让社会不再谈癌色变，让医生治疗时手下留情。”该书的出版，意味着在人们呼吁要创造无癌世界的背景下，以独特的风貌第一次正式向公众宣示与癌共存是生命的新常态。

2018年，徐克成著、汤钊猷院士评述的《践行中国式控癌》出版。在此书中，汤钊猷早几年提出的“消灭与改造并举”的治疗策略，与徐克成提出的“与癌共存”观点，实现了完美融合。这种融合体现了中国传统“天人合一”“阴阳互变和平衡”的哲学思想，因此是中国式的。我为此书写了序言，赞赏此书是徐克成和汤钊猷的灵魂之作。值得一提的是，此书第一次提出“控癌”这个概念。“控癌”而不是“抗癌”。“抗”意味着“杀杀杀”，消灭癌细胞；“控”则既包含“杀”又包含“改造”，“改造”癌细胞，也“改造”荷瘤的肌体。抗和控一字之差，体现了中国哲学思维在癌症治疗领域的高水平创新应用。

徐克成不断地把“与癌共存”理念应用于“控癌”实践。2019年徐克成主编的《氢气控癌：理论和实践》出版，创造性地把新兴的氢气医学应用于癌症康复。这是徐克成在“控癌”方面不断探索的范例。

多年来，徐克成教授从一位消化病专家转为专门研究肿瘤治疗的专家，成功地形成“生命至上—消灭加改造—与癌共存”这一系统的“控癌”理念体系，或者说走出一条治癌新路。特别值得欣慰的是，这些理念已经逐步为医学界和社会所认可。但正如汤钊猷院士所说，徐克成“不仅有自己的理念，而且有自己的实践，再通过实践来证明自己的理念，这是十分难能可贵的”。

《南方日报》有一篇文章《让徐克成精神推动时代前进》。作为同龄人，我特别赞赏徐克成的进取精神。如今已是耄耋之年的他仍老骥伏枥，宏志不减。18年前，当他从癌症手术的麻醉中清醒过来后，他就认为他未来的已成为奢侈品的时光属于社会，属于病人。《与癌共存》新版记载了徐克成生病以后带领团队，用勇气挑战晚期癌症患者的癌病，挑战成功的标志是患者活下来，不是活了几年，而是健康生存8年、10年，或更长，并且已经回归本职工作或当志愿者回报社会。其中“五朵金花”重生的故事更是在社会上广为传颂。对于徐克成数十年如一日厚德行医彰显的人格魅力，《人民日报》（2014年5月30日）曾用这样美丽的语言评价他：崇德向善，帮助别人，绽放自己，大爱无疆，志诚无敌。

《与癌共存》新版是徐克成控癌理念及其思想体系的较系统的陈述，也彰显了徐克成教授的精神、人格和魅力。我祝贺本书出版发行，相信本书一定会给正在与癌魔抗争的患者带去鼓舞，给关注癌症预防和治疗的社会大众带去启示，也希望广大医务界同道分享本书的观点和宝贵的实践。

是为序。

殷大奎

（中华人民共和国原卫生部副部长、中国医师协会名誉会长、
中国健康促进与教育协会会长、国家卫健委健康教育首席专家）

2024年10月于北京

03

序 言

徐克成教授是我亦师亦友的合作伙伴，《与癌共存》第一版是我参与癌症防控、健康管理和普及相关知识时送给朋友或向大众推荐的书之一，有不少人在消除焦虑、恐惧及配合医生治疗方面从中得到帮助并受益。无论当下人类在面对癌症这一世纪难题时有多少困惑，对已有的诊疗手段有何种疑虑，由“抗癌”向“控癌”理念的转变，无疑是人类通向无疾而终彼岸的桥梁。

自 1912 年通过观察 13 个腺癌组织发现异常分裂的癌细胞以来，人们将攻克癌症的研究集中到癌细胞，并由此提出了许多假说，包括种子土壤学说、基因突变、染色体易位、表观遗传调控、干细胞起源和非可控慢性炎症等。关于这些假说大约有 300 万篇研究报告，但多数工作基于细胞系和模式生物，得出的实验结果有很大的局限性，与临床实践相距甚远。20 世纪 80 年代哈罗德・德沃拉克（Harold Dvorak）提出“癌症实质上就是不能愈合的伤口”，这一观点极大地丰富和扩展了种子土壤学说、干细胞起源和非可控慢性炎症几个假说的内容，推动了肿瘤免疫学理论和诊疗技术的发展。同时也证实，手术、放化疗虽然都有不同程度的清除或降低瘤负荷及抑制肿瘤细胞生长的作用，但采用这几种手段治疗后，许多患者难以获得满意的疗效，其中肿瘤的复发转移是导致治疗失败的主要原因。一般临床上一旦发现有转移，就放弃手术，以放化疗为主要手段，但实际上这几种方法具有很大局限性，反而可能扩大“伤口”，即导致“伤口”不能愈合。因为肿瘤基质生成和伤口愈合的过程存在惊人的相似性，这两个过程都涉及血管高渗透性与炎性细胞侵袭。还有研究报道，癌症手术后的伤口愈合反应可能触发远处肿瘤细胞的生长及转移，所以，有人提出：癌症手术、放化疗很可能是导致癌细胞扩散和转移的因素之一。这是一个值得认真考量的问题。

徐克成教授既是一名具有丰富临床经验的医生，又是勤于思考、善于观察和创新、著作等身的学者。《与癌共存》新版是徐克成教授在第一版基础上，通过多年的病例随访调查与临床实践，结合国内外癌症诊疗的临床与基础研究进展，对第一版内容进行系统的梳理与思考，做进一步的完善而写就的具有独特观点的新作。全书内容涵盖了癌症研究的历程与进展、面临的问题与挑战，通过对自身和许多活生生的长期带瘤生存的患者治疗过程的回顾，展示了采用微创减瘤负荷联合全身代谢与免疫调节手段而获益的结果，揭示出癌症是一种非可控炎性疾患导致的难以愈合的创面，进而提出一个极为严肃的问题：盲目地采用传统的癌症治疗手段，是否会是在不同维度扩大癌瘤这一难以愈合的创面？《与癌共存》新版相比《与癌共存》第一版更深刻地提出带瘤生存这样的问题与对当今治疗手段的质疑，具有重要的生物学意义和潜在的临床价值。本书有助于患者、医者和全社会考量有效癌症治疗的内涵，无论是当下，还是将来，其影响可能是深远的。

本书强调由“抗癌”向“控癌”理念的转变。随着人类寿命的延长与癌症的高发这一事实的明确，延缓早衰、改善肌体免疫平衡状态，可能是发展控癌理念与手段的关键环节。为此，本书在不同章节分别就相关的临床诊疗问题、方案与路径提出了独到的见解，包括倡导癌症的早防、早筛、早治，维持营养均衡，调节免疫平衡；普及先进的治疗理念，采用最小剂量、最温和方法，降低伤害以获得带瘤生存的最佳效果；强调更人性化的护理，倡导全社会宽容友善的氛围，最终实现癌症少发、易治的控癌目标。

吕有勇
（北京大学肿瘤医院肿瘤分子生物学实验室原主任、首席专家）

前言

18年前，当我从麻醉中醒来时，发现我还活着，随后，我做了两个梦。第一个梦是我要活下去，不仅活得长寿，还要像健康人那样工作；第二个梦是我要让我服务的癌症病人和我一样活下来，活得开心、幸福。

十分欣慰。18年过去了，我实现了第一个梦，几乎没有一天停止过工作；我自己或带领团队挑战癌症，让一个又一个失去生存希望的癌症患者活了下来，接近实现或正在实现我的第二个梦。

我研究活下来的秘诀。活下来不等于癌细胞没有了，在多数情况下是患者与癌共存。

进一步研究发现：活下来不是依靠哪一种特殊治疗手段，而是依靠治疗思路、治疗策略，依靠各种治疗方法的创新性使用或综合使用。这是科学和技艺的结合，是对医者心智的考验。

《与癌共存》第一版出版于2016年。在新书发布会上，著名肿瘤专家、中国工程院院士汤钊猷说这本书“不仅有自己的理念，而且有自己的实践”。他在赞同“与癌共存”这个观点的同时，呼吁“对‘抗癌战’的战略进行反思”，说：“癌不一定要一棍子打死，而可以通过与癌共存这个思路，让癌改邪归正，让病人长期带癌生存。” 著名血液肿瘤专家、国家最高科学技术奖获得者王振义院士赞赏“与癌共存”理念，认为“这个理念很好，不仅对我们的医生有参考价值，对癌症病人也有很好启发”。著名肝肿瘤专家、国家最高科学技术奖获得者吴孟超希望“‘与癌共存’应该成为治癌新理念和指导临床治疗的重要策略”。

《与癌共存》第一版出版后受到广大读者的欢迎。许多癌症患者带着《与癌共存》找我看病。一位来自英国皇室的已入古稀之年的乳腺癌患者感慨地说，是与癌共存这个理念让她对自己充满自信；菲律宾一位肾癌骨转移女士与癌共存已经16年，她在多个公开场合用自己的患病经历证明“癌症就是慢性病”。

最近，在印度尼西亚的棉兰市，举办了一场有近千人参加的“爱心分享会”，我受邀分享“五朵金花”与癌共存的经历。那是5位身患癌症的晚期患者，被认为不治，最后不仅都奇迹般生存，而且生存得很健康，都在服务社会、回报社会。她们原本就很漂亮，现在无论是颜值还是心灵，都美如金花。而主办者将分享会放在棉兰市举行，则是因为在这座仅有50万人口的城市，有10多位曾经接受我和我的团队治疗的长期与癌共存幸运者。

承蒙广州出版社的青睐，《与癌共存》新版即将问世。这是继2016年《与癌共存》第一版后对本人多年癌症治疗实践的再整理，本书具有以下特点：

第一，真实记录了本人18年生死历程。医生患上癌，是坏事，也是好事。在此我提出“挑战控癌”的观点：用挑战的精神去治疗最难治的患者，可以激发医者内心的力量，进而转化为自身巨大的抗病力，而挑战成功获得的快乐，可以进一步激发机体的免疫力。我感恩那些治疗成功的癌症患者，因为无论是对患者还是对医者来说，挑战的成功都是一种福报。

第二，介绍了治疗策略和方法。本书不是治疗手册，而是主要阐述这些方法如何让患者与癌共存，获得生命延续和健康。例如冷冻消融、不可逆性电穿孔、碘125放射性粒子（^{125}I粒子）近距离治疗，均是有效的局部消除癌肿的手段，但同时具有系统性远隔效应。

第三，专篇论述了康复与防复发。癌细胞休眠可以长达数年乃至数十年，治疗后不是万事大吉，而康复应该是终身的，康复的方法是综合的、系统的。“好人有好报”虽然是俗话，但有科学内涵。善良具有能量，本书将“慈爱控癌”作为一种隐秘的能量，分享给患者。

第四，简述了103例癌症患者的治疗方法和结果。他们多数都是常规治疗失败或无法施用常规治疗手段的患者，经过医患双方包括患者家属的共同努力，他们长期或较长期生存下来，或者获得比预期生命更长的生存期。患者可以对号入座，从中得到启发。癌症最大的特点是异质性，同一种癌症发生在不同患者身上，结果千差万别。有人说，癌症治疗靠运气。我们的共同目标是找到好运气。

必须说明，与癌共存是一种理念，不是说一定要让癌存在。与癌共存不是消极等待，而是需要通过积极的治疗手段和康复方法去争取、去获得，无癌才是最高境界。癌症自愈虽然存在，但极为罕见，患者不可草间求活，疏忽大意。

本书是我从医50多年对癌症治疗的体会和对生命历程的醒悟之作。仁者见仁，智者见智。对于与癌共存，不同的见解肯定存在，不实之处，谨求专家、同道批评指正。

非常感谢汤钊猷院士为本书作序，他是我的学术导师，更是人生导师，他提出的用“中华哲学思维”和“阴阳中和”自然法则对付癌症，给“与癌共存”这一理念赋予新的内涵。感谢既是原卫生部老领导又是挚友的殷大奎教授，以及吕有勇教授，对我数十年来从事肿瘤治疗实践的评述和鼓励，让我倍感欣慰。

本书的许多观点和实践源自广州复大肿瘤医院医疗团队，病例收集得到各科室主任和医师们的支持，孔小锋医师对本书的书稿审读做了大量的工作，在此一并表示衷心感谢。

徐克成

2024年10月于广州复大肿瘤医院

目 录

第一篇 与癌共存：永恒的主题 001

第 1 章 恐惧与真相 002

第 2 章 控癌而非抗癌 008

第二篇 与癌共存：18 年的生死历练和感悟 019

第 1 章 掉进地狱 020

第 2 章 深陷狱火 023

第 3 章 求生之路 025

第 4 章 非药而医：与记者的交流 032

第 5 章 生命的感悟 036

第三篇 与癌共存：治疗策略和方法 037

第 1 章 冷冻消融和冷冻免疫 038

第 2 章 靶向肿瘤血管 052

第 3 章 不可逆性电穿孔消融（纳米刀） 065

第 4 章 ^{125}I 粒子植入治疗及其远隔效应 073

第 5 章 免疫监护 080

第 6 章 常规治疗：质疑和反思 092

第 7 章 肿瘤化疗的新模式 103

第 8 章 让肿瘤休眠 112

第四篇 与癌共存：康复与防复发 121

第 1 章 合理饮食：遏制癌症 122
第 2 章 慈爱控癌：隐秘的力量 131
第 3 章 氢气控癌：自然的伟力 138
第 4 章 控制炎症：消除煽癌之火 147
第 5 章 舒缓压力：找回自己 156
第 6 章 回归生活：做健康人 164

第五篇 与癌共存：103 例报告 173

1. 肺和胸腔肿瘤（20 例） 176
2. 食管肿瘤（5 例） 201
3. 胃肠腹腔肿瘤（12 例） 208
4. 肝胆肿瘤（14 例） 223
5. 胰腺肿瘤（9 例） 245
6. 泌尿系统肿瘤（8 例） 260
7. 内分泌系统肿瘤（3 例） 272
8. 妇科肿瘤（9 例） 275
9. 乳腺肿瘤（8 例） 286
10. 头颈部肿瘤（10 例） 299
11. 骨和软组织肿瘤（5 例） 313

第一篇

与癌共存：永恒的主题

癌症是人类进化的遗产。癌症的种子早已存在于身体的每一个细胞。与癌共存，是人类生命的新常态。

癌症是人体的内外失衡导致的，抗癌战争是一场对待自身的战争。癌症是一种过度生长、追求永生、不受控制的疾病，由此产生的化疗、放疗和手术，迄今仍是治疗癌症的主要手段。但对于中晚期癌症或经过治疗后复发的癌症，这些手段面临着巨大挑战。

控癌，不是斩尽杀绝癌细胞。与癌共存，让癌症成为可以控制的慢性病。

第 1 章　恐惧与真相

癌症，你无法回避。与癌共存是生命的新常态。对待癌细胞，要善待，不能一味杀杀杀。

○ 癌症：永远无法回避的课题

时间定格在 2018 年的金秋。广州，这个现代化、开放、包容的大都市，被赞为母亲河的珠江穿过繁华的市中心，江面波光粼粼，江中游船里来自世界各地的游客，穿着各式衣服，尽情享受两岸美景。江两边背靠参天大树的红色跑道上，穿着品牌各异的运动装的老老少少，或奔跑，或散步，或骑行，生气勃勃。

在离珠江不远的一栋大楼里，一家读者众多的著名媒体正在举行健康论坛。健康专家们从不同角度论述健康的意义、战略、远景和保持健康的方法。发言很精彩，却几乎没有涉及癌症。

我作为被邀的嘉宾，坐在第一排的中央，感到有些茫然：只可讲“肿瘤”，不能提“癌症”，那太可怕了！

我被安排在最后发言，主持人没有给我命题，这倒给了我自由。“恶性肿瘤，就是癌症，今天已成为人类健康的重大杀手之一。”我有些激动，“人们不谈癌症，恐惧癌症。对癌症，你不想谈、不敢谈，你恐惧，但能回避得了吗？”

恐惧躲避不了疾病，癌症是永远回避不了的课题。

2018 年，全球癌症确诊病例估计为 1810 万例，预计到 2040 年这一数字将增至 2940 万例。世界卫生组织（WHO）在一份癌症报告中估计，世界上六分之一的人的死亡是由癌症引起的。我国癌症每年新发病例已近 400 万例，每年癌症死亡人数为 300 万例。预计十年后，癌症会成为我国的第一大死亡原因。

从全世界来说，中国癌症的发病率只处于中等偏上水平，但上升很快，而且患病绝对数位居首位。肿瘤发展到晚期，致死率能达到 99.2%，很多患者在数月、半年或一年内死亡。在中国，癌症在获得诊断时，近半数已经进入中晚期。

尽管数字可怕，但随着文化和社会的进步，人们对于癌症的认识，已经从几十年前的“癌症就是死亡”“癌症不可治”，变成或正在逐步变成“癌症可治”“癌症是一种可以控制的慢性病”。

“癌症不可怕。不管愿不愿意公开，今天到会的人，一定有相当一部分人，其家族的人患过癌症或正在患癌症，你怕他们吗？”我突然有些心酸，说：“其实，十几年前，我也患上比一般癌症更恶性的癌症。但我活下来了，而且今天能站在这里快乐地和大家一起讨论健康。”

“从某种意义上说，我们所有的人，都在与癌共存。癌症是随着现代社会的工业化而使患者数量增多的疾病。现代化促进了物质文化的进步，但造成了不构成传染、长期亚健康积累形成的慢性病患者快速增加。与高血压、糖尿病一样，癌症也是一种慢性病。对待慢性病，控制和共存，是最高境界。”

癌症是人类进化的遗产，只要有生命，就有癌细胞存在。与癌共存，将会是人类生命的新常态。

不要期望将癌细胞斩尽杀绝，在癌症尚没有治愈手段的当今时代，与癌共存，是癌症治疗的最终目的。

○ 癌症：古老的疾病

人们对埃及木乃伊进行的 X 射线分析曾揭示了癌症的存在。2016 年，通过医学成像研究发现，在南非斯瓦特克朗斯附近的一个洞穴中出土的 170 万年前的人类祖先脚趾上有骨肉瘤。癌症疾病历史是何等的久远。

几乎所有物种，包括哺乳动物、爬行动物、鸟类、鱼类，都会得癌症。早在 20 世纪 80 年代，人们就提出：从地球上出现生命开始，癌症就在帮助物种适应环境。癌症作为一种质量控制手段，从地球上最古老的物种开始，一直流行下去。

○ 癌细胞：人人都在与它共存

1934 年 5 月，美国约翰斯・霍普金斯大学泌尿学专家里奇博士报告了对前列腺疾病的研究，发现 50 岁以上的男性尽管无前列腺癌症状，但近 2/3 患有转移性前列腺癌。20 世纪 70 年代，新奥尔良的几位病理学家进行了类似研究，得出了相似结果。

1997 年 8 月，在美国底特律有关前列腺癌的国际讨论会上，来自底特律韦恩州立大学的病理学家萨克尔报告了更惊人的数据：用显微技术分析发现，在死于车祸、暴力犯罪、心脏病等与癌症无关的男性尸体上，即使最年轻的 20 岁男性，其前列腺中也存在恶性或侵袭性癌细胞。他的报告显示：60 岁以上的男性，基本上都存在侵袭性前列腺癌的征象。

上述前列腺癌的数据发人深思：如果健康人的体内普遍存在恶性细胞，如果这些恶性细胞从未引起任何威胁健康的症状，也没有造成死亡，或者数十年后出现症状，并造成死亡，那对目前一些耗钱、耗力，给患者带来痛苦的癌症治疗是否要重新审视？

什么是癌细胞？通俗地说，就是为非作歹的坏细胞，是由正常细胞突变而来的叛徒，它有十大特征（图 1–1）：

◎ 持续的增殖信号。持续不断增殖，不受人体信号的控制，自己分泌生长因子，自我促进增殖。只是无穷分裂，难以分化归正。

◎ 逃避生长抑制。不接受约束和监管，癌细胞内抑癌基因失能，细胞不能自我控制和修复，就像失去控制的汽车，在错误道路上越走越远，肆意妄行。

◎ 抵抗细胞死亡。正常细胞有生也有死，从而维护由细胞组成的社会稳定。癌细胞只知生不知死，抵抗凋亡和自噬，不让自己死亡。

◎ 无限复制的潜能。端粒是真核细胞染色体末端的特殊结构，为正常细胞的分裂钟，端粒长短和稳定性决定了细胞寿命。癌变后的细胞，端粒酶激活，修复端粒，无限增殖，不会衰老，越活越兴旺。

◎ 诱导血管新生。或将临近的正常组织内的血管改为己用，从而抢夺营养，使自己快速生长。

◎ 激活侵袭和转移。癌细胞渗入血管和淋巴管，再进入远端组织，张牙舞爪，扩张领地，先形成微转移癌结节，再长大形成肉眼可见的转移瘤。

◎ 基因组不稳定和突变。基因组不断再突变，不是改邪归正，而是诡计多端，改形换貌，逃避免疫监视。

◎ 促进炎症。释放炎症因子，火上浇油，促进侵袭转移。

◎ 细胞内能量异常。改变能量代谢途径，换道超车。

◎ 免疫逃逸。逃避免疫系统的攻击和破坏，逆势生长。

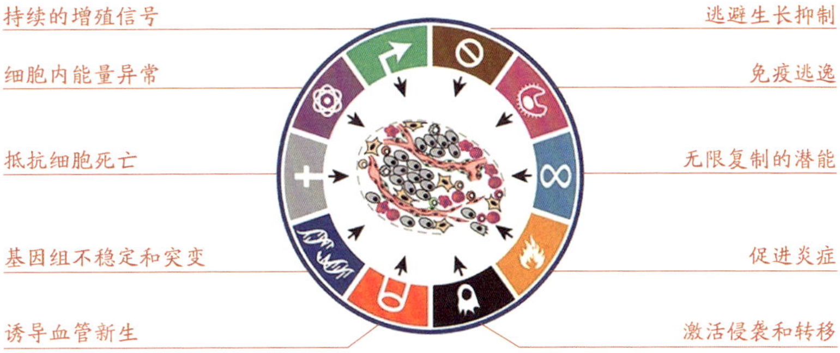

图 1-1 癌细胞的十大特征

虽然癌细胞看起来可恶至极，但并非一旦形成就是十恶不赦，要善待癌细胞，不能一味杀杀杀。原因有以下几点：

第一，癌细胞是正常细胞分裂过程的产物。无论是生殖细胞还是体细胞，都在不断分裂中，一个变两个，两个变四个……在这种一分为二的分裂中，都伴有DNA复制，这种复制包括组成基因的四类核苷酸碱基的复制。复制的过程难免发生错误。每100万个基因复制中大约有1个会发生错误，包括基因序列中碱基的缺失、置换。人体内每天经历分裂产生的细胞数量十分庞大，仅血细胞就产生1000亿个之多，小肠也会产生相近数目的细胞，其他器官、组织分裂产生的细胞合计出来更是天文数字。细胞分裂的数量如此庞大，如果一个细胞中有1%的基因突变，那么突变细胞的总数就十分庞大。突变细胞的基因可以再突变，不断累积，就会形成癌细胞。细胞分裂是生命的过程，生命不息，分裂不止，既然如此，癌细胞就不是敌人了。

第二，癌细胞形成过程并非一帆风顺，正常情况下生命体有一套控制机制，不会让癌细胞一味地穷凶极恶。

- DNA上有抑癌基因。DNA上与癌相关的基因有两种：癌基因和抑癌基因。复制时癌基因如果突变，其致癌活性就被激活，自然就促进癌细胞形成。但事情也不是那么简单，因为抑癌基因会监管，不会让癌基因独断独行，只有抑癌基因突变了，变成无用之辈或失职，不能发挥监管功能了，癌细胞才会肆无忌惮地登场。而且，如果抑癌基因足够强大，也可促使已形成的癌细胞休眠或自杀死亡（凋亡）。
- 免疫细胞激活，识别异质的癌细胞，将其消灭。如同霸权者的疯狂和侵略并非所向无敌，必然会遭到正义者的抵抗那样，癌细胞的生长和转移也会遭到肌体另一股力量的抵抗和反抗，这股力量就是免疫细胞。首先是天生的自然杀伤细胞（NK），其后T细胞也参加进来，对癌细胞进行监管和抑制，甚至将其消除，至少不战不和，相互平衡，控制其发展，这就是所谓的“免疫编辑”。如果免疫监管或平衡控制失去作用，那么癌细胞就会逃出免疫细胞的监管，肆无忌惮地发展起来。

◎ 从食物中摄取的微量元素、维生素、抗氧化剂，有抑制细胞突变的作用。

第三，基因突变的发生可以是天生的（遗传），但更多是环境提供了肥沃土壤，促进了突变发生；或者说，细胞的突变是逃避恶劣环境的无奈之举。我们的细胞和组织总是处于长期或持续的压力之下，包括内源性因素，例如过氧化、炎症，以及接触外部环境中的致癌物质，例如放射线、紫外线、亚硝胺类、杀虫剂、霉菌毒素、病原微生物，细胞为了逃生，就会发生突变，形成具有抵抗力的癌细胞。

第四，癌细胞对人体的威胁不是一蹴而就，是逐渐形成的。细胞突变后初期只是生长加快，此为增生，再突变，就形成不典型增生，再成为癌细胞，成堆成瘤，就是癌肿。但初形成的瘤子很小，肉眼可能看不到，此为原位癌，这是因为后勤跟不上。癌细胞长得愈快，需要的能量愈多。从哪里获得能量呢？癌细胞嗜糖，主要从糖代谢中获得能量，而糖来自血液。癌细胞为了生存就释放一种因子，叫血管内皮生长因子，这种因子就勾引原先存在的小血管，促进这些血管伸出小枝，使之变成肿瘤血管，这就是所谓的血管新生。获得糖供应的癌细胞如虎添翼，拼命生长，瘤块也就一天天长大。不仅如此，癌细胞还会侵入血管或淋巴管，或直接一步步地移动，殖民到其他地方，在远离原位的地方安营扎寨，形成转移，此为侵袭性癌，可置人于死地（图 1–2）。上述过程往往需经历几年甚至几十年，换句话说，在这么长的时间内，癌细胞一直是友善地与人体和平共处的。这就是真相。

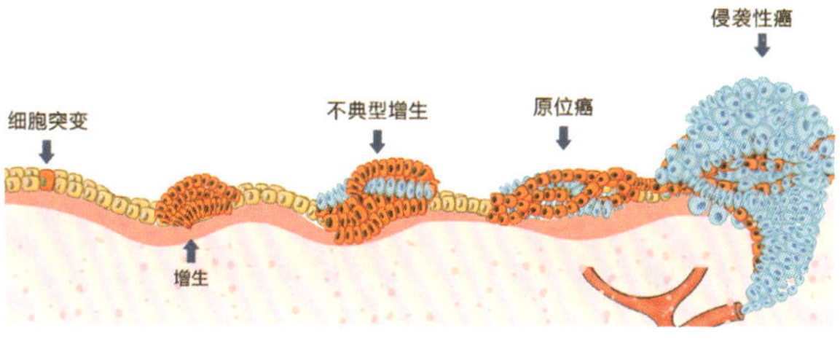

图 1-2 肿瘤的形成过程

第 2 章　控癌而非抗癌

人类的抗癌大战一直没有取得想象中的成功。新的抗癌药物没有给癌症患者带来满意的治疗效果。或许我们可以将“抗癌”的目光转向“控癌”，尝试与癌共存。

○ 抗癌战争

纵观人类发展的历史，战争无时不在，无处不在。人类发展史就是一部无休止的战争史。癌细胞威胁人类生命，自然是敌人。人们认为，对于癌症，必须奉行杀杀杀的策略。

癌症是一种细胞过度生长、不受控制的疾病，对癌症采取的对抗措施就是毒杀（化疗）、烧灼（放疗）和切割（手术）来消灭那些过度生长的细胞。这些方法构成了现代癌症治疗的主要内容。

作为临床肿瘤科医生，我常常备感欣慰，在我亲自治疗或见证下，早期癌瘤手术切除后患者的 5 年生存率可以达到 50% ～ 90%。

但是，这只是对早期癌症的患者而言。让我们忧虑的是，由于癌症常常隐蔽地生长，以致仅有不到 30% 的癌症患者能够在癌症早期被诊断出来。而且，即使是早期癌瘤已被切除的患者，也并不意味着癌症已经远离，有的癌症，即使过了 10 年甚至 20 年，仍会卷土重来。

无法用手术切除治疗的中晚期癌症或经过放射和化学治疗后复发的癌症，怎样去攻克?

曾有人认为战胜癌症应该是简单的，要在10年内完全消灭癌症，并非不可能。抗癌战争期待的最低目标一是让癌症发生率降下来，二是让癌症患者的生命得到真正的延长。10年，乃至20年过去了，这个期待达到了吗?

○ 一位患癌记者的调查

2004年，美国一位患癌记者克里夫顿·利夫（Clifton Lief）经过长时间调查，在《财富》（*Fortune*）（2004年3月22日）杂志上发表了文章《我们为什么正在输掉这场抗癌之战》（*Why we're losing the war on cancer*）中写道:

> 对于75岁以下的美国人，癌症已经是头号杀手。在45 ~ 64岁的人群中，癌症致死人数超过后三大死因(心脏病、意外事故及中风)致死人数的总和；在幼儿到30岁的年龄段，癌症也是第一大杀手。
>
> 癌症患者生存期的延长是以月而不是年计算的。少数临床治愈率大幅提高或是患者生存期得到延长的癌症往往发病率不高，如何杰金氏病及白血病等。33年前，癌症确诊以后存活5年及5年以上的美国人占美国癌症患者总数的50%，现在这一数字仅提高到63%。
>
> 在这小幅增长中，能够归功于那些新型抗癌化合物的部分少之又少。如果把4大癌症(肺癌、肠癌、乳腺癌及前列腺癌)按照患者确诊癌症时的不同阶段细分，那么33年来存活5年的中

晚期癌症转移患者占癌症患者总数的比例几乎没有变化。

癌症研究以追求知识成为终极目标。80% 的癌症研究以小鼠、果蝇或是蛆虫作为实验对象。运用这些移植型肿瘤模型研究出的抗癌药物大多治疗不了人类癌症。更令人沮丧的是，大多对人类癌症有效的药物却因为在临床前期模型无效而被淘汰。

克里夫顿·利夫认为，存在一种有问题的“癌症文化”，就是一种思维方式，在这种思维方式驱动下，成千上万的医生和科学家都在寻求癌症治疗的点滴改进，却不是追求真正的突破；这种思维方式导致各自为战，重复研究而不是合作，把学术成果和论文的发表放在至高无上的位置。

○ 新药物的幻想

21 世纪初，人类基因组图谱的绘制完成引发的基因革命，开创了癌症治疗的新时代。研究发现，癌细胞突变中有的对致癌起重要作用，被称为“驱动”突变，其他被认为没有什么影响力的突变，被称为“搭乘”突变。按此设想，如果能及早发现和对抗这些突变，那么就有望攻克癌症。

人们期待：如果能找到专门攻克“驱动”基因的靶向药物，无疑是开创精准治疗的巨大突破。

两种神奇的明星药物伊马替尼（格列卫）和曲妥珠单抗（赫赛汀）是这项突破的代表。前者能抑制慢性粒细胞性白血病特具的费城染色体产生的激酶 bcr/abl，针对性治疗这种血液恶性疾患，后者能精准对抗乳腺癌患者携带异常的人类表皮生长因子受体 2（HER2/neu）基因亚群，将乳腺癌死亡风险降低 1/3 。

一个精准的个体化癌症药物治疗的基因时代似乎已经到来。到 2018 年，泛癌症图谱（Pan Cancer Atlas）宣告完成，一项对 33 种不同癌症的一万多种肿瘤的基因组分析成功地绘制出来，许多大学、专门研究机构以及无数的药物制造公司加入了研究和药物开发。

但是，美好的愿望没有成为现实。美国俄勒冈健康与科学大学的维奈·普拉萨德（Vinay Prasad）在美国和欧洲著名杂志上发表了多篇文章，关于何时能证明抗癌药物可以延长生存期或改善生活质量这一问题，他列举了 3 份研究结果。

第一份：在 2008 年至 2012 年，美国食品药品监督管理局（Food and Drug Administration，简称 FDA）批准了多个抗癌药物的使用（67%，36/54）[①]，但没有其能延长生期存或改善生活质量的证据。在 36 个使用的抗癌药物批准中，只有 5 个（占比 14%）抗癌药物在上市应用的中位时间 4.4 年后，与现有治疗或安慰剂相比，可以提高患者生存率。

第二份：2009 年至 2013 年欧洲药品管理局批准的抗癌药物中，57% (39/68) 的抗癌药物没有显示在进入市场后能比以前的药物更好地延长患者生存期或改善生活质量。在市场已经应用的中位时间 5.9 年后，这 39 种药物中只有 6 种（占比 15%）被证明可以提高生存率或生活质量。

第三份：福霍（Fojo）及其同事发现，接受 71 种实体瘤药物治疗的患者中，中位生存期延长的时间仅为 2.1 个月。在标榜能提高生存率的 23 种药物中，11 种（占比 48%）未能符合欧洲医学肿瘤学会对“具有临床意义的益处”的定义。

维奈·普拉萨德特别提醒：“匹配治疗并不一定能保证疗效。”基于生物标记的靶向药匹配患者中，仅 1/3 对药物有应答，且无进展生存期中位值低于 6 个月。在 MD 安德森癌症中心的一个测序项目中，2600

① 在 54 个抗癌药物中，批准了 36 个，占比 67%。

名患者中只有 6.4% 的患者与针对突变的靶向药物相匹配。2016 年 5 月，美国国家癌症研究所报告 795 名实体肿瘤和淋巴瘤复发患者中，仅有 2% 的患者能匹配靶向治疗。普拉萨德还估计，精确肿瘤学仅对 1.5% 的患者有益。

2018 年美国癌症研究学会会议上，纪念斯隆－凯特琳癌症中心的大卫·海曼（David Hyman）展示了超过 2.5 万名患者的肿瘤数据。其中，15% 与 FDA 批准药物匹配，10% 与临床试验中的药物匹配。另一份分析发现，61 万名美国转移性癌症患者中，15% 符合 FDA 批准的基因靶向药物用药资格，但匹配患者中只有 6.6% 可能对药物有良好响应。

○ 对体细胞突变理论的反思

那些曾经给予人们希望，被期待可以战胜癌症的神药，对于绝大部分癌症患者似乎没有带来患者生命的延长。原因是什么？

癌细胞是正常细胞分裂过程的产物。遗传基因突变不需外因就可以导致癌症，但这种癌症很少，绝大多数的癌症是除生殖细胞（精子和卵子）外的人体细胞突变累积所致。这就是癌细胞形成的“体细胞突变”理论。

新药物的研究和使用都是基于体细胞突变理论。但是，癌症基因突变比最初想象的要更为复杂，甚至复杂得多。

第一，大多数癌症都有 50 到 80 个突变。2013 年的一份研究显示超过 140 个不同的基因突变可以驱动癌症的生长，到 2015 年，研究人员已经识别出 1000 万种不同的突变。例如在最常见的乳腺癌和结肠癌中，有 189 个基因发生了显著的突变；在转移性胰腺癌中，已经发现 49 个驱动突变。这意味着对这些癌症患者需要数十个不同的靶向药物形成智能炸弹组合，也意味着，目前针对单个突变的治疗对癌症的生长影响甚微，即使有效，也是暂时的，这就如同砍树，砍掉分枝，不能阻止整个树的生长。癌症基因如此复杂，即使将所有存在的突变都检测出来，也需要将数十种乃至数百种药物联合起来应对。

第二，癌症具有巨大遗传异质性。癌症的基因突变差异远大于它们的相似之处。不同类型的癌症有不同的基因突变；即使在同一肿瘤内，不同细胞也携带不同的突变；同一患者的同一种癌症，其原发肿瘤与转移部位的肿瘤有不同的基因突变；同一患者的同一种癌症，在不同的转移部位有不同的基因突变；同一患者的同一种癌症，在同一肿瘤不同位置上具有不同的基因突变。癌症就是由几乎互不相关、各自特异的遗传基因组成的大杂烩。癌症基因随着时空不断演变，静态应用的药物永远跟不上基因变化的动态目标。

第三，基因靶向药物的耐药性。癌症基因组具有不稳定性，靶点不断变化。阻止一条突变路径，癌细胞又会换道而行。癌症可以激活不同的基因，绕过被阻断的任何途径，而产生新的变异，这是癌细胞为了适应新环境天生具有的生存机制。有报告显示，癌症治疗药物的失败率几乎是其他疾病的药物失败率的 3 倍。

体细胞突变理论促进了我们对癌症的认识，揭开了癌症起源的一层真相。人们期待这场由基因靶向药物衍生的“精准靶向治疗”带来癌症治疗的革命。但现实仍然那么残酷，多数癌症患者的总生存期没有延长。近年来，一些反对、批评和质疑之声不绝于耳。

2016 年《自然》的一篇文章认为：精确肿瘤学没有被证明起作用，也许它永远不会。采用个性化的药物试图阻止一个或几个基因突变，不过是幻想。

2019 年，美国哥伦比亚大学的肿瘤血液学专家阿兹拉·拉扎在她所著的《第一个癌细胞》中认为，“绝大多数药物在临床上无效，剩下的少数药物跌跌撞撞，在痛苦折磨中增加患者几星期的存活时间”，“我们都陷入这一荒唐的怪圈”“癌症研究已抵达荒谬悖理的新里程碑”，她呼吁，“要改变现状”“勇于直视现状”。

加拿大癌症研究者杰森·冯在他的作品《癌症密码：给每个人的癌症通识课》中直言不讳精准治疗是“虚假的曙光”，哀叹几十年来癌症研究“几乎没有实质性进展”“突破实属罕见，真相令人心碎”。

○ 思维方式的差异

从19世纪开始的手术切除，到20世纪开始的放疗和随后的化疗，再到21世纪开始的精准靶向治疗，如同生物体的进化那样，癌症治疗学同样在进化中经历了不断的肯定、质疑、争议和超越的过程。

医学的发展离不开科学的发展。但很可能，人们忽视了重要的一点：科学为人类提供的不仅仅是工具，更重要的是新的思考方式。上述评价癌症治疗的不同声音，在某种程度上，反映了思维方式的差异。

任何事物都是对立统一，相互依存的。靶向药物很少能延长总生存期，但可以延长无进展生存期。以下为两个非小细胞型肺癌的治疗案例。

女性，38岁。马来西亚籍。被诊断为肺癌第Ⅳ期。肺活检显示腺癌。当地基因检测未发现突变。2016年8月14日，患者住进广州复大肿瘤医院。CT检查显示两肺播散性癌性结节，伴淋巴结、肝脏和骨骼多发性转移。患者呼吸困难。血氧饱和度为90%左右，活动后降至80%。再次肺活检基因检测发现ROS 1易位突变，给予相应靶向药后，一周后病情迅速改善，氧饱和度上升至95%以上，2周后肺部病变开始消散。半年后靶向药发生耐药，给予综合治疗。2024年6月最后随访时，患者带瘤生存已经近8年，恢复工作。

男性，50 岁。中国籍。2020 年 8 月被确诊右肺上叶非小细胞性肺癌，伴双肺多发性结节性转移和纵隔多个淋巴结转移。基因检测 EGFR 21 突变。2021 年 1 月开始口服第一种靶向药治疗，病情改善。2 个月后，肺部症状突然加剧，呼吸衰竭，CT 显示两肺转移，合并间质性肺炎。考虑为靶向药的不良反应，停服该靶向药，抢救治疗后病情改善。其后，口服第二种靶向药（多靶点性）。至同年 9 月，病情进展，再次肺活检，发现癌细胞类型主要为腺癌，含有少数鳞状细胞癌成分，基因检测显示 ALK 基因融合突变，给以相应靶向药（第三种），肺部病变改善不明显，换用另一种针对性靶向药（第四种）口服，至 2023 年 9 月，肺部病变保持稳定，但出现脑转移，给予脑放疗。2024 年 2 月，患者出现肠梗阻，检查发现肺原发性病变和脑转移稳定，新增腹腔内多发性转移瘤，活检显示转移性鳞状细胞癌（来自肺），基因检测进一步显示 EML4-ALK 基因重排。手术解除肠梗阻，给以口服另一种靶向药（第五种）。患者病情又有改善，2024 年 6 月最后随访时仍生存。

上述两例患者的总生存期分别为近 8 年和近 4 年，均已超过预期。这两例患者，靶向药都起到了一定的作用。第二例患者先后应用的 5 种靶向药，有功（改善病情），也有过（四种已经耐药，一种并发极为严重的间质性肺炎）。患者的基因不断突变，癌细胞群（腺癌和鳞癌）不断演变，癌症病变的中心也在不断变化（从肺，到脑，再到腹腔），其过程惊心动魄，难以预测。

作为临床医生，最关注的是患者生命的延续和健康。上述两例患者，虽然无进展生存期不长，但没有靶向药带来的无进展生存，也不会有超过预期的与癌共存。

这既是无进展期与总生存期的相互依存，也是靶向药的功过相依和互存。靶向药就是药，靶向药带来的精准治疗就是一种方法，没有药和方法，治疗就如无米之炊。这考验着医者的知识、经验，体现着医者的认真和睿智。

○ 控制是主旋律

思维方式的差异更表现在对癌症的整体治疗上。癌症不是外敌入侵，而是身体的一场内部叛乱。正确的策略是要改造癌细胞，让癌细胞改恶从善，同时，或许更重要的是，改善身体微环境，让癌细胞不再产生或少产生。

癌细胞可比喻为种子，微环境就是土壤。靶向药的精准治疗针对的主要是种子即癌细胞！正确的治疗应该是既针对种子，又改造土壤。

2014 年兰 · 海恩斯（Lan Haines）在《柳叶刀 · 肿瘤学》杂志中呼吁："癌战：是改变名称的时候了"，他对过去那套常规"杀癌"治疗的效果提出疑问。同年，罗伯特 · 盖恩比（Robert Gantenby）根据他开创的数学模型，提出如果"治疗 – 杀死"策略对转移性癌症不起作用，那么"治疗 – 遏制"策略也许可行。他采用一种"适应性治疗"，使癌症患者生存率提高了 64%。[《自然 · 遗传学》（*Nature Communications*）2017]

2016 年，我国著名肿瘤学家汤钊猷院士提出"消灭与改造"并举的治疗策略，主张将"抗癌"改为"控癌"。2018 年，在汤钊猷支持下，笔者倡导"践行中国式控癌"（《践行中国式控癌》2018），提出将控制作为癌症治疗的主旋律：不是斩尽杀绝癌细胞，而是与癌共存。

按照中国传统哲学思维，"消灭"就是"阴"，"改造"是"阳"，不能只看"阴"，不看"阳"。要善用阴阳互存、阴阳互变的规律，目标是阴阳中和。

癌症治疗的目的归根结底是让患者活下来。我们的目标是个体化临床治愈患者，这并不意味着彻底消除癌细胞，最好的结局就是与癌共存。

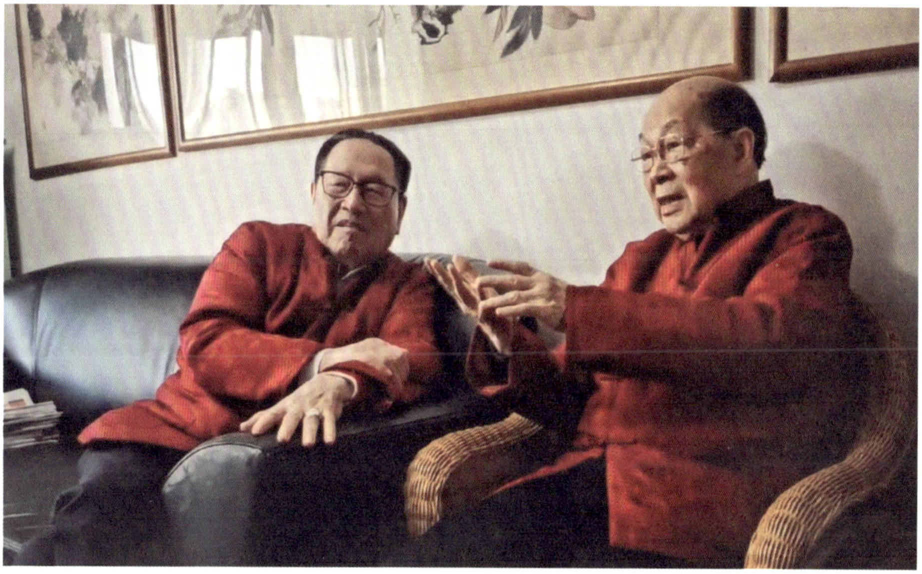

图 1-3 2022 年 2 月，作者在汤钊猷院士家中叙谈

第二篇

与癌共存：18年的生死历练和感悟

这是一段心酸的经历，但也是一种历练，让我增加了许多许多愿与大家分享的感悟……

第 1 章　掉进地狱

这些年，每年的 1 月 26 日，我的心里总是有说不出的感觉，不知道是痛苦还是高兴。

2006 年 1 月 26 日下午，我从噩梦中惊醒。噩梦里，我被人推进地狱，全身被捆绑，手足动不了，肚皮被剖开，五脏六腑被掏出。我挣扎着叫起来。我看看四周，发现睡在一张陌生的床上，床右边架子上的心电图仪里的线条在快速跃动，我的四肢都挂着盐水瓶，鼻子和嘴巴里插了长长的管子。我慢慢想起来了，这是在医院，我刚刚接受了手术。

看到床边站着的儿子，我记起在被推进手术室时，曾对他说："爸爸此去生死未卜，照顾好妈妈……"现在看到儿子，我知道，我还活着。

看到站在床旁仍穿着手术衣的胡以则教授，我想起了，是他为我做了手术。

胡教授让护士端来一个手术瓷盘，盘里有一块红褐色肝组织。"这是切下的整个肝左叶"，他指着肝内一块核桃大小的白色瘤块，说，"就是这个东西！"

这个东西面向肝右叶的那边尚整齐，埋在肝左叶内的那边有点不整齐。在整个肝左叶的表面上没有看到明显结节，至少没有看到明显转移。

我的心有些定下来了。其实最近的一个多星期里，我的心一直在悬着。

1 月 17 日，我从国外讲学回到广州，医院通知我接受一次常规体检。第二天大早，我到 PET–CT 中心检查。上午 10 点，完成了扫描，回到休息室休息。检查中心尹主任来到我面前，试探性地问：“教授，您的肝脏以前有问题吗？”“没有呀！”刚要再讲下去，我的心突然狂跳起来，“莫非是那个血管瘤？”

1998 年，我在深圳曾做过一次超声检查，超声医生将超声探头在我右上腹部扫描了几下，对我说：“你有肝肿瘤，小肝癌。”

我一下子感到天昏地暗。“真是肝癌找上我了？”我是消化科医生，肝脏病是我研究的重点，我不愿相信这是真的。我马上接受了 CT 和 MRI 检查，发现肝内确实有个病变，但里面的血流快进快出。就凭这一点，我自己给自己诊断：血管瘤。

“也许 8 年前那位超声医生的诊断如今成了现实？”我到 PET–CT 检查室，看到视频上我的肝脏里，真真实实有一块红色的占位性病变。

我的母亲 30 多年前在肝癌的痛苦中煎熬的情景，一一显示在我面前。我好像一下子掉进地狱！

我不知道接下来的几天是怎么度过的，几乎每天夜里都做着噩梦：在地狱里受着癌这个恶魔的痛打、鞭挞、火烧。有时也做个快乐的梦：我被好人从狱火中拯救出来……但正当朋友为我庆祝时，我醒来了。回到现实，发现是一场梦，心里又是一阵绞痛。

我请胡教授为我做手术，因为他是著名肝外科专家，我亲自观摩甚至参与过他做的多台手术，更重要的，我们是多年的朋友，心心相印，我相信他。关于手术，我要求他：打开腹腔，直接上钳夹住肝左叶切下，不要探查，如果肝右叶和腹腔有播散，不管它，我认命；不要输血，因为我研究过，肝癌输血者转移多；40 分钟内完成手术。这些要求似乎有些苛刻。

“一切按你的要求做了，30 分钟拿下肝左叶，出血不超过 20 毫升。”

老胡笑着说。随后又说："轻轻探查了，没有转移。"

看着老胡一脸真诚，我的眼泪一下子涌出。我想说些话，但也许身上留管内麻药起了作用，我睡着了，接着，做了一个甜蜜的梦：我的夫人、儿子护送我到医院，进入了病房，一个个病人争着与我握手，祝贺……

我真能从狱火中走出吗？

当年母亲被发现有肝癌时，肿瘤已经不能手术切除，也许因为亡母之殇，多少年来我一直在研究"不能手术切除的癌症怎么办"。2001 年我引进微创冷冻消融，可以让不能切除的肿瘤局部消融，成为手术的有效补充，但将肿瘤消除，生命就能延续下来吗？

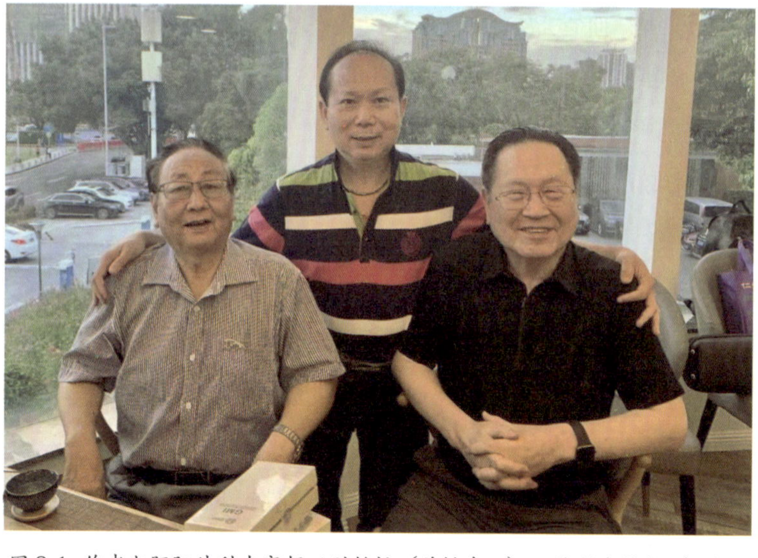

图 2-1 作者与肝胆外科专家胡以则教授（前排左一）、林景泰教授（后排）

第 2 章 深陷狱火

手术后第五天，我得到了手术标本的病理报告：肝内胆管细胞性肝癌，中高分化。主治医生告诉我，这是几家医院的病理医生会诊的结果。

这个结果和我预想的一样。我没有乙型肝炎史，血清甲胎蛋白不高。在肝癌中，与肝细胞性肝癌相比，这种病理类型属于小众。我过去研究肝癌，对这种病理类型研究较少。现在发生在自己身上，我觉得我要好好研究了。

我让医生尽快拔掉我的鼻胃管，但希望留置在腰椎管内的麻药管多放几天。我说服夫人，给我在病床上放置餐台，再放上手提电脑。我开始上网找文献。检索关键词，第一页就跳出一篇台湾一家著名医院的回顾性研究：320 例边缘性肝内胆管细胞性肝癌患者手术后，5 年生存率 8%。

8%！这意味着，我活过 5 年的概率只有 8%，还能活过 10 年吗？

再查文献，这种癌症患者中位生存期 19 个月，这是中位数，最短的是 6 个月！这意味着，我面临即将到来的死亡。

我计算着，我还有多少个 19 个月？

就在我活过第二个 19 个月时，医院来了一位 VIP 患者。同样的病，肿瘤比我的还要小，同样接受了手术切除，同样手术中未见到转移，不同的是这位患者接受了当时世界上几乎所有最好的化疗，还有最新的设备给予的放疗。但是仅仅好了 5 个月，癌细胞的全身转移就让他痛不欲生。

他来向我咨询生存经验。作为医生，我安慰他，作为病人，我与他同病相怜。

面对冰冷的数据和现实，我似乎再入地狱。

第 3 章　求生之路

○ 我欲成珠

人生之路不是单行线，生活总是在坎坷中奔跑，在挫折中涅槃。我极力让自己安定下来。

“徐教授，您接受化疗吗？”主治医生试探性地问，他是我学生辈的年轻医生，有学识，做事很认真。

“你认为化疗能延长我的生命吗？”我反问，我也希望听听他的意见。

“老师，这是常规。有循证医学研究显示可以延长几个月的无进展生存期。”他说的是实话。

几分钟后，我尽量压低声音，说：“谢谢。我不想仅仅多活几个月，而是想多活几年，几十年。”

接受手术时，我已 66 岁了，年过花甲。“人生七十古来稀”，如果能再活上几年，也能到古稀之年了。

我不满足古稀的高年，这也许缘于我的坚强，也可能是人的本性。人活着，不就是为了幸福，为了过上好日子么？我还没有真正过上轻松、无压力、事事不愁的日子呢！何况，我还有那些见到我就与我热情握手、拥抱的病人，我舍得丢下他们不管吗？

其实，当我从文献中查到那 8% 生存率的时候起，我就暗暗下了决心：从今以后，我活下来的时间，都是上天奉送的，时间对于我来说，属于奢侈品，我要将我的时间都奉献给我的患者！

爱因斯坦说过：由百折不挠的信念所支持的人的意志，比那些似乎是无敌的物质力量具有更强大的威力。

想到这些，我倒有些高兴：医生得了癌，也许是好事。可以让医生了解什么样的治疗方法是最适合病人的，什么样的治疗方法是可以应用（包括常规的、传统的），却对病人没有实际好处的。

蚌在水中自由自在，不时张开它那大大的蚌壳。突然，一粒沙随着奔涌的浪花进入它的体内。可怜的蚌无法驱除侵入的沙粒，于是动员体内一切力量，倾注血和泪，将沙包裹，共生共长。终于有一天沙粒化成了美丽的珍珠，“如云蒸霞蔚，随清风进入凡尘，散发出耀眼的璀璨”。

癌细胞不就是沙子吗？

我有一位患乳腺癌的作家朋友，就用蚌的胸怀，包容了侵入的沙子。正如她在自己的书中写的，用智慧之心，调动全身的力和气，降服了侵入她躯体的癌细胞，让自己游走于健康、阳光、娴雅、安适的自由之疆域。她本人因此成为“珍贵之珠”。

我想：我也要成为这样的珍贵之珠！

○ 坦然释怀

从 PET- CT 检查室走出来那一刻起，我就在考虑要不要公开我得了癌。

癌症长期被污名化。1961 年，有人调查 10 位美国医生，9 位表示他们不会将癌症诊断结果告诉患者，部分原因是与癌症相关的社会歧视，会引起患者自卑和恐惧，甚至引起自杀，给治疗带来负面影响。1970 年由同名小说改编而成的美国电影《爱情故事》（*Love Story*），讲述了一位富家子弟与一位面包师的女儿相爱并结婚的故事，两人婚后的生活虽然拮据而艰难，但是充满了爱情的甜蜜。正当生活向着美好的未来走去时，爱妻却被癌魔选中，最终离开了人世。该片获得第 43 届奥斯卡金像奖最佳配乐奖，并被评为经典的悲剧，但片中投射出的恐惧和惨烈，却让人们谈癌色变，这种观念在今天看来不仅过时，而且近乎荒谬。

对于疾病，尤其对癌症，常有人不希望公开，特别是富翁、演艺人员，还有心理脆弱者。

但也有许多人不是如此。

我们敬爱的周总理被发现患了膀胱癌后，就让医生及时告诉他真正的病情。他说，他要计划自己的时间，完成该完成的工作。

2015 年 8 月，90 岁的美国“最佳卸任总统”吉米・卡特对外宣布，他接受了肝脏手术，被发现得了癌症并已扩散到身体其他部位，将在医院接受治疗。后来他得到了最新的免疫治疗。

一位患第四期淋巴癌的著名企业家曾感叹：“世事无常，生命有限。原来在癌症面前，人人平等。”2 年后他公布好消息：“最近两次检查都看不到肿瘤了。”

从麻醉中刚刚苏醒后，我就想到要把得癌的消息告诉亲友。在右手臂不再接受输液、能在床上坐起来后，我就开始上网发邮件，告诉国内外的朋友：我得了癌症。

治病要坦然，不隐瞒、彻底公开，可以使自己释怀。尔后，我参加了上百次学术会议，演讲癌症治疗，首先从我患癌讲起；撰写了数百篇癌症科普文章，必讲自己的患癌感受和启迪；出席了许多公众活动，常以患癌之躯，宣扬关爱和奉献。

我出任广东省生命之光癌症康复协会会长。协会 5000 个会员，全是癌症患者，我和他们成为“癌友”。我们一起讨论、交流健康的方法，一起跳舞、运动、旅游，我们怀着平和的心，抱团取暖；我们沐浴着人间温暖，笑对人生，享受人生；我们在逆境中催生力量，在快乐中延续生命，在相互关爱中活出生命风采。

○ 天降灵方

2008 年，我回到江苏南通我的母校南通医学院（现南通大学医学院），为我的老师孟宪镛教授祝贺 80 大寿。一日为师，终身为父。老师过大寿，作为他的大弟子，我不仅要去，而且要亲自为他操办。

就在这次祝寿宴上，我遇到分别了 20 余年的王振义教授，再次相见，十分激动。王教授是中国工程院院士，著名血液肿瘤专家。他发明了维 A 酸治疗急性早幼粒细胞白血病（简称早幼粒），使此种疾病从不治变为可治，5 年生存率提高到 90%，因而他被誉为“癌症诱导分化之父”，被授予国家最高科学技术奖。

祝寿宴结束后，我和王院士沿着长江边散步。江面被一层薄薄的轻纱笼罩着，西斜的太阳洒在轻纱上。在浩渺的江水面前，生命显得多么脆弱。王院士是我的人生导师。我们一边散步，一边回忆往事。20 世纪 80 年代，王院士请我和我太太去他上海的家中做客，他说要做“慈善人”，做“慈善人”后来也成了我一生做人的目标。他说，“天地间无数的恩赐，教导我们永远保持一颗慈爱的心”。他看着我，说：“这次你从广州专门回来为孟老师做寿，俗话说，天涯海角有尽处，只有师恩无穷期，你做得很好！这就是慈爱之心。”

我谈起我的病，问“诱导分化疗法”有无效果。王院士说，这种方法目前只针对早幼粒，对实质性肿瘤有无效果，尚需研究。他说：“我从报纸上看到你得了癌症，手术后又马上投入拯救病人的工作中，真不简单。”他把手放到我肩上，说：“上天对我们的爱，是慈爱与怜恤。做好事的人，一定会得到上天的钟爱。”

火红的半面太阳已落在对面的狼山后面，强光从树梢头喷射出来，将白云染成血色。这座位于南通长江边上的狼山为中国佛教八小名山之一，文物古迹众多，以佛教文化为特色，因灵验而出名，终年香火旺盛。王教授说："天主教、佛教等，不管哪个教种，都是以爱为核心。"他指了指狼山山顶的宝塔，说："据说，那个庙就有很多救人救世的传说。"

王院士望着落日的余晖，过了一会儿，说："说实话，你得了这种肝癌，要想长期生存下来，必须换个思路。你回广州前，到上海，去找我的一个学生，她有一种复合免疫疗法，很简单，救了不少人，也许对你有效。"

真是天降灵方！太阳已经落到狼山背后，晚霞抹红了宝塔边上庙宇的屋顶。我想，此时大雄宝殿里一定开始诵经了。生命可贵，健康长寿永远是人们的追求。

○ 追逐生命

几天后，我去上海，然后驱车直奔普陀区一栋公寓房，也就是孔医生家。孔医生，中等身材，虽然已70多岁，但看上去硬朗结实。一见我，热情让座，递上一杯热茶，娇嫩清纯的碧绿茶叶在水中翩跹起舞，茶气香若幽兰。孔医生说，这是新上市的龙井，专门招待贵宾。她已知道我患癌症的情况，一定是王院士预先告诉了她。她热情地介绍了一种主要通过皮下注射的复合免疫治疗方法，说："徐医生，你放心，你一定长命百岁。"

她送我一本书，书名叫《0.0001的机会：绝处逢生的抗癌奇迹》，作者吴林林。这位作者被台湾著名媒体主持人陈文茜称为"一个充满生命毅力的女人"，书中记载了她带着预计生命只有2个月的患晚期肝癌的儿子战胜癌魔的心路历程。

吴林林女士在书中写道：癌症，恶魔中的恶魔，是造就这一切真实噩梦的残酷大反派。凭着对儿子真挚的爱和倔强的性格，吴林林女士抓住

0.0001 的机会，带着儿子来到上海，接受复合免疫疗法治疗，一步一个脚印穿越了死亡隧道。

复合免疫疗法是一种采用多种简单的免疫药物实施免疫增强和调节的方法，其原理类似于一百多年前美国的 Coley 毒素。孔医生和她的同事早在 20 世纪 80 年代，就在用这种方法治疗晚期癌症患者，其间得到王振义院士的指导。时隔数十年，这些患者还健在吗？

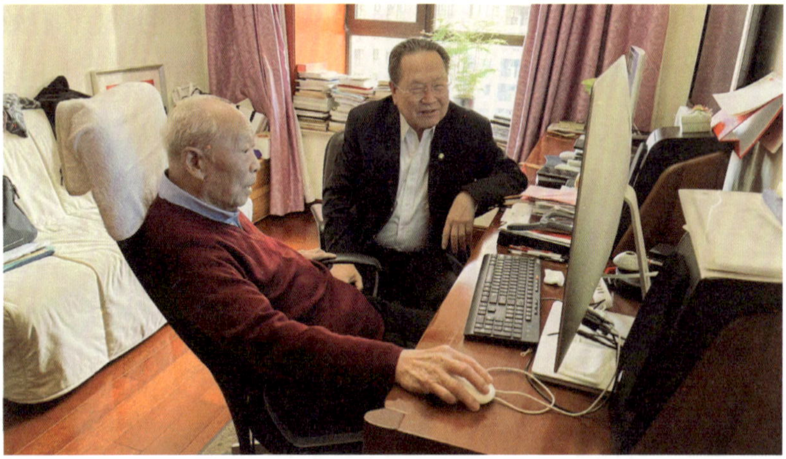

图 2-2 作者与"诱导分化理论"首创者王振义院士讨论生命哲理

2008 年 5 月的上海，已是夏日景象，中午的太阳晒得出租车内热气灼人。我和孔医生走上了追逐生命之旅，访问了她曾经治疗过的癌症病人，这些病人均符合以下条件：①不能手术切除或术后复发；②初诊时预期生命不超过 1 年；③未接受其他治疗。

我们登门拜访患者，如患者不在或已去世，便拜访家属或邻居，还是联系不上，便找里弄居民委员会帮忙联络，不在上海者，便设法通过电话寻访。

我们随访到 38 名患者的治疗结果，他们患的癌症包括胃癌、肝癌、肺癌、肠癌、鼻咽癌等十余种，11 人因癌症复发或其他原因已经去世，生存了 2 ~ 15 年，27 人尚健在，已生存 3 ~ 17 年。另有 15 名患者未随访到最后效果，因为负责治疗的南京的教授在 2001 年去世，我们没有找到这些患者的联系方式，我们查阅了这位教授所做的相关记录，在其 2001 年最后一次随访时，这 15 名患者均已生存 5 年以上。

虽说人生不可重来，但我们访问的每一个健在者，他们却都有一种到死亡深渊走过一遭又重新回来的感觉。

医者父母心。作为一个医生，面对一个个从死亡线上抢救回来的病人，兴奋是毋庸置疑的。但在短暂的兴奋后，我们不得不反思：为什么这些晚期癌症患者能够生存下来呢？不是因为在设备先进的大医院接受治疗，也不是因为接受了技术精湛的现代治疗方法。

按照王院士的建议，这套简单的复合免疫疗法很快在我身上使用上了，每周一次，连续 2 年。

第 4 章　非药而医：与记者的交流

如今，我活过 18 年了，如果按我的这种病中位生存期 19 个月来算，我已活过 10 个“中位生存期”了。

事实上，我也不明白为什么我能超期生存。

2 年前，我到大连参加第十三届肿瘤多学科综合诊治新进展学术大会。会议组织者让我提前一天到达，说要对我做一次特别采访。近几年来，我的生存被许多媒体关注。特别采访，也许就是要采访“活下来的原因”。

采访的王记者虽然年过花甲，但思维敏锐，有无数医学采访的经历，似乎能一眼看出被采访者的内心世界。

正是他的采访，让我顿悟：也许我活下来是因为他讲的“非药而医”发挥了作用。

那天下午，王记者和我漫步在大连的海边。大海宽阔得一望无际，海面上快艇来回飞驰，激起的浪花在阳光下闪闪发光。洁白如雪的海鸥一会儿在海滩上，挤成一团，叽叽喳喳，一会儿飞上天空，振翅飞翔，像一条晶莹剔透的丝带在大海上飘来飘去。

那是手术后第二年，我曾经来到大连这个海滩边，同样的季节，同样的海，同样的海鸥。那时，我多么羡慕这些洁白的海鸥，无病无疾，自由快乐。如今，我终于重生了，大自然成全了我的重生。我沉浸在天人合一的美景中，一种感恩之情油然而生……

“我总认为你的生命别有奥秘。”不知不觉，王记者来到我身边，他说：“这个奥秘是非药物性的，甚至是非医学性的，是你对那些顽固癌瘤的挑战。这就是‘非药而医’。”

这天上午，在酒店，王记者采访我时，特别采访了自 2006 年以来我在治疗癌症病人中做的挑战。

我正在想的与王记者说的是同一个问题。王记者上午曾说：“你这是用挑战挑战你自己。”

回想当年手术后，在寻找生存之路时，我曾突然萌生一个想法：用奔放的力量和激情激发自己抗病的活力！

也许是上天知道我的心思后的有意安排，当年在我手术之后第 13 天，一位小病人，才 12 岁，右眼上方长了一个恶性纤维肉瘤，如拳头大小，四处求医，均被拒治，来到广州复大肿瘤医院求治，门诊医生不敢决定是否收治。当时我的刀口脂肪液化，20cm 的刀口裂开，我让护士用胶布绑带捆着我的腹壁，坚持去门诊看病人，当场拍板收治。最后不仅切除了 1.5 公斤的肿瘤，而且完整地保存了被肿瘤“压”住 4 年的右眼。几个月后，我又带领医生、护士，驱车 8 小时赴梅州回访，并给小患者送去学习资料、文具。

在接下来的十几年内，不断有最难治疗的病人来到我身边，或者让我巧遇。我亲自组织医院团队，对这些患者的肿瘤发起 18 次挑战，其中 17 次成功。成功的标志是：这些病人曾被认为不治，失去生存希望，在我们的挑战下，他们健康生存下来，迄今仍在为社会作贡献。

“现在你看到这些被你挑战成功的病人，一定十分高兴吧？”王记者问道。

“高兴。他们治疗的成功，让我每个细胞都激发起能量，这股能量转化为免疫监护力量。所以，与其说是我挽救了他们，不如说是他们帮助了我。我好感恩。”

广东媒体从我救治的患者中选出了“五朵金花”，将她们幸福生活的照片放在我的办公台上，“每次看到这些照片，身上就有一股向上的活力”我对王记者说。

为了让我的细胞天天处于兴奋状态，除了挑战被认为不治的晚期癌瘤外，我把写书和写论文作为另一种挑战。

手术一年后，我主编的《肿瘤冷冻治疗学》出版，这是中国第一本关于肿瘤冷冻治疗的论著，在世界肿瘤学领域也是一枝独秀；2012 年，花费 3 年时间编著的英文版《现代肿瘤冷冻治疗》（*Modern Cryosurgery for Cancer*），由总部设在新加坡的世界科学出版社出版；2014 年主编的《肿瘤消融新技术：不可逆性电穿孔》由上海科学技术文献出版社出版；2019 年主编的《氢气控癌：理论和实践》由羊城晚报出版社出版；2021 年编著的英文版《氢氧气吸入治疗新冠肺炎》（*Hydrogen-oxygen Inhalation for Treatment of COVID-19*）出版。此外，还著有《我对癌症患者讲实话》《跟我去抗癌》《与癌共存》和《践行中国式控癌》等书籍，共近百万字（图 2-3）。

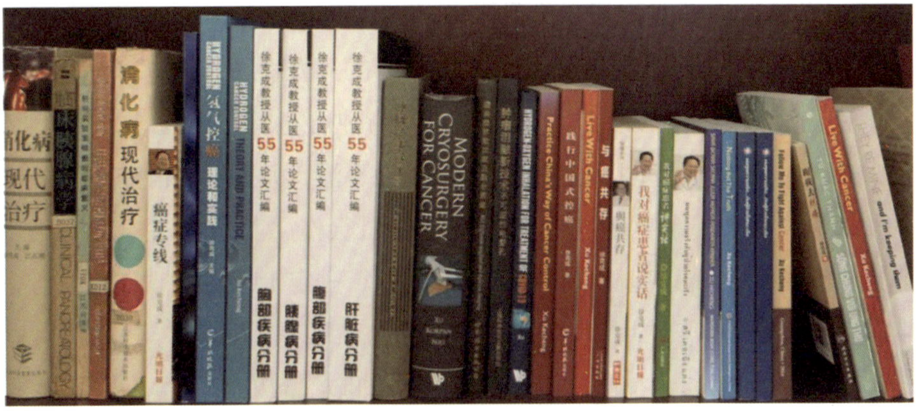

图 2-3 作者编著的书籍

“有人说，压力促进癌症发展。你救这么多病人，天天写书，压力不是很大吗？”王记者不无担心。精神肿瘤学认为，焦虑是癌症进展、转移的催化剂。

我说：“压力之后的成功就是一种享受，甚至是一种超级反跳性享受！人在遇到困难的时候，脑子里就会分泌多巴胺，而多巴胺是强有力的免疫促进剂。”

虽然我没有在我身上检测到上述说法的证据，但我活下来了，这就是硬道理。

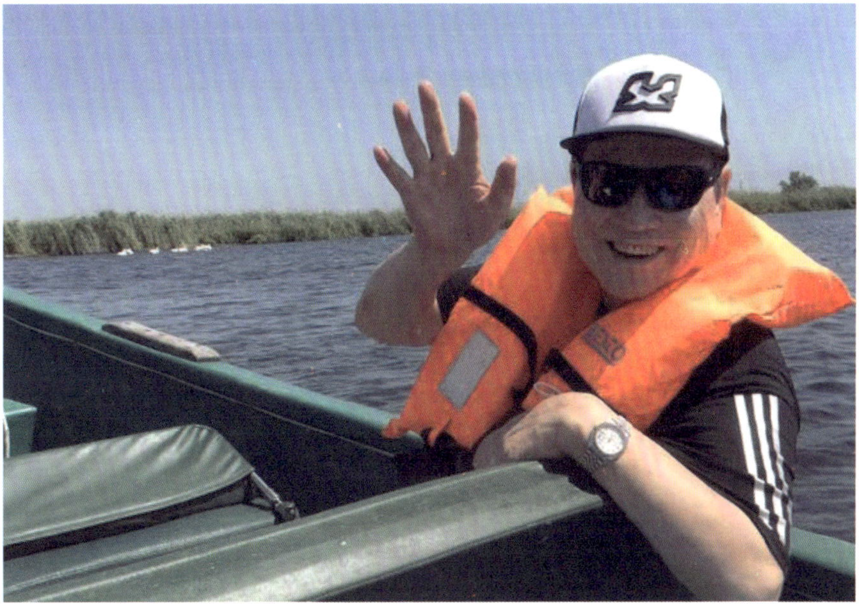

图 2-4 不管前方是否有惊涛骇浪，都要驾驭生命小船勇敢前行
（2017 年作者在多瑙河上留影，这是作者手术后第 11 年，前方即是浩渺无垠的黑海）

第 5 章 生命的感悟

每周我都要看门诊，每次门诊几乎都有来自全国各地的胆管细胞性肝癌患者，他们又几乎全部是手术后 3 年内复发，他们问我的共同问题就是：你怎么能活了下来？

一次，我向汤钊猷院士笑谈了这个问题：“汤老师，你看看，我为什么活了下来？”

汤院士直截了当，说：“大道至简。”

简！为了简，我要感谢：

感谢胡以则教授，他为我做的手术简单明快、干净利落；

感谢王振义院士，他要我换个思路，以至我的辅助治疗就是简单的复合免疫治疗；

感谢我自己，我研究氢气控癌，我康复的其中一个原因就是坚持最简单的氢氧气吸入治疗，生来的性格让我思想简单，遇事快速决断、坦然面对、不求浮华，不迷信、讲实际；

感谢我成功救治的在同一战壕抗击癌魔的病友，我们关系简单，我爱他们，他们爱我，我们命命相济。

……

第三篇

与癌共存：治疗策略和方法

恶性肿瘤，习称癌症，但各有不同。按照来源，有癌和肉瘤两类，前者来自上皮细胞，例如胃癌、肠癌、肝癌、肺癌，而肉瘤来自间质细胞，例如骨肉瘤、脂肪肉瘤、平滑肌肉瘤。同一种癌肿内，基因及其蛋白质表达，也不尽相同。同一种癌症对不同的人来说，其生物学过程和对治疗的反应更是千差万别。

癌症的上述差异称为异质性，概括地说，既有空间异质性，也有时间异质性。因此，治疗的策略、方法及其实施，既有普遍性，更需个体化，因人而变，因时而变。

第 1 章 冷冻消融和冷冻免疫

控制癌症，如同打仗，要取得胜利，就要消灭敌人有生力量，将肿瘤最大限度地消除或减少其瘤块。手术切除是首选方法，但是如果不能切除呢？消融是最好的替代手段。

冷冻是最好的消融，是求得与癌共存的前提之一。

○ 忍小求大谋

2001 年 5 月的一天深夜，我乘坐的国泰航空飞机降落在美国洛杉矶。南加州大学的朋友接上我，径直送我到 100 公里外的加州南部一个有着“人生终极目的地”之称的城市尔湾（Irvine）。到了酒店已是凌晨 4 点。时差让我一时难以入睡，走到户外，月光浅浅，星光稀疏，远处的大楼隐在朦胧中。

尔湾这个地方我并不陌生。顺着酒店前的林荫大道，前面不远处就是我在南通的老师孟宪镛教授的女儿家。多年前，老师曾几次邀请我来此度假，那时，我们几乎每天都要沿着这条大道散步，或者在路边的活动中心小坐，谈古论今，讨论专业，杂议人生，无忧无虑，毫无压力。

这次来这里，却是压力重重。30 年前，我的母亲突然被诊断出肝癌，肿瘤大达 10cm，不可能接受手术，不到 3 个月就去世了。多年来，母亲的形象在心中挥之不去。我一直希望找到一种方法，让像我母亲一样的癌症患者得到治疗。同时老部长的嘱咐言犹在耳。3 年前，北京北海边的一间办公室里，时任卫生部部长的陈敏章嘱咐我办一所肿瘤医院，引进和采用新的治疗手段，解决不能手术切除的癌症。我一直将此嘱咐作为一种使命。

癌症治疗的目的就是让患者生存下来。消灭敌人，才能生存。癌瘤太强，谈何与癌共存。手术切除是消灭癌瘤的首选方法，但如果癌瘤太大，或者瘤块位于特殊部位，涉及大血管、神经、重要管道，不能切除，怎么办？

几个月前，我听到美国发明了一种氩氦冷冻消融技术，俗称“氩氦刀”，是应用焦耳—汤姆孙效应（Joule–Thomson effect），向直径 2～8 mm 的探针急速输入氩气，使探针顶端体积稍大的膨胀区温度急剧降低至 –140°C，再改输氦气，使温度急剧上升。反复几个轮回，探针顶端周围的肿瘤就被原位处死，称为消融。

这次来此，就是要访问附近一家制造氩氦刀的公司，希望引进这种设备，解决不能切除肿瘤的治疗问题。

我沿着酒店前一条人行道漫步，对几个小时后将去参观的这家制造氩氦刀的公司充满期待。这是当时全世界唯一的一家专门研究、生产此种设备的公司。

这家公司规模不大，但绝对精致。接待小姐态度很热情，但规矩说得很清楚：不准照相，不得记录。我被要求将手机和照相机存放在接待间的壁橱内，又被要求穿上蓝色防护服和鞋套。一位印度裔的工程师带领我进入制造车间，透过隔着的玻璃，看到几米外一连几间的制造室里，穿着白色工作服、戴着口罩的工作人员正在忙碌地装配冷冻探针。

我问：“探针的关键是否在顶端膨胀部？”

工程师说："正是。要保证绝对不能破裂，不能漏气。绝对！"

"那一定是用特殊的材料做成的。"我随口说。

"当然。这是秘密，绝对秘密。仿制不了，尤其是你们中国。"工程师笑了笑，棕黑色的面孔显示出隐约的傲慢。

我的心似乎被这根针猛刺了一下。中国怎么了，难道将来中国也做不了吗？

现在，中国已经有了多款不同型号的冷冻消融治疗仪。这是后话，但当时我只能忍耐。

几天后，我去位于美国加州旧金山湾区的斯坦福大学附属医院，一位肝胆科教授在医院咖啡厅接待了我。据说他是氩氦冷冻系统的发明者之一。教授个头很大，穿着裁剪得体的西装，配着鲜红领带，很有气质。刚坐下，他就拿出电脑，向我展示他们采用这种系统治疗的 30 例肝癌。"都是不能手术切除的肝癌，看，冷冻治疗得多漂亮。"语气中透着自豪。

我说中国肝癌患者很多。

他喝着咖啡，没有直接接我的话，笑了笑，说："冷冻治疗这种类型的肝癌是一个重大突破。但这种仪器很贵，发展中国家很难使用。你们中国能行吗？"

我暗示希望得到他的 E-mail 地址，以便将来交流。他坐在一旁的助手委婉地说："发表 10 篇以上冷冻论文的人才可以与他进行学术交流。"

研究肝癌几十年，写过上百篇论文的我，一下子感到有股特殊的气涌上心头。我连做几次深呼吸，极力憋住了那股涌上心头的气。

哲学家桑塔耶纳说过："我们的尊严不在于我们做什么，而在于我们懂得做什么。" 俗话说，小不忍则乱大谋。忍一忍是小事，忍小求大谋，我的大谋是找到方法，让不能手术切除的肿瘤得到根除。

这位斯坦福大学的教授讲话虽然有些刺耳，但证明冷冻对不能切除的肿瘤有效，这无疑是我这次考察的最大收获。

○ 成就大谋

3 个月后，我们购买了这种设备，迅速开展经皮冷冻消融治疗肝癌。2 个月后，《羊城晚报》发表 500 字的短文《肝癌治疗有新法》，一下子招来上百个患者，病房内患者超员。一年后我们率先开展肺癌冷冻消融治疗，再过一年，开展胰腺癌冷冻消融治疗……

2004 年 8 月 18 日，应马来西亚《国际时报》之邀，我到砂拉越首府古晋为一华人看病，住希尔顿酒店。一天下午，新加坡一家医院在该酒店举行肿瘤治疗讲座，我去聆听。讲座过半，一位中年女士来到我面前，轻声说："徐教授，他们讲的对我没有用，你们的冷冻治疗也许能帮到我。"她患有子宫癌，接受过手术、放化疗，现在复发，医生说没有治疗方法了。

2 天后，同样在这家酒店，古晋华人社团为我举行一次讲演会，我讲了"癌症不能手术治疗，怎么办？"，与会者上千人。2 周后，近 20 名马来西亚患者组团来到广州复大肿瘤医院接受治疗。

2007 年，第 14 届世界冷冻治疗大会在北京召开，广州复大肿瘤医院报告"经皮冷冻治疗肿瘤 500 例"。会上遇到那位曾经接待我的斯坦福大学教授，我赠送他一本我主编、刚刚出版的专著《肿瘤冷冻治疗学》。他兴奋地翻看书中肿瘤冷冻治疗的 CT 图像，邀请我合影，郑重地递来名片，特地指明"这是我的 E–mail"。

冷冻治疗的优点很快显示出来，不仅能消融小的肿瘤，而且能消融大块的肿瘤，至少实施减瘤，为后续治疗创造条件。

记得 2005 年一个星期六的晚上，印度尼西亚华人社团的一位领袖廖先生打电话给我，说有一位 17 岁的女孩，叫艳丽（化名），患卵巢癌，10 天前在马来西亚一家医院接受手术，发现肿瘤很大，无法切除。第二天下午，艳丽来到广州复大肿瘤医院。当时她面孔瘦削，皮肤恍白，躺在床上，挺着大肚子，像怀了双胞胎。腹腔内大量积液，下腹部摸到拳头大小的硬实肿块。随身带来的手术记录和病理报告写着：卵巢腺癌，分化 2 ～ 3 级。入院后，先接受超声引导下经皮冷冻消融。2 个月后 CT 显示肿瘤大部分坏死。再接受剖腹手术，将冷冻坏死的部分切除，对残余肿瘤，直视下冷冻清除（图 3–1）。之后的多年内，艳丽几乎每年都要来中国，不是为自己，而是陪同其他患者来广州复大肿瘤医院接受治疗。如今她早已大学毕业，成为一名会计师。

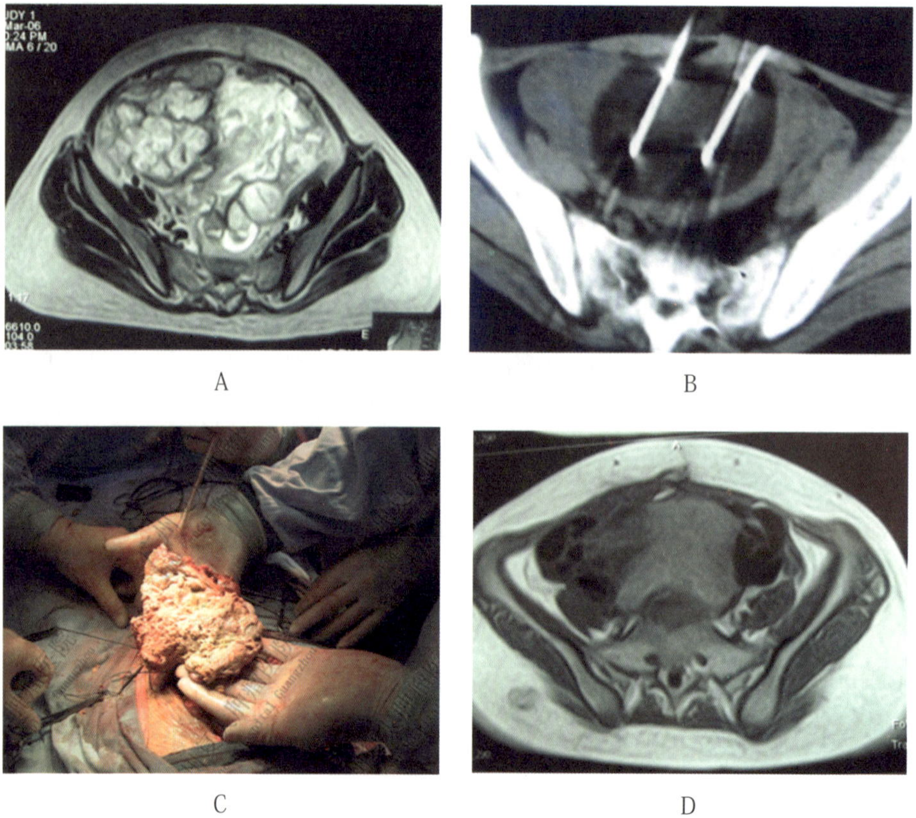

图 3-1 卵巢腺癌

注：A. 冷冻消融前 CT 显示盆腔内巨大肿块；B. 给肿瘤做经皮冷冻消融；C. 被冷冻消融的肿瘤接受手术切除，见肿块已大部分坏死；D. 2 年后复查显示肿瘤无复发。

从广州复大肿瘤医院开始的氩氦冷冻治疗方法很快扩展到全国，再扩展到其他国家。2008 年，广州复大肿瘤医院与印度尼西亚合作，在雅加达建立冷冻治疗中心。2009 年 10 月，第 15 届世界冷冻治疗大会在俄罗斯圣彼得堡举行，大会首日的主题是“世界优秀冷冻治疗中心：广州复大肿瘤医院和 Mayo Clinic”。广州复大肿瘤医院被排在世界著名的梅奥医疗集团（Mayo Clinic）之前，这让我受宠若惊。第二天上午分会场开设专题——“胰腺冷冻在复大”，将胰腺癌冷冻作为一家医院的特色，在国际会议上专题讨论，实属少见。我想起 1998 年在北京，陈敏章部长曾特地嘱咐我研究胰腺癌。第二年，陈部长去世，给我留下永远的伤痛和遗憾。

2010 年，我应邀赴日本东京，向全日本数十家医院演讲“肿瘤冷冻治疗”。2014 年 11 月 12 日在日本名古屋大学举行的第 41 届日本低温医学年会上，日本许多医院的专家报告冷冻消融治疗肾癌、乳腺癌、前列腺癌、肺癌和肝癌的结果。大会主席渡边教授总结说：“如今我们日本冷冻治疗遍地开花，要感谢在座的中国徐克成教授和他领导的团队。”

2011 年，我率中国学者出席在奥地利维也纳举行的第 16 届世界冷冻治疗大会。此次会上，我被选为国际冷冻治疗学会副主席（图 3–2）。

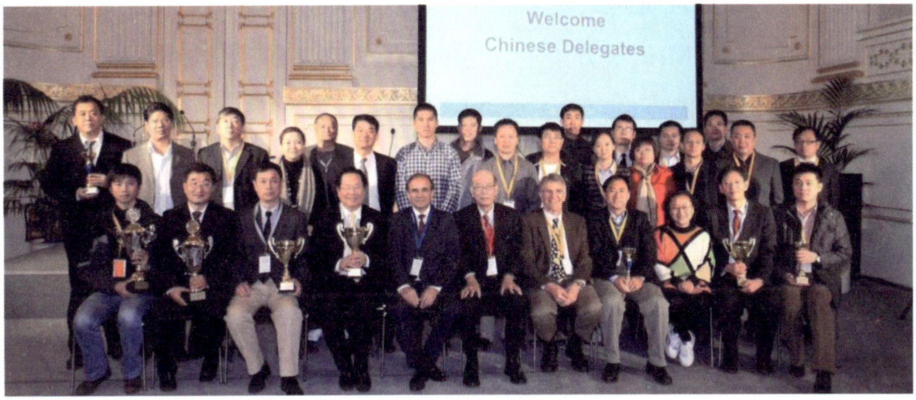

图 3-2 2011 年作者率中国学者出席在奥地利维也纳举行的第 16 届世界冷冻治疗大会
注：第一排左 5、6、7 分别为奥地利科尔潘（Korpan）教授、日本隅田（Sumida）教授和美国利托普（Littrup）教授。

2012 年，我和奥地利的尼古拉 · 科尔潘（Nikolai · Korpan）、牛立志主编的英文版《现代肿瘤冷冻治疗》在新加坡世界科学出版社出版。同年，世界卫生组织邀请我去日内瓦演讲“肿瘤冷冻在中国”。2013 年后，冷冻消融先后成为《美国 NCCN 癌症治疗指南》推荐的肝癌、肺癌、结肠癌肝转移等的治疗手段。

2013 年，第 17 届世界冷冻治疗大会在印度尼西亚巴厘岛举行，我被选为新一届国际冷冻治疗学会主席。同年，亚洲冷冻治疗学会在广州成立，我是创会会长。

○ 冷冻免疫

消融的方法尚有射频、微波等，但我更青睐冷冻，这是因为只有冷冻能产生全身性免疫反应，是为“冷冻免疫”。冷冻探针周围肿瘤细胞和肿瘤浸润淋巴细胞坏死后，会释放细胞内的细胞器、抗原和损伤相关分子模式（DAMPs），如 DNA 和热休克蛋白（HSPs）。树突状细胞（DC）是一种抗原提呈细胞，未成熟时处于待命状态，一旦遇到抗原类物质，就会被激活，去吞噬 DAMPs，然后激活一种核因子 kappa- 轻链增强子（NF-κβ）主导的通路，一方面促进共刺激分子 CD80/86 的表达，另一方面与主要组织相容性复合体（MHC）分子上表达的抗原和 T 细胞受体结合，进而刺激 T 细胞，促进系统免疫反应（图 3-3）。

著名杂志《自然评论 · 癌症》中有篇文章评价了热消融和冷消融，发现只有冷冻消融能激发免疫效应。韩国和日本学者比较了冷冻消融和手术切除后的免疫反应，发现冷冻后以 T 细胞和自然杀伤细胞为主的免疫反应发生率数倍于手术切除后。

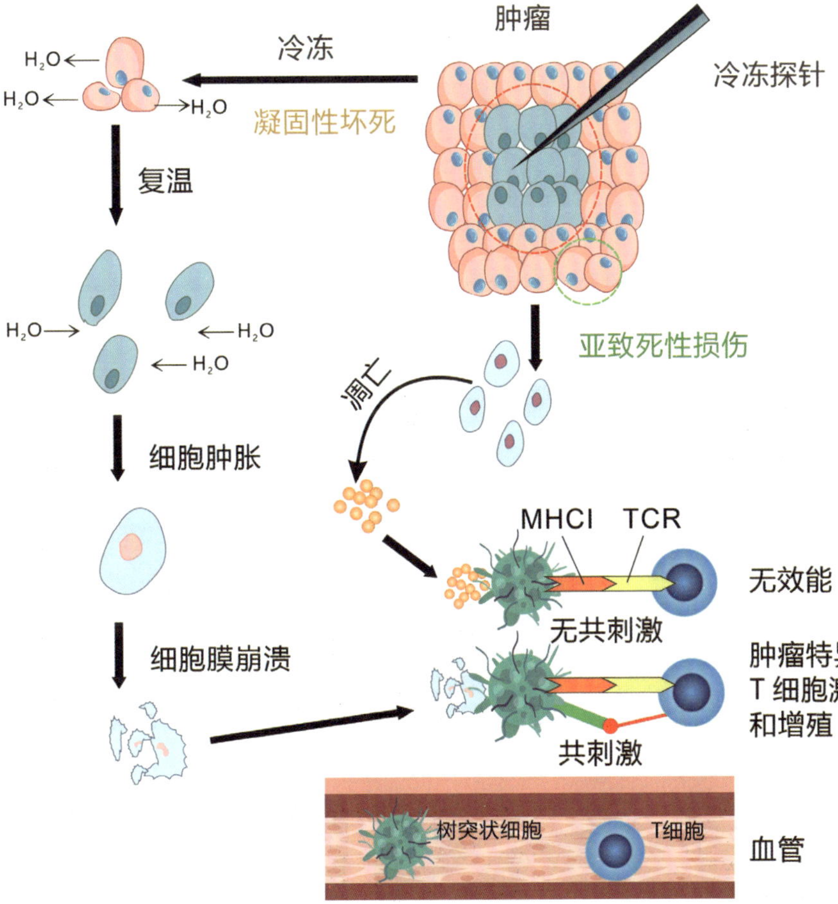

图 3-3 冷冻免疫的原理

注：H_2O：水；MHCI：主要组织相容性复合体 I 类分子；TCR：T 细胞受体。

○ 冷冻远隔效应

所谓远隔效应，就是这个部位的肿瘤冷冻消融后，其他部位的转移瘤消失或者退缩。这实际上是冷冻免疫的结果。

美国阿布林（Ablin）早在 1971 年就报告前列腺癌患者接受冷冻消融后，不少病例的转移瘤远隔退缩。正因为此，我曾邀请他为《现代肿瘤冷冻治疗》作序。在序言中，他郑重提出要加强对冷冻免疫和远隔效应的研究。值得一提的是，2019 年在以色列召开的世界冷冻治疗大会上，我们不约而同地演讲了同一题目：冷冻远隔效应。

事后，阿布林特别有兴趣地回看我在报告中展示的 2 个病例：

第一例是男性，56 岁。诊断：肺癌伴脑转移。肺肿瘤接受了冷冻消融。一个月后，肺肿瘤缩小，脑转移瘤自发性消失（图 3–4）。

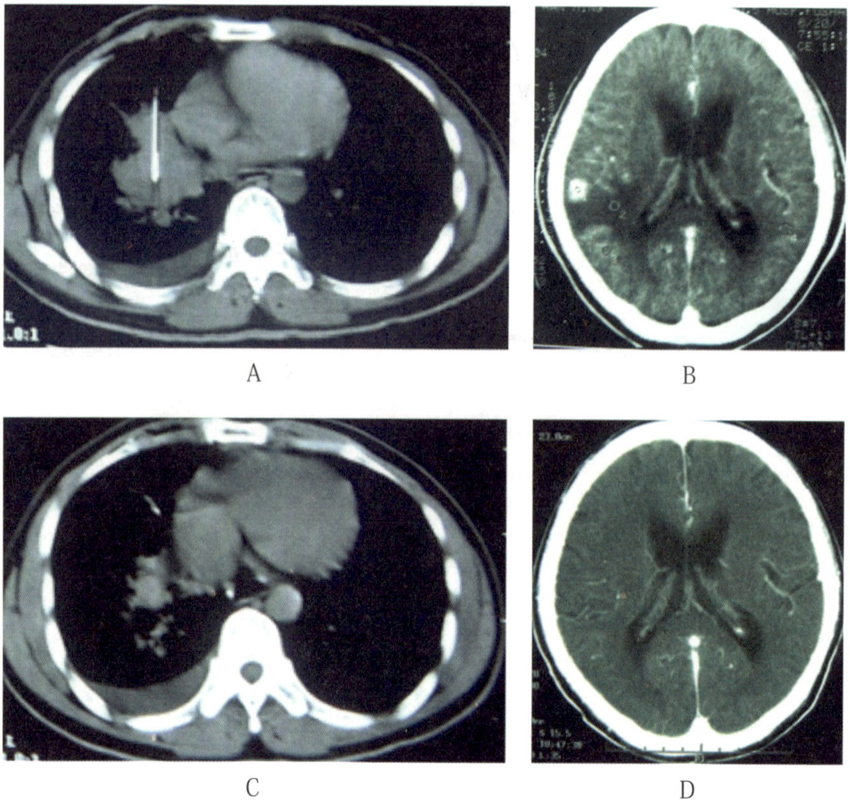

图 3-4 肺癌伴脑转移

注：A.CT 显示右肺肿瘤接受冷冻消融；B.MRI 显示右侧脑半球转移瘤（白色，旁边有水肿）；C. 冷冻消融一个月后，肺部肿瘤缩小；D. 原先的脑转移瘤消失。

第二例是女性，41 岁。诊断：乳腺癌，脊椎转移。入院时下肢瘫痪。对乳腺肿瘤做经皮穿刺冷冻消融。2 周后，下肢能活动，4 周后，患者能下地行走。复查 PET–CT，原脊椎转移已经消失（图 3–5）。

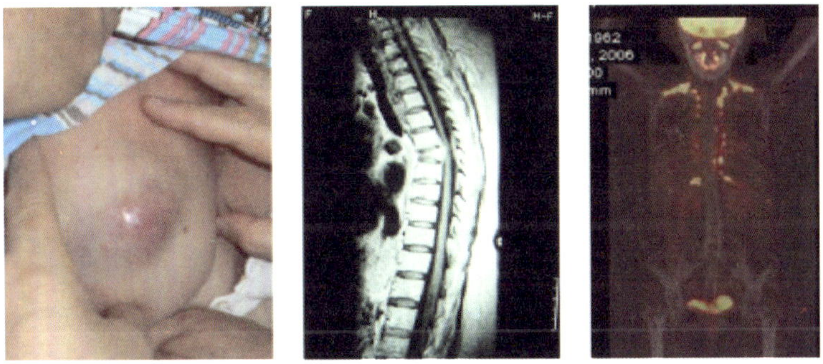

A　　B　　C

图 3-5 乳腺癌

注：A. 乳腺肿瘤刚接受冷冻消融，局部有水肿；B.MRI 显示脊椎转移；C.PET-CT 显示，原脊椎转移已经消失。

阿布林高兴地说："我以前治疗的前列腺癌是小癌，肺癌和乳腺癌都是大癌，你的病例能有这样的结果，你做得比我强！"他拍着我的肩，说："但更大的期待是，冷冻治疗后的患者能长期生存下来！"他期待我做更多的工作。

○ 能否长期共存

阿布林提出的冷冻治疗能否带来长期生存，是一巨大挑战。癌症患者死亡的主要原因是远处转移。能否阻止或消除转移，关系着患者能否长期生存。冷冻治疗能有效果吗?

我调查了 10 年前曾在广州复大肿瘤医院接受冷冻消融的患者，收集到 25 例。之所以例数不多，是因为调查的病例有严格的条件：均为进展期（III、IV 期）肿瘤，预期生命不超过 1 年者；冷冻治疗前，未接受常规治疗或手术失败者；入院后仅仅接受了冷冻治疗；从接受冷冻治疗起，这些患者生存时间已经超过 10 年。

结果令人十分欣慰。这 25 例中生存时间最长的为 18 年，超过 15 年的有 9 例，迄今仍生存的有 18 例。根据这些患者的治疗经过，冷冻治疗后患者的生存模式大致有 4 种类型。

第一种类型：一次冷冻治疗后长期缓解（图 3–6、图 3–7）。患者的肿瘤仅接受冷冻消融，其后病变消失，无病生存。这类患者较少。

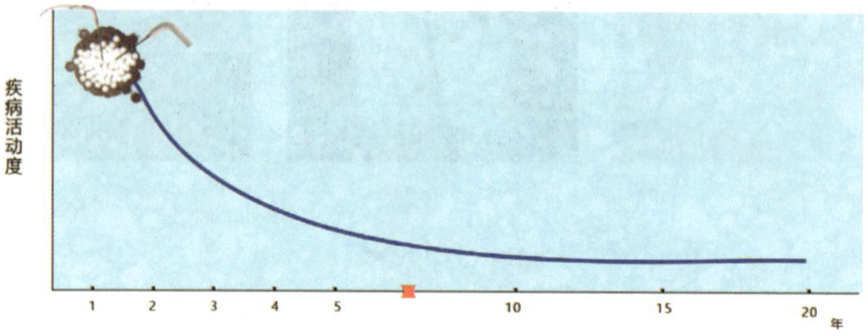

图 3-6 第一种类型患者冷冻治疗后生存模式

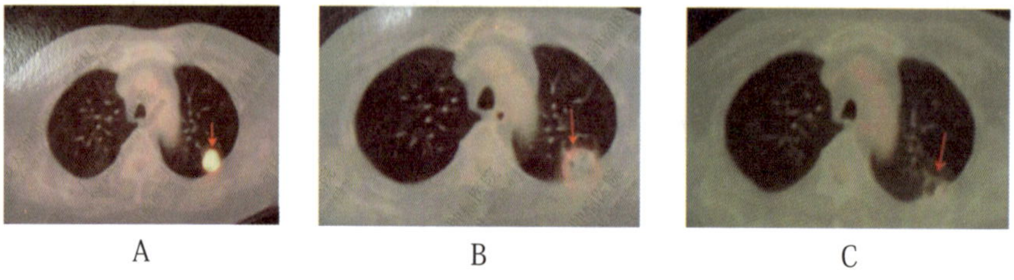

图 3-7 肺癌的 PET-CT 表现

注：A. 显示左肺后段肿瘤；B. 显示冷冻消融后肿瘤区范围变大，但 CT 值降低，提示已经消融；C.18 年后复查显示，肿瘤未复发。

第二种类型：反复冷冻治疗后长期缓解（图 3–8、图 3–9）。患者肿瘤冷冻消融后短期缓解，不久复发，再冷冻治疗，再缓解，如此反复几次或多次，最后长期缓解，维持无进展状态或带瘤生存多年。迄今仍生存者基本上属于此种类型。

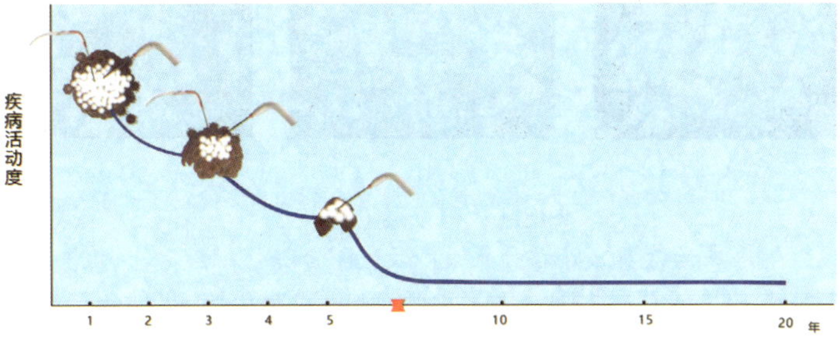

图 3-8 第二种类型患者冷冻治疗后生存模式

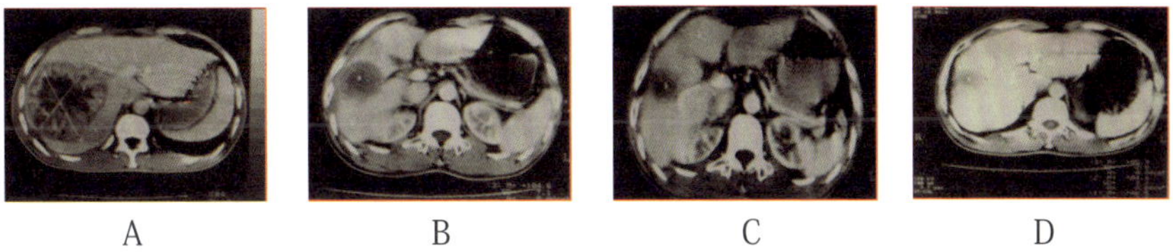

图 3-9 肝癌的 CT 改变

注：A. 显示肝右叶巨大的肿瘤冷冻消融后坏死；B、C. 显示肿瘤虽然缩小，但仍存在，再次冷冻消融；D.17 年后复查 CT 显示，肿瘤消失。

第三种类型：长期缓解后反复复发（图 3–10、图 3–11）。患者在接受冷冻治疗后长期缓解，一般在 8 ～ 10 年后复发，再给以冷冻治疗，又改善，再复发，反复多次。在本次随访时已经死亡的病例多属于此类型。

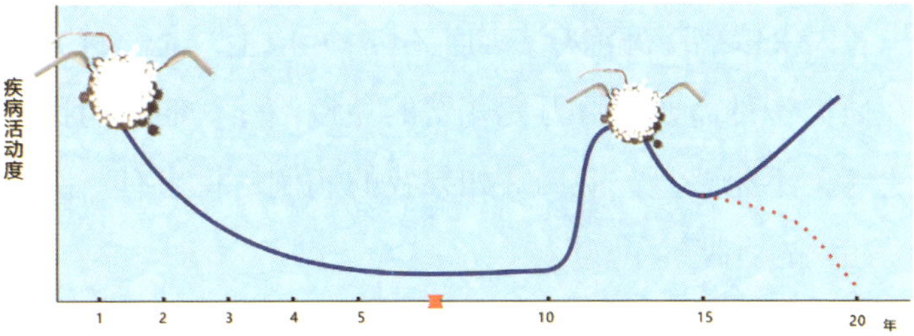

图 3-10 第三种类型患者冷冻治疗后生存模式

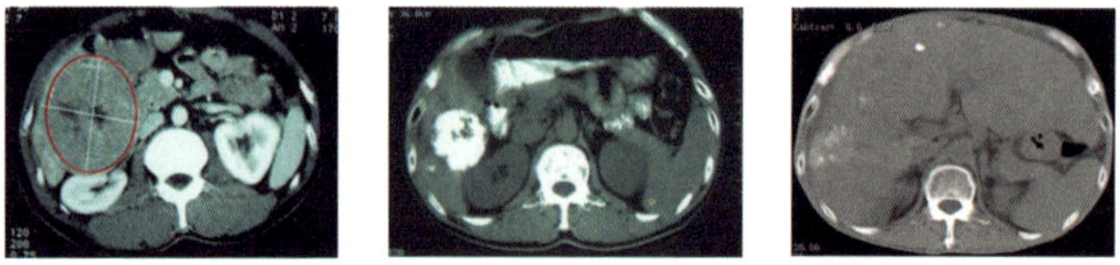

图 3-11 肝癌的 CT 改变

注：A. 冷冻治疗前，肝右叶巨大肿块；B. 冷冻消融后 2 个月肿瘤明显缩小；C. 冷冻消融 10 年后，原肝内肿瘤消失。（该患者冷冻消融 12 年后复发，再予冷冻治疗，又获缓解）

第四种类型：反复冷冻消融，反复缓解（图 3-12）。不断再有新的癌变出现，再冷冻消融，如此反复，但患者能长期带瘤生存）。

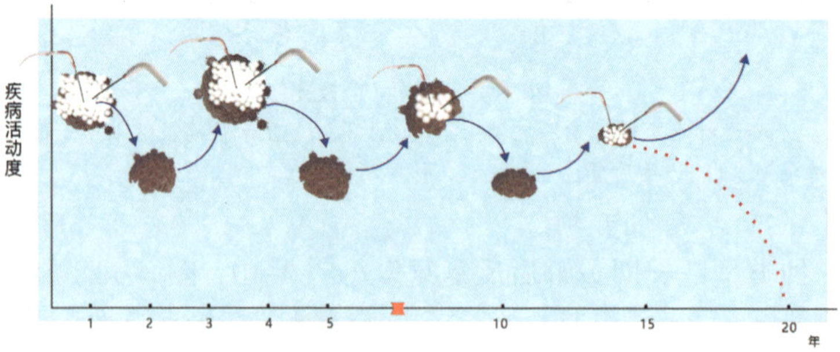

图 3-12 第四种类型患者冷冻治疗后生存模式

上述患者的癌症，虽不能说临床治愈，但基本上都是与癌共存。这些中晚期癌症患者仅仅依靠冷冻治疗，均生存 10 年以上，是一种突破。有一位学者，正在研究一种需要上百万元花费的免疫治疗，他陪同我访问了上述其中几位患者，不无感慨，说："如果我的病例，将来有一例能这样，我就是作了'伟大的贡献'了。"

○ 扩大冷冻效果

将冷冻消融与其他治疗方法联合应用，是扩大冷冻治疗效果的重要措施。这样的联合有多种，包括联合化疗和放疗（放疗也有远隔效应）、细胞免疫等。以下两种联合方式最为常用。

第一种，用环磷酰胺增加冷冻免疫效应。冷冻坏死释放的肿瘤抗原促进免疫，而冷冻引起的凋亡不会激活免疫，甚至抑制抗肿瘤免疫，这是因为凋亡时，调节性 T 细胞（Treg）被激活，对抗抗肿瘤的效应性 T 细胞（$CD4^+$ T 细胞、$CD8^+$ T 细胞）。应用小剂量的环磷酰胺（50 毫克 / 天）可以抑制 T 细胞。

第二种，联合应用抗 PD-1/PD-L1（图 3-13）或抗 CTLA-4 治疗。特别是免疫治疗发生耐药以后，冷冻可能使其恢复抗肿瘤活性。

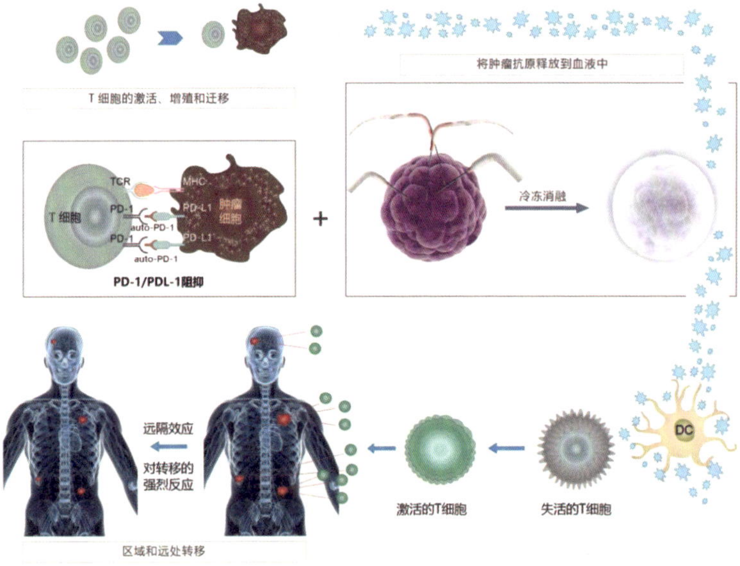

图 3-13 冷冻促进抗 PD-1/PD-L1 治疗的免疫反应

注：第一步，阻抑 PD-1 / PD-L1，激活 T 细胞增殖、运动；第二步，冷冻将肿瘤冻成冰球，释放肿瘤抗原进入血液循环。抗原激活 DC 细胞，后者使原先无活性 T 细胞变成活性型，进而消灭体内转移瘤，是为“远隔效应”。

第 2 章　靶向肿瘤血管

血管和肿瘤关系密切。没有血管新生，癌细胞不能增殖。肿瘤血管杂乱无章，造成缺氧，缺氧促进转移。血管正常化可以增加血液灌注，改善缺氧，遏制肿瘤进展，为与癌共存创造条件。

○ 肿瘤生长依赖血管

癌细胞生成后，最初为发育不良细胞簇，一小结节，几毫米大小，呈休眠状态。促血管生成信号占主导地位时，到了某一时间，血管生成开关突然打开，就会诱导肿瘤血管形成。癌细胞，还有微环境中的巨噬细胞、基质细胞和成纤维细胞，释放促血管生成的因子，其中最重要的血管内皮生长因子（VEGF），勾引临近的正常血管，促使这些血管的内皮细胞发芽，然后增殖、迁移、分化，形成管道，变成肿瘤血管，称为“共取”（co-ption）；肿瘤自身也可在内部产生血管样结构，称为“拟态”（mimicry），形成一种伪血管。血管生成开关将肿瘤从休眠状态中唤醒，恶性细胞开始快速生长（图 3-14）。

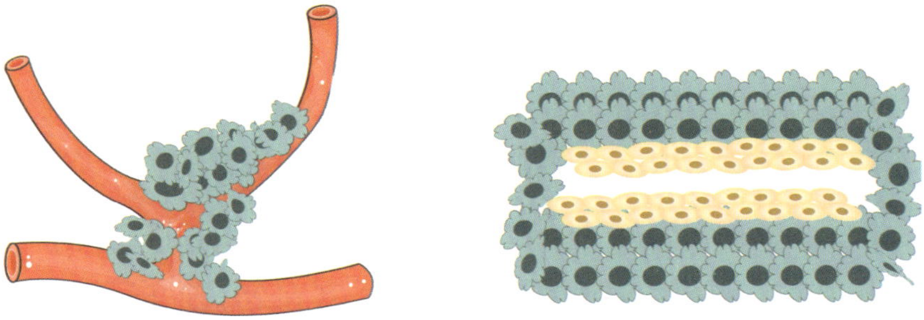

图 3-14 血管共取与血管拟态

恶性细胞需要氧气和营养物质才能存活和增殖，因此需要居住在血管附近，才能更容易获得血液循环系统输送的氧气和营养物质，也易于恶性细胞进入血液循环。早期的观察发现，快速生长的肿瘤具有严重的血管化特征，而休眠的肿瘤则没有。朱达·福克曼（Judah Folkman）在 1971 年提出“肿瘤进展需要肿瘤血管生成来启动”。朱达·福克曼分离出一种诱导血管生成的肿瘤源性因子，进而假设抑制血管生成信号通路可能会阻止新血管的形成，让肿瘤休眠。这一令人兴奋的假说引起了研究者的极大兴趣，激发研究者付出巨大的努力，致力研究抑制肿瘤血管生成的药物。2003 年，一项临床试验证明：化疗联合靶向抗血管内皮生长因子（VEGF）的中和抗体可以延长转移性结直肠癌患者的生存时间。随后，一些靶向促血管生成信号的抗体和酪氨酸激酶抑制剂被批准为癌症疗法，用于治疗Ⅳ期癌症。医学界信心满满，认为只要控制了血管就控制了癌症。

○ 混乱的肿瘤血管

来路不正的肿瘤血管不同于正常血管。正常血管表现为动脉、静脉和毛细血管，即有组织的分级分支模式。在健康血管中，内皮细胞由基底膜和周细胞覆盖支撑，细胞与细胞之间有稳定的紧密连接，而肿瘤血管缺乏分级血管划分，无组织网络，形如乱麻，内皮细胞生芽（sprouting），内皮细胞厚度不一，细胞之间连接中断，无周细胞覆盖，基膜异常，血流减少，血管渗漏，肿瘤内压力增加。

异常的肿瘤血管直接引起以下几种后果：

第一，血液灌注减少，引起缺氧和酸性微环境。

第二，高间质液压力。在正常组织中，间质液压力（IFP）是在0 mmHg左右，肿瘤均表现为间质高压，一般在20～30 mmHg，最高可达100 mmHg。一旦宿主血管对血管内皮生长因子产生渗漏反应，肿瘤间质液压力就会增加。在某些肿瘤中，肿瘤越大，间质液压力越大。

有三种机制促成了肿瘤间质高压。

1. 在正常组织中，淋巴管维持正常流体稳态，而肿瘤缺乏功能性淋巴管。

2. 肿瘤血管呈高渗透性，泄漏增加。血管内和血管外间隙的流体静压和胶体渗透压几乎相等。

3. 肿瘤中微血管压（MVP）升高，这是IFP的主要驱动力。至于为什么MVP升高，可能是由于肿瘤血管的动脉阻力低，MVP更接近动脉压力，另外，由于受压和扭曲，静脉阻力增加，以致整个瘤内血管处于高压状态。

第三，血管异常和灌注受损会限制细胞毒性药物和免疫细胞通过循环系统进入肿瘤，阻止其抗癌。

第四，异常的血管和淋巴管也通过多种机制促进了肿瘤的侵袭和转移。例如，由于肿瘤内淋巴系统的缺陷导致引流不足，从肿瘤中漏出的液体会将癌细胞携带到附近的淋巴管，从而促进淋巴转移。异常渗漏的血管也可能促进癌细胞的内渗和流入血液，这些癌细胞进入体循环后，有的可向远端器官扩散并形成转移。此外，从肿瘤微环境渗出进入体循环的细胞因子，如血管内皮生长因子，也能增强转移性癌细胞从远处器官血管外渗的能力。

此外，缺氧和低pH值时产生的各种细胞因子进入循环系统后可导致局部或全身免疫抑制。肿瘤微环境（TME）中的多种因素会使 $CD8^+$ 细胞毒性 T 淋巴细胞（CTL）失能或阻止它们穿透肿瘤。

○ 缺氧的危害

大多数肿瘤均处于低氧状态，缺氧是实体瘤的特征标志。根据癌肿种类，肿瘤组织中氧分压只有其来源的正常组织的 1/10 ～ 1/5（图 3–15）。缺氧直接导致癌症的恶性特性。

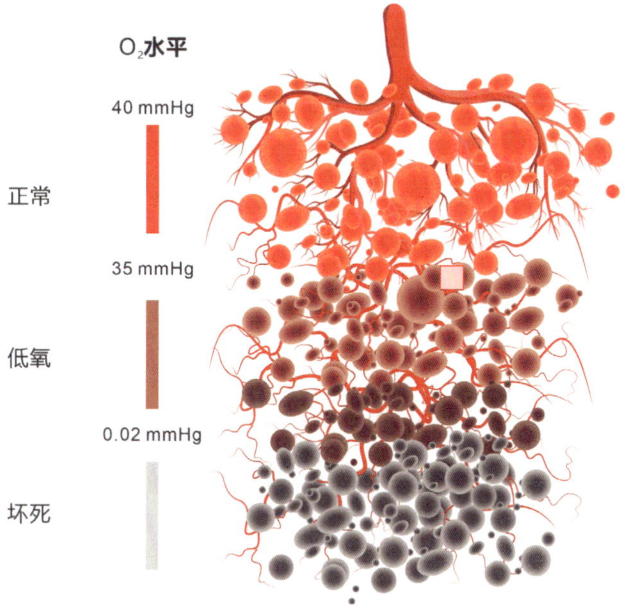

图 3-15 肿瘤组织中氧分压

在缺氧的环境中，癌细胞生长受到抑制，但癌细胞会选择，为了生存，癌细胞会变得更富侵袭性，并离开原地，寻找新的领地，这就是转移和扩散。转移是导致 90% 以上癌症患者死亡的原因。肿瘤缺氧可以促进转移，具体来说，缺氧会造成以下危害：

◎ 促进上皮细胞 – 间充质转化（EMT），癌细胞形状从上皮细胞样变成间质细胞的模样，或者单细胞像变形虫样单枪匹马迁移，或者群体迁移，在新的地方安营扎寨，即转移。
◎ 促进肿瘤募集具有促血管生成特性的其他细胞群，例如骨髓衍生细胞等。
◎ 增强癌细胞侵袭性，促使癌细胞和其他帮凶细胞分泌一些酶和细胞因子，增强癌细胞的运动活性。
◎ 促进癌细胞内侵和外渗。促使癌细胞进入肿瘤血管内，再通过血液循环从血管内渗到血管外组织。
◎ 促进从血管内外渗的癌细胞归巢，定植于新的领地。
◎ 诱导转移部位的血管生成，促进转移部位的癌细胞从休眠状态苏醒，使微转移变成宏转移。
◎ 抑制几乎所有免疫细胞及其功能，尤其是自然杀伤细胞、树突状细胞、T 细胞，同时促进间质内抑制性 T 细胞浸润和集聚，导致癌细胞对治疗产生抵抗，抑制放射治疗、化疗和免疫治疗的效果。

○ 双刃剑：经动脉化学栓塞

肿瘤生长依赖于血管的观点衍生了临床治疗的一些手段。经动脉化学栓塞（TACE）是目前最常用的血管介入治疗方法，主要用于治疗肝细胞癌。在巴塞罗那分期（BCLC）共识中，该方法被认为是中期肝细胞癌的标准治疗方法。其原理是将给肿瘤供血的动脉栓塞，同时选择性地将高剂量细胞毒性药物注入肿瘤血管床，引起动脉供血的肿瘤缺血坏死。常用的栓塞剂是碘化油。药物洗脱珠（DEB），习称携药微球，是一种新型的栓塞材料，可将其携带的化学药物持续在肿瘤内释放，增强栓塞的效果。经动脉放射栓塞系注入放射性微球，能同时发挥放射毒性作用。此类方法的主要作用是暂时稳定肿瘤，或使其体积缩小，作为过渡到根治性治疗（手术切除、肝移植、消融）的桥梁。

但经动脉化学栓塞是双刃剑，栓塞引起肿瘤缺氧，导致缺氧诱导因子激活，反而会促进癌细胞进展。有报告表明，该方法能延长患者的无进展生存期，但不能延长总生存期。

○ 失望：抗血管生成疗法

前文述及，1971 年福克曼提出肿瘤血管生成的假说，将抑制作为一种重要的抗肿瘤手段。从那时起，一些主要针对血管内皮生长因子信号通路的抗血管生成疗法相继被开发出来，并被用于各种肿瘤的治疗。但人们美好的期望很快变成失望。尽管临床前研究显示了有前景的结果，但抗血管内皮生长因子单药如贝伐珠单抗、舒尼替尼（Sunitininb）等，仅对某些肿瘤类型（包括晚期肾细胞癌）产生了有限的疗效，在胰腺癌、前列腺癌、乳腺癌和黑色素瘤治疗中尚未显示出疗效，对大多数癌症患者未能诱导其肿瘤退缩。更遗憾的是，一项著名的 AVANT 试验显示，用贝伐珠单抗辅助治疗的结直肠癌患者获得抗血管生成耐药性，复发和死亡发生率反而升高，提示抗血管生成治疗后肿瘤侵袭性增强。大量临床研究表明在胶质瘤中，抗血管生成治疗可以延长患者的无进展生存期，但不能延长总生存期。

为什么抗血管生成治疗可以促进肿瘤侵袭和转移？这是因为抑制血管生成加剧缺氧，可以激活肿瘤细胞产生对抗机制，包括肿瘤侵袭性增强和共取正常血管。此外，血管内皮生长因子信号通路的药理抑制可以诱导其他促血管生成信号通路，包括 ANGPT-2、FGF-2、IL-8。

○ 寄希望：肿瘤血管正常化

让肿瘤血管正常化，是靶向血管治疗新的发展。血管靶向应该设计成以新的方式靶向肿瘤血管，这在概念上不同于抑制血管生成。这包括改变现有抗血管生成疗法与其他药物联合使用的时间和剂量，或者开发新的疗法，包括减小肿瘤实质内压力，直接针对肿瘤血管治疗或优化其功能。

正常的血管组织整齐，直径均匀。相比之下，肿瘤血管是曲折的，并随着血管直径、长度、密度和渗透性的增加而更为严重。抗血管生成疗法应使肿瘤血管网络正常化，最理想的状态是使血管减少到不足以支持肿瘤生长的程度（图 3-16）。

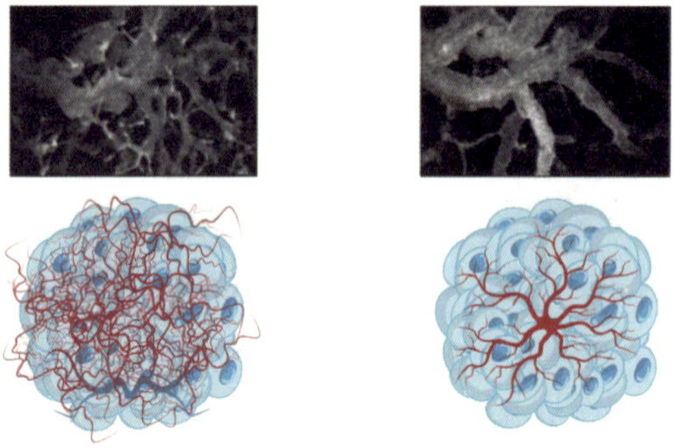

图 3-16 肿瘤血管和正常化血管

进一步研究认为，血管正常化可以将免疫抑制的肿瘤微环境重新编程为免疫支持的微环境，这在癌症治疗上具有重大意义（图 3-17）。

肿瘤血管的结构和功能异常导致血流和灌注受损，从而导致缺氧性肿瘤微环境。肿瘤中缺氧限制了细胞毒性治疗的效果，如放射治疗和某些化疗。此外，通过这些异常血管向肿瘤输送的药物功能也受到了损害，而肿瘤中的血管渗漏和淋巴系统不规则导致的高间质液压力进一步加剧了这一问题。异常和渗漏的肿瘤血管有利于癌细胞进入体循环，促进转移。异常的肿瘤微环境与免疫抑制调节性 T 细胞浸润增加有关，并使肿瘤相关巨噬细胞从抗癌 M1 样表型极化为免疫抑制 M2 样表型。功能失调的血管系统也限制了效应 T 细胞的积累和在瘤内均匀分布，引起抗癌免疫反应严重受损。血管正常化可以潜在地预防或逆转患者的许多不良反应，增强化疗和免疫治疗的有效性，并提高放疗的抗癌效果。

血管正常化疗法包含以下几方面：

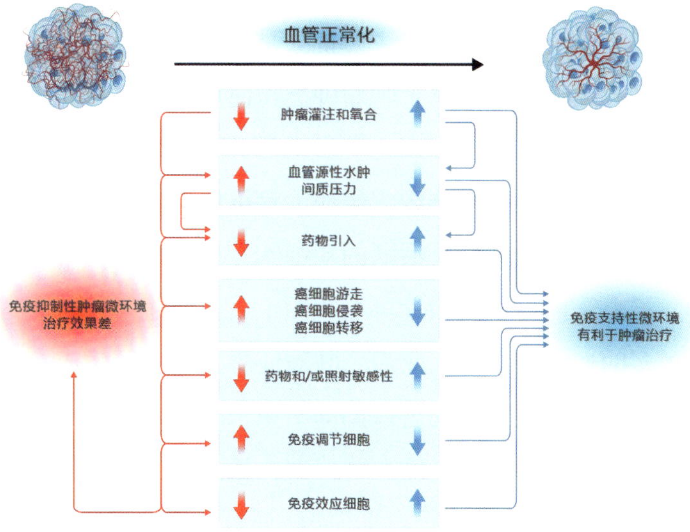

图 3-17 血管正常化疗法

1. 合理的抗血管生成治疗

拉凯什・K・贾因（Rakesh K.Jain）在 2001 年提出血管正常化假说，认为亚最大剂量的抗血管生成治疗应立足于恢复肿瘤血管的正常功能和结构，并促进药物的效用，而不是抑制血管生成。近年来，许多临床前和临床研究也已证明，合理剂量的抗血管生成药物可以通过使血管正常化，改善肿瘤内缺氧。

肿瘤血管最主要的功能障碍是促血管生成分子和抗血管生成分子介导的信号不平衡。在癌变过程中，这种不平衡通常倾向于血管生成，血管变得长期不成熟和异常。使用适当剂量的抗血管生成药物可恢复平衡，研究发现，在此正常化窗口期，使用其他疗法比在此窗口期之前或之后使用相同药物效果更好。

在窗口期进行放疗，特别是在肿瘤缺氧得到缓解时，其效果优于在恢复窗口期外进行放疗。临床前研究表明，适宜剂量的抗血管内皮生长因子药物也可以将免疫抑制性低氧肿瘤微环境转化为免疫支持性肿瘤微环境，并改善基于疫苗的抗癌免疫治疗的效果。

抗血管内皮生成治疗的一个主要挑战是血管正常化的窗口期很短，可能只有几天到几周，效果取决于肿瘤种类和使用的抗血管内皮生长因子药物剂量。

临床前数据表明，抗血管内皮生成治疗可以修剪血管周围的周细胞覆盖率较差的未成熟血管并招募活跃的周细胞，来使血管正常化。在小鼠和人肿瘤中，抗血管内皮生成治疗可在短短1天内使血管恢复正常，但为时不长。当过多的血管被修剪，或者当肿瘤使用其他血管生成途径或其他血管再生机制时，血管正常化的窗口期即结束。研究发现，高剂量的抗血管内皮生长因子药物可导致过量的血管修剪，从而加剧低氧肿瘤微环境的缺氧和酸中毒，导致血管正常化窗口期缩短，还可导致细胞外基质沉积增加，加重缺氧，促进免疫抑制或促肿瘤性免疫细胞的浸润，导致肿瘤局部免疫抑制。

相比之下，使用低剂量的抗血管内皮生成药物，低至常规剂量的四分之一，有可能诱导血管正常化窗口期延长，实现血管正常化，从而缓解肿瘤缺氧和酸中毒。两项回顾性研究的结果表明，在胶质母细胞瘤患者中，低剂量贝伐珠单抗（每周小于3.6 mg/kg）联合放化疗，相比高剂量贝伐珠单抗（每周5 mg/kg）联合放化疗可获得更大的生存获益。因此，为了充分发挥抗血管生成治疗的潜力，抗血管内皮生长因子药物的剂量和时间表可能需要根据肿瘤血管或血管内皮生长因子的基线水平进行调整，采用个性化贝伐珠单抗给药方案。但这一假设还需要在前瞻性研究中进行验证。

使肿瘤血管正常化，其机制一是强化肿瘤血管，减少血管渗漏；二是修剪不成熟的血管，使血管弯曲减少，分布更均匀。上述作用能恢复血管网络功能，降低IFP，从而在血管壁上产生压力差，促进氧气渗透到肿瘤组织。

无论是强化还是修剪未成熟的肿瘤血管，抗血管生成治疗在早期转移环境中均无效，因为这时癌细胞的细胞侵袭和增殖力相对较弱。淋巴结转移不依赖于血管生成，对该疗法也不敏感。此外，侵入正常血管的癌细胞处于正常和常氧的微环境中，一般对化疗和抗血管内皮生长因子不敏感。迄今为止，抗血管生成药物如贝伐珠单抗、索拉非尼和雷莫芦单抗对乳腺癌的疗效，尚无肯定的结论，这可能与乳腺癌的血管化程度、疾病高度异质性以及较多代偿性血管生成机制有关。

2. 同时靶向多种信号通路

同时抑制血管内皮生长因子、成纤维细胞生长因子（FGF）、血小板衍生生长因子（PDGF）或其他血管生成信号通路，有望激活内皮细胞凋亡、降低血管通透性和减少血管新生。有如此效果的药物包括索拉非尼、舒尼替尼、阿西替尼和帕唑帕尼。索拉非尼、舒尼替尼和阿西替尼是小分子酪氨酸激酶抑制剂（TKIs），同时抑制血管内皮生长因子和血小板衍生生长因子通路并靶向其他信号通路，而帕唑帕尼则抑制血管内皮生长因子、血小板衍生生长因子、成纤维细胞生长因子。

有研究证明，血管生成素 -2 （Ang-2）的异位过表达会减少抗血管内皮生长因子受体（VEGFR）治疗的益处。对胶质母细胞瘤（GBM）模型使用抗 VEGFR/Ang-2 的双重治疗，可延长血管正常化窗口期，提高生存率。

3. 抗血管生成联合其他治疗

抗血管生成治疗创造了一个短暂的血管正常化窗口期，可提高各种治疗药物对肿瘤的治疗效果。正常化的程度随肿瘤类型、治疗时间和药物剂量的变化而变化，临床前研究中，靶向血管内皮生长因子和 Ang-2 通路同时提高了抗血管生成治疗的疗效。在动物模型中观察到的抗血管生成治疗的部分疗效源于低氧肿瘤微环境中的抗癌免疫功能的恢复。

研究表明，免疫检查点抑制剂（ICBs）CTLA-4 和 PD-1 的阻断可降低肿瘤血管密度，改善血管灌注和肿瘤组织缺氧。抗血管生成药物与 ICBs

联合使用可以相互增强效果。CTLA-4 和 PD-1 的阻断可通过激活 $CD4^+$ 辅助性 T 细胞促进肿瘤血管正常化，而适当剂量的抗血管生成药物可通过使肿瘤血管正常化逆转免疫抑制性肿瘤微环境，缓解组织缺氧和酸中毒，增加效应 T 细胞的浸润，增强免疫检查点抑制剂的效果，从而创建一个导致肿瘤消退的正强化环。

乳腺肿瘤临床前模型显示免疫检查点抑制剂具有促进血管正常化的作用，提示联合应用免疫检查点抑制剂可以延长正常化窗口期，从而改善生存获益。值得注意的是，免疫检查点抑制剂会增加脑肿瘤患者的脑水肿，而抗血管内皮生长因子药物可以减轻胶质母细胞瘤相关的脑水肿，提示低剂量抗血管内皮生长因子药物与免疫检查点抑制剂免疫治疗相结合，可能会提高脑转移治疗的效果。考虑到血管正常化可以改善治疗药物向肿瘤的输送，因此联合治疗中较低剂量的免疫检查点抑制剂可能就能产生效果，同时降低毒性风险。

4. 减少肿瘤实质压力，减轻肿瘤血管受压

缓解肿瘤实质压力的策略可改善血液灌注，恢复组织间隙和穿血管壁的流体压力梯度。临床前和临床研究显示某些化疗药物和血管活性药物有减压作用。

早在 1999 年就有临床前数据报道，使用紫杉醇进行化疗可减轻血管受压作用。紫杉醇可缓解乳腺癌患者的肿瘤缺氧，而其他类型的化疗无此作用。紫杉醇的这种独特的减轻血管受压和缓解缺氧的能力不仅可以使癌细胞耗竭，而且可降低癌症相关成纤维细胞和胶原蛋白水平。一项随机对照临床试验证实，吉西他滨添加 Nab- 紫杉醇可提高胰腺癌患者的生存率。

2011 年，斯蒂连诺浦洛斯（Stylianopoulos）等报告，血管紧张素受体阻滞剂（ARB）氯沙坦（losartan）这种常见的抗高血压药可降低胶原蛋白、透明质酸和基质成纤维细胞的水平，减轻实质压力，能显著改

善肿瘤模型的灌注，提高患者的总体存活率。进一步研究证明氯沙坦能将肿瘤基质重编程为正常表型，减少肿瘤实质压力，减轻肿瘤血管受压，增加氧气和药物的输送。氯沙坦尚能通过抑制转化生长因子 TGF-β1 增强抗肿瘤免疫。有报告显示氯沙坦通过阻断单核细胞募集来减少转移。一项对 4736 名患者的回顾性临床分析表明，接受血管紧张素受体阻滞剂治疗高血压的癌症患者生存期更长。

美国马萨诸塞州总医院曾进行一项 II 期临床试验。局部晚期胰腺导管癌患者接受标准化疗（FFX）联合氯沙坦治疗 8 个周期。与未接受氯沙坦治疗的患者相比，接受氯沙坦治疗及标准治疗的患者的总生存期有所延长。许多回顾性研究表明血管紧张素受体阻滞剂在多种肿瘤治疗中具有积极的疗效，并且安全、相对便宜，因此这一治疗策略有可能使许多恶性肿瘤患者受益。

5. 其他非抗肿瘤处方药

氯喹（CQ），临床试验中该药被用作自噬阻滞剂，以增强抗癌治疗效果。进一步研究表明，氯喹还可改善内皮细胞排列，促进紧密连接的形成，降低血管密度和曲折度，开启血管正常化的过程，减少癌细胞的侵袭、浸润和扩散。肌醇三焦磷酸盐（ITPP）、二甲双胍，以及抗寄生虫药物，如阿托伐醌、伊维菌素、甲氟喹和奎纳克林等，也具有抗血管生成、改善肿瘤内缺氧的作用。

6. 抗氧化治疗

活性氧（ROS）能够引起血管内皮生长因子启动子中缺氧反应元件（HRE）的修饰，从而通过参与 DNA 碱基切除修复（BER）途径，增加血管内皮生长因子表达。国内研究表明，在胶质母细胞瘤模型中，摄取氢气可减少血管内皮生长因子，从而抑制血管新生。临床观察到胶质母细胞瘤复发患者吸入氢氧气后肿瘤先稳定后退缩，这是否与抑制血管新生和血管正常化有关，有待研究。

7. 中药治疗

血管正常化与中医主张的“活血化瘀”不谋而合。采用活血化瘀的中药能否起到血管正常化作用，有待研究。已知从黄芩根中提取分离出来的黄芩苷是一种酚类黄酮化合物，具有抗氧化功能，可破坏肿瘤血管，诱导癌细胞死亡，抑制癌细胞增殖和迁移。浆果提取物花青素，具有抗氧化作用，可抑制血管内皮生长因子表达，推测其具有抗血管生成和抗癌作用。

第 3 章 不可逆性电穿孔消融（纳米刀）

这是 21 世纪先进的肿瘤微创消融技术，与 20 世纪先进的冷冻消融相辅相成，共同承担对抗肿瘤任务，为患者与癌共存提供条件。

○ 转化医学的杰作

10 多年前，我和牛立志博士去美国波士顿参加世界肿瘤介入大会。会议规模很大，不同肤色的上千人与会交流，内容主要是血管介入。大会设“胰腺癌消融”专题，但发言者不多。我们主讲了冷冻消融，引起很大关注，听者提了不少问题，主要是问如何解决安全问题。

多年来，胰腺癌消融的发展落后于其他器官癌症的消融，主要是因为胰腺部位特殊，被血管包绕，冷冻时如何避开血管是难点。虽然当时我们已经有几百例的治疗经验，尚未发生致命性冷冻相关性并发症，但对安全问题一直不敢掉以轻心。

最后一位发言者来自美国芝加哥大学，讲了一份临床前研究报告。在实验动物的胰腺周围插上两根电极针，通上高压电，几秒钟后，电极间电场内组织即被消融。在普通显微镜下，被消融组织的细胞轮廓还保持原样，但细胞核浓缩，呈典型凋亡状态。再在电镜下，见到细胞膜变性。报告者说，这是因为细胞膜被电击穿出现极微小的穿孔，几十纳米大小，这种穿孔不可逆。

“而且，更重要的是，”报告者特别强调说，“对血管无损伤”。（图 3–18）

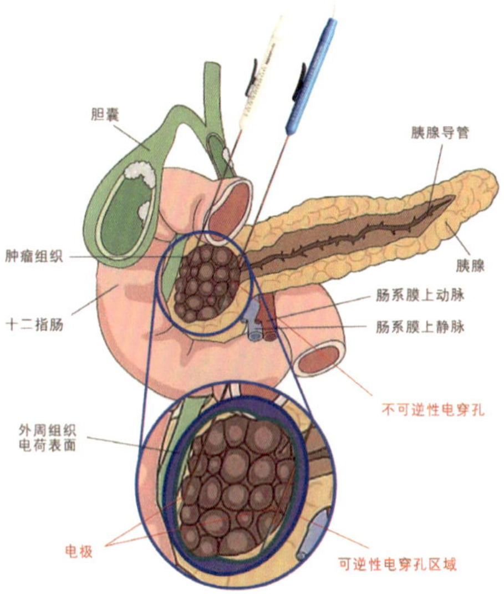

图 3-18 不可逆性电穿孔

我们非常感兴趣。会后，找到那位报告者，交换名片，知道他是一位医学工程博士。我们希望进一步了解相关研究，他说：“2 年以后吧。”我们问：“多长时间这个研究可以转化应用？”他说：“几年吧。”

2 年后，2012 年 4 月，美国食品药品监督管理局批准一种不可逆性电穿孔（IRE）设备用于治疗软组织肿瘤。

几个月后，我们设法引入一台设备，在广州复大肿瘤医院实验中心，在动物身上，试验不可逆性电穿孔“对胰腺、胆囊、小肠、输尿管、前列腺神经、支气管等重要结构的安全性”。

2012 年，美国发表胰腺癌不可逆性电穿孔临床治疗效果报告：患者治疗后无转移生存期和总生存期分别为 15 个月和 20 个月。

2014 年，我们主编的《肿瘤消融新技术：不可逆性电穿孔》一书，在上海出版。

2015 年 6 月，中国国家食品和药品监督管理总局（CFDA）批准被称为“纳米刀”的 IRE 仪，正式用于胰腺癌、肝癌等实质器官的癌症。

2015 年 7 月 1 日，在广州复大肿瘤医院手术室，一位来自埃及的胰腺癌患者接受了胰腺癌纳米刀消融手术，南方网率先报道了“中国第一例纳米刀消融病例”，多家媒体将其誉为“转化医学了不起的结晶”“紧跟世界步伐的杰作”（图 3–19）。

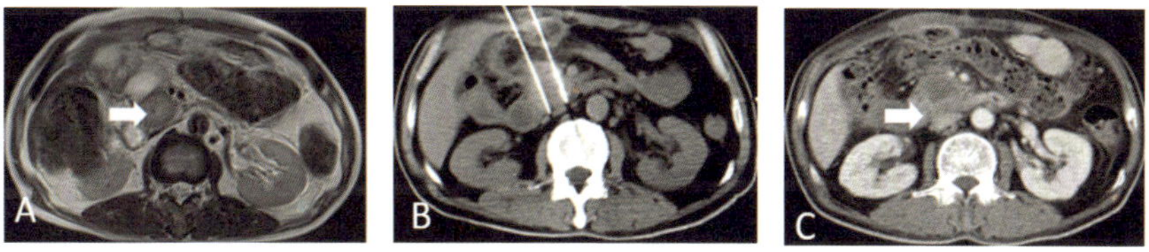

图 3-19 胰腺头部肿瘤纳米刀消融
注：A. 箭头指胰头癌；B.CT 引导下纳米刀电极插入肿瘤边缘；C. 术后 CT 显示病灶范围较前增大，肿瘤中心大部分组织液化坏死。

○ 最大优点：安全准确

在全世界，应用纳米刀最多的癌症是胰腺癌，一是因为这种癌治疗方法太少，手术为首选，但能进行手术切除的病例仅有 10% 左右，化疗是最常用的治疗方法，但效果仅是延长几个月生命，并且这种效果只见于部分患者；二是如前所述，胰腺周围血管太多，消融困难，只有经验丰富的医生才能完成。而纳米刀的优点就是安全，即使血管位于消融区中央，也会秋毫无损，这是因为血管组织内胶原支架天生对电不敏感（图 3–20、图 3–21）。

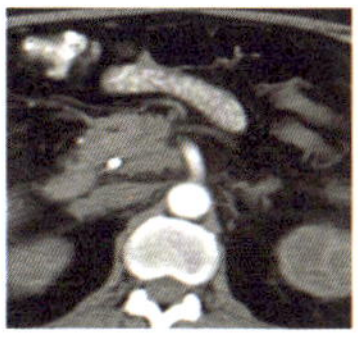

图 3-20 术前胰腺癌包绕血管狭窄
注：胰腺体部肿物直径约 3.4 cm，与邻近腹腔干、脾动静脉、肝总动脉相邻部分新生血管包绕，脾静脉局部闭塞。

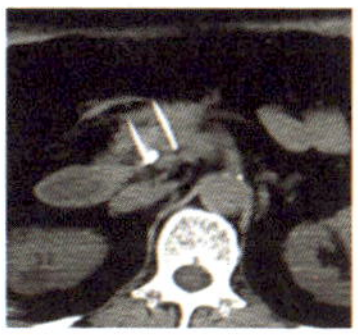

图 3-21 纳米刀夹击消融胰腺癌
注：在 B 超引导下，消融针穿刺胰腺肿瘤靶区，高压脉冲瞬间贯穿病灶，在肿瘤细胞膜上打出无数个纳米级穿孔。

近年来，见于文献报告的纳米刀治疗无法切除的胰腺癌病例数超过1000例，中位总生存期最高达27个月，有效率通常超过70%。患者除了生存情况有改善外，还因麻醉药品的需求量降低，生活质量也有显著改善。5%～10%的病例中纳米刀治疗后肿瘤从不可切除性变为可切除性，可以接受后续手术切除根治。

除血管外，纳米刀对管壁内胶原丰富的胆管、支气管、输尿管、肠管，以及神经不会引起明显损伤。这使得纳米刀可以治疗一些特殊部位的癌症，例如肝癌。特殊部位的肝癌，尤其是邻近肝门部的肿瘤，靠近大血管和胆管，做冷冻这类依赖温度的消融（包括微波、射频），有两个缺陷：一是大血管内的血流会影响温度（冷消融时加热，热消融时降温）；二是损伤血管和胆管。纳米刀不冷不热，不会受血管内血液温度影响，也不会损伤血管和胆管等重要结构（图3-22）。

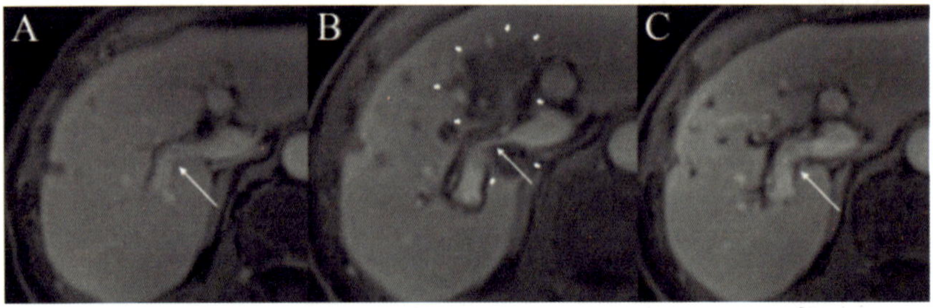

图3-22 结直肠癌肝转移纳米刀消融

注：A.介入前对比增强MRI图像显示右枝门静脉紧邻肿瘤（细箭头）；B.使用纳米刀后第3天MRI图像显示，右枝门静脉（细箭头）被消融区包裹，管径缩小；C.6周后，右枝门静脉管腔恢复正常（细箭头），提示纳米刀不会引起大血管永久性损伤。

○ 特殊病例

有些病例的癌症看来非纳米刀不可，其他方法难以进行，例如双侧肾癌，不可能做双侧肾切除，除非术后进行血液透析或进行肾移植。纳米刀可以让肾肿瘤消除而保留大部分肾组织。对于原来就是单个肾者，如果发生肾癌，也是如此。

前列腺癌治疗方法较多，纳米刀看来是最能让患者满意的理想治疗手段，因为其他方法或多或少会伤及神经，影响性功能，而纳米刀则十分人性化。2019 年有人报告 429 例前列腺癌患者纳米刀消融治疗结果。所有患者均未发生尿失禁，97% 的患者保留勃起功能。

肉瘤发生率似乎愈来愈高，且常发生于年轻人，病变部位靠近血管，手术治疗困难。2017 年，广州复大肿瘤医院报告一例女性复发性腹膜后纤维肉瘤，肿块临近下腔静脉、门静脉、胰头和左肝叶。在 CT 和超声引导下，给予不可逆性电穿孔，共用 2 根探针，通过移动探针位置，共作 4 次重叠消融，2 个月后随访，病变稳定（图 3-23）。

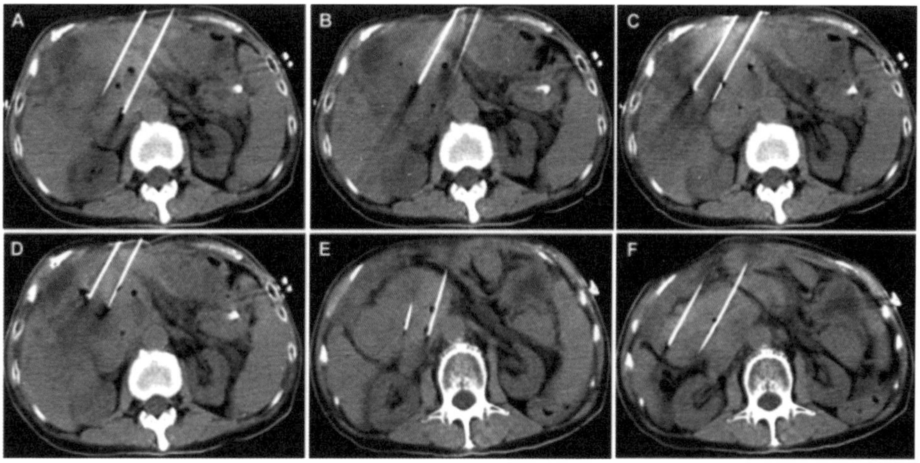

图 3-23 一例复发性腹膜后纤维肉瘤接受纳米刀治疗的 CT 图像

注：A. 第一次消融，2 根电极间距为2cm；B.2 根电极向后拉1cm；C. 针对第二靶点，2 根电极向右移动2cm；D.2 根电极向后拉1.2cm；E. 消融第三靶点，2 根电极向左和向下移动2cm；F. 最后一个靶点，2 根电极向右下移动 2cm，再向后拉 2cm。

○ 免疫调节作用

“原位肿瘤疫苗”效应

纳米刀是一种非热消融技术，仅作用于细胞膜的脂质双层，对其他分子（如膜蛋白和细胞内大分子）几乎没有影响。纳米刀在 T 细胞激活方面优于冷消融和热消融。与射频消融（RFA）相比，纳米刀在局部肿瘤组织和全身免疫器官中，均可诱导更明显的细胞免疫反应，表现为增加具有抗肿瘤作用的免疫细胞和细胞因子的密度，同时降低具有促肿瘤作用的细胞因子的水平。从癌症免疫表型的角度来看，纳米刀可以在局部肿瘤微环境中诱导免疫炎症表型，引发抗 PD-1/PD-L1 治疗的临床反应。纳米刀消融的肿瘤组织可以作为一种“原位疫苗”，激发新的抗原特异性 T 细胞，发挥原位抗肿瘤疫苗作用，是为“原位肿瘤疫苗”效应。

免疫调节机制

纳米刀可以增加受损细胞内源性危险信号分子，即 DAMPs 的合成和分泌。DAMPs 包括三磷酸腺苷、高迁移率族蛋白 B1（HMGB1）、钙网蛋白和热休克蛋白，能诱导免疫原性细胞死亡（ICD）。肿瘤组织中的树突状细胞可以吸收这些 DAMPs 并迁移到引流淋巴结，激活肿瘤抗原特异性 T 细胞，并减少免疫抑制性 T 细胞的扩张。同时，激活位于偏远部位的 T 细胞，以抑制转移。进一步研究显示，纳米刀能促进高迁移率族蛋白的释放，后者通过一系列通路，导致 M1 巨噬细胞极化。高迁移率族蛋白还可促进特异性 T 细胞浸润并增强免疫记忆。胸腺基质淋巴细胞生成素（TSLP）在肿瘤中可将免疫细胞极化为促癌性 Th2 免疫表型，纳米刀可抑制肿瘤微环境中胸腺基质淋巴细胞生成素的表达，阻止肿瘤微环境转化为免疫抑制性肿瘤微环境（图 3-24）。

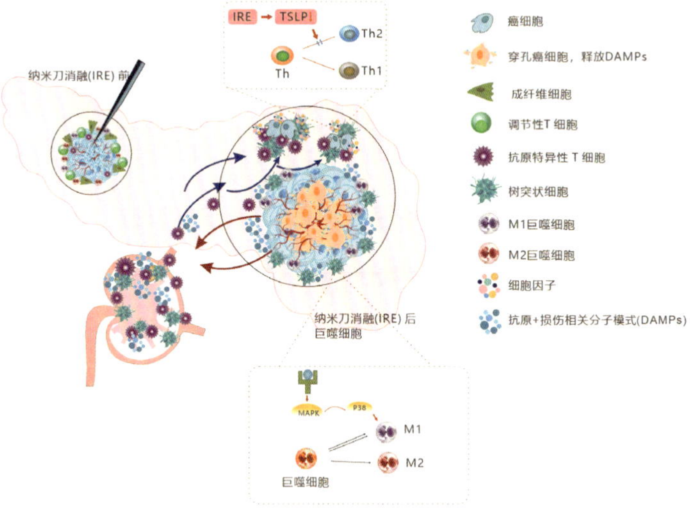

图 3-24 纳米刀诱导免疫反应的机制

纳米刀的远隔效应

纳米刀不仅能导致肿瘤原位消融，而且会诱导远隔效应，抑制潜在转移的发生。纳米刀的这种远隔效应主要受两个因素的影响：抗原性和佐剂性。前者是指纳米刀治疗后肿瘤释放的突变或异位蛋白的表达，后者主要来自获得性和先天性免疫系统的激活。如前所述，纳米刀导致细胞膜破裂并诱导细胞溶解，而蛋白质构象和组织结构的变化较小，从而更有效地增强抗原性和佐剂性，最终诱导强烈的免疫反应和记忆反应。

○ 纳米刀联合其他治疗

与免疫疗法联合

纳米刀对先天免疫和适应性免疫都有直接影响，能促进形成促炎症和抗肿瘤性微环境，这些改变与免疫治疗相结合，会提高免疫治疗效果。

大多数纳米刀治疗介导的调节性 T 细胞衰减发生在消融后 3 至 5 天，

这为免疫治疗提供了一个窗口。原位胰腺癌临床前研究显示，纳米刀联合树突状细胞疫苗接种、PD-1 抑制剂和 PD-L1 抑制剂，显著延长了总体生存期，改善了免疫状态。有四项临床研究也证实了纳米刀联合免疫治疗可改善治疗晚期胰腺癌的疗效，增强免疫状态。已有临床报告显示，纳米刀与树突状细胞疫苗联合应用对胰腺癌有改善作用。纳米刀可以克服肿瘤微环境免疫抑制，提高树突状细胞疫苗的效用，增加细胞毒性 T 淋巴细胞（$CD8^+$ T）的肿瘤浸润，导致免疫原性细胞死亡。其他实验模型例如肝癌也表明，纳米刀结合免疫检查点抑制剂和免疫刺激剂可以增强抗肿瘤免疫。

与化学治疗联合

纳米刀直接促肿瘤细胞凋亡，增加细胞膜通透性和破坏癌细胞内稳态，因此，理论上可促进化学药物进入癌细胞内。在胰腺癌小鼠模型中，与吉西他滨、吉西他滨 + 纳米刀和 FOLFIRINOX 单独治疗的小鼠相比，纳米刀和 FOLFIRINOX 联合化疗（ECT）可导致肿瘤细胞凋亡增加，与单独采用纳米刀或 FOLFIRINOX 治疗的小鼠相比，其总生存期（OS）显著提高。与单独使用叶酸的小鼠相比，纳米刀治疗促肿瘤细胞凋亡和相关蛋白的表达增加，细胞增殖减少。

台湾报告 70 例胰腺癌患者进行纳米刀治疗前，接受以吉西他滨为基础或 TS-1（替加氟、吉美拉西和奥特拉西）的化疗至少 3 个月。联合应用 TS-1 化疗后的患者总生存期最长。来自广州包括广州复大肿瘤医院的几组报告均显示，胰腺癌患者纳米刀消融前接受新辅助化疗，或纳米刀消融后接受辅助化疗，总生存期和无进展生存期（PFS）均明显高于单纯纳米刀消融的病例。

第 4 章 ^{125}I 粒子植入治疗及其远隔效应

^{125}I 粒子植入，一种近距离放射治疗，目的在于消除个别的或分散的小瘤块或转移病变，属于消灭类疗法。其放射作用会令患者产生全身性免疫，有远隔效应，是患者达到与癌共存的重要手段之一。

○ ^{125}I 粒子及其植入

目前医学上应用的 ^{125}I 粒子是一种放射性核素的封闭源。^{125}I 粒子的活性参数为 0.6 ～ 0.8mCi；体积 4.5mm × Φ 0.8mm（圆柱体）；伽马源能量 27.4 ～ 31.5keV；半衰期 59.6 天；组织穿透 1.7cm；半穿透层为 0.025mmPb；源辐射活度 14.8 ～ 29.6MBq；粒子表面覆盖了钛合金（图 3–25）。

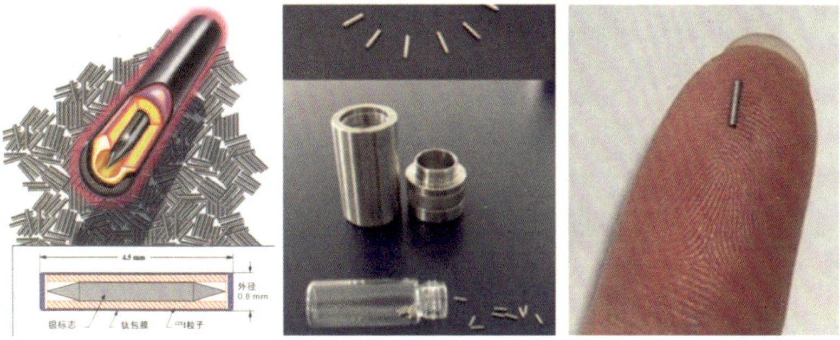

图 3-25 ^{125}I 粒子

放射性粒子植入术包括手术时直视下植入术和CT或彩色多普勒超声引导下经皮穿刺植入术。

常在CT或彩色多普勒超声引导下经皮穿刺植入肿瘤。术前为确定治疗方案，可利用3D粒子软件进行规划。将肿瘤图像导入软件，由系统进行分析。根据CT或超声图像，确定肿瘤的边界、大小、位置及与周围组织的关系，精确选择穿刺路径。一般在彩色多普勒超声引导下植入粒子，核对穿刺路径上的血管，及时调整针位（图3–26）。对于血管丰富的肿瘤，或靠近血管的肿瘤，彩色多普勒超声还可以显示血管与肿瘤边界的界线，从而精确定位和植入（图3–27）。植入后，立即验证放射剂量，必要时重新植入粒子。处方剂量D90为110～140Gy，为了保证靶区剂量，一般规划靶体积比临床靶体积大$1.0cm^3$。

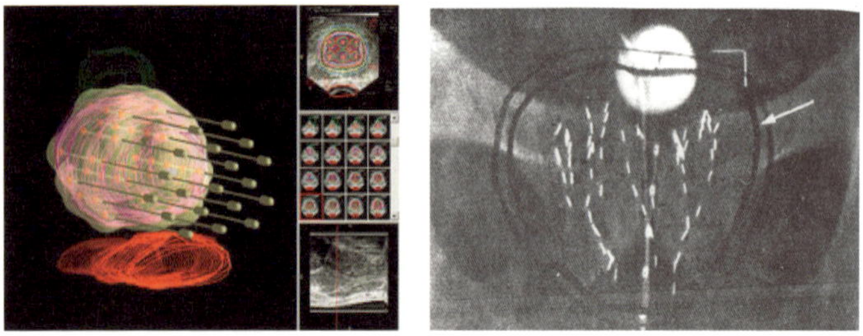

A B

图 3-26 前列腺癌 ^{125}I 粒子植入

注：A.在超声引导下，植入粒子；B.植入后，CT显示植入的粒子分布。

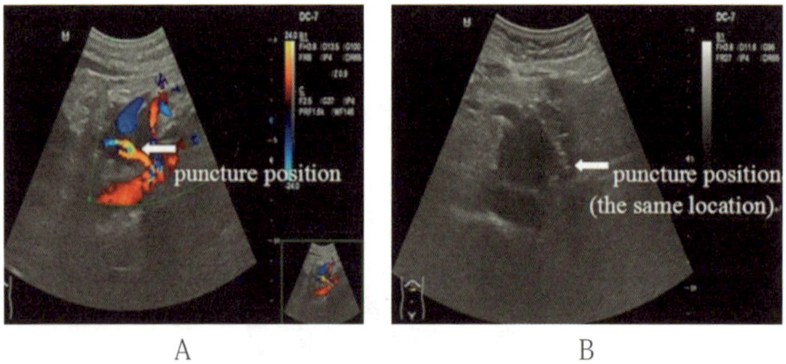

A B

图 3-27 胰腺癌Ⅲ期患者接受 ^{125}I 植入

注：A.超声显示肿瘤被大量血管包围，避开血管，仔细确定粒子植入的穿刺路径；B.在超声引导下穿刺成功，血管无损伤。

○ 局部消除肿瘤

粒子植入近距离放疗应用已久。我在 30 年前曾去位于美国芝加哥的前列腺癌治疗中心见习前列腺癌的经皮 ^{125}I 粒子植入治疗。4 位泌尿科医生，从早晨 7 点开始给患者治疗，至下午 1 点，每位医生至少完成 4 例患者的治疗，按照患者肿瘤大小，每例患者植入的粒子为 70 ～ 90 粒。患者在治疗中心临时病房内休息 2 ～ 3 小时后回家。美国前列腺癌患者很多。治疗中心每周工作 4 天，接受治疗的患者需等待 3 个月左右。早在 2007 年，采用 ^{125}I 粒子的低剂量近距离照射就已被美国推荐为低风险前列腺癌的单一疗法。

迄今，^{125}I 粒子植入已被用于治疗多种恶性肿瘤，除前列腺癌，尚包括肺癌、肾癌、头颈部肿瘤、眼内肿瘤（脉络膜黑色素瘤）、腹膜后肿瘤、肝癌、转移性淋巴结、肉瘤等。特别适用于病变小或分散，临近大血管、神经，冷冻消融治疗不适合者；转移性淋巴结，位于体腔深处，化疗无效者。

经皮粒子植入有以下优点：

- ◎ 近距离照射，直接破坏癌细胞，局部效果显著。
- ◎ 安全，治疗在影像监护下完成，可避开血管和主要器官组织（例如神经、脊髓）。
- ◎ 操作简便，在技术熟练的医生手中，一小时内可完成治疗。
- ◎ 因为侵袭性小，术后恢复快。
- ◎ 有全身性免疫激活和远隔效应。
- ◎ 相对于其他局部治疗，该治疗更为经济。

^{125}I 粒子植入最大的顾虑是辐射风险。虽然 ^{125}I 粒子具有放射性，但其释放能力低，对植入早期患者的全身产生的损伤可以忽略不计。周围接触的人群与其保持 0.5 m 的安全距离即可。粒子植入 6 个月后，对周围基本没有任何辐射。

○ 放射远隔效应

我在查房时，常常高兴地看到一些患者，例如肝癌、肺癌患者，在某一个地方植入 ^{125}I 粒子后，局部肿瘤退缩，在彩色多普勒超声或 CT/MRI 图像上显示失去活性，其他转移灶也相应地缩小甚至消失了。这实际上是 ^{125}I 粒子局部照射产生的一种远隔效应，而这种效应是免疫功能被激发的结果。

临床上关于 ^{125}I 粒子局部照射对免疫的作用，已有不少研究。前列腺癌患者接受治疗 1 个月后，外周血液前列腺特异性抗原（PSA）迅速下降，$CD3^+$ T 细胞、$CD4^+$ T 细胞、自然杀伤细胞明显增多，3 个月后 $CD4^+$/$CD8^+$ T 细胞比值明显升高，免疫球蛋白 IgM、IgG、IgA 及补体 C3、C4 的浓度升高。

辐射诱导的细胞死亡主要有三种形式：凋亡、自噬性细胞死亡和坏死。辐射可以改变肿瘤的表型，也可以改变肿瘤的微环境，激活免疫系统，诱导免疫原性细胞死亡。照射后，死亡和应激细胞释放出各种物质，使电离辐射具有免疫抑制或免疫刺激的特性。辐射可以促进肿瘤新抗原的大量产生，这些新抗原被呈递到 T 淋巴细胞。因此，辐射具有启动适应性和先天免疫反应的潜力，导致辐射场内外的系统性抗肿瘤效应。这种引起免疫反应的辐射诱导细胞死亡，也称为“免疫原性死亡”。

细胞死亡后，一组被称为损伤相关分子模式的促炎介质释放。其中，活性氧、肿瘤坏死因子 -α（TNF-α）、白介素（IL）、热休克蛋白、高迁移率族蛋白 B1 等，可激活树突状细胞，激发先天或适应性免疫系统。

但放射也可引起树突状细胞和自然杀伤细胞失活，激发髓系来源的抑制细胞（MDSCs）或肿瘤相关巨噬细胞（TAMs）等细胞，募集调节性 T 细胞等淋巴细胞，抑制抗肿瘤免疫，促进肿瘤生长（图 3-28）。

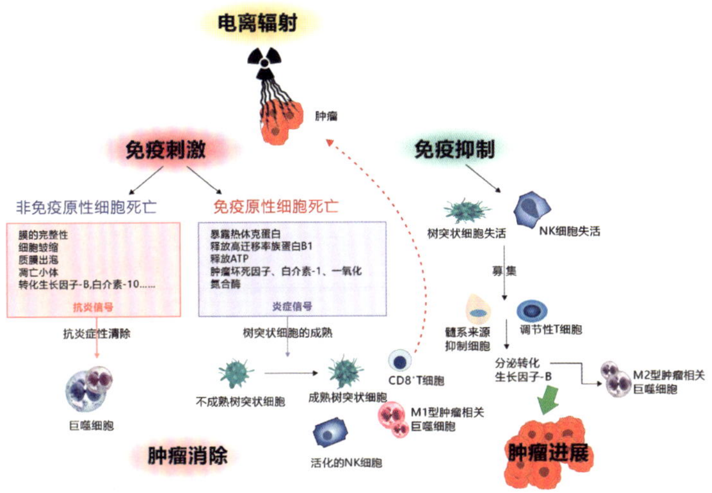

图 3-28 电离辐射对免疫系统的双重影响

进一步研究发现，辐射对免疫的作用与辐射的剂量和方式有关。高剂量单次照射引起血管内皮细胞功能障碍，其特征是血管通透性增加，血管内皮细胞与基底膜脱离和凋亡，促发辐射后炎症，并导致血管内血小板聚集、微血栓形成和炎症细胞与内皮细胞的黏附增加，引起血管的破坏，尤其是微血管，导致缺氧。大量证据表明，缺氧是抑制抗肿瘤免疫、促进肿瘤侵袭的重要因素。

几乎所有有关放射治疗与免疫疗法结合的临床前和临床研究都使用外照射。然而，有研究提示，相比于外照射，使用 ^{125}I 粒子植入这类近距离放疗，看起来更容易调动抗肿瘤免疫调节机制。

外照射必须经过一定厚度的正常组织才能到达目标肿瘤。存在于正常组织中的淋巴细胞，对辐射高度敏感，即使接受低剂量辐射，也可导致长期的淋巴细胞减少。而近距离放射治疗，放射源就在肿瘤内，其放射出来的射线很短，不会对正常组织和相关淋巴组织产生损害。

有人做了如下试验：近距离放射治疗时，靠近最高辐射剂量区，肿瘤特异性抗原的释放和免疫原性肿瘤细胞死亡均最多。在最高辐射剂量区之外，为次高辐射剂量区（8 ~ 12 Gy），辐射下存活的肿瘤细胞会释放一些标记物，增强对免疫的易感性。再外，就是中等辐射剂量区（2 ~ 5 Gy），免疫刺激性细胞因子大量释放，促进大量免疫细胞浸润，进入肿瘤内。最外区辐射剂量（1 ~ 2 Gy）最低，但这种低剂量辐射可通过直接细胞毒性作用，耗竭肿瘤抑制性免疫细胞，例如调节性 T 细胞，从而从反方面促进抗肿瘤免疫（图 3-29）。

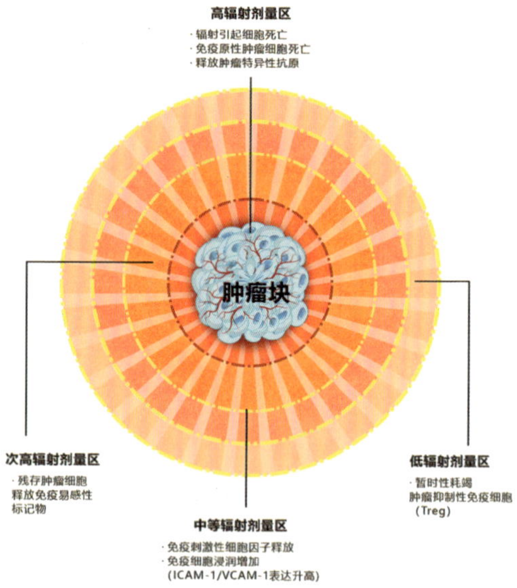

图 3-29 放射性粒子在肿瘤内辐射剂量分布和免疫效应

上述研究显示的放射源周围的不同区域对免疫成分的影响，让肿瘤转化为一个呈递增强肿瘤特异性抗原、刺激多种抗肿瘤 T 细胞反应的基地，成为“原位肿瘤疫苗 ”，既能增强肿瘤部位放疗的免疫原性能力，又可避免对周围免疫细胞的损害。

○ 联合治疗

与常规化疗联合

已经在肺癌治疗上证明 ^{125}I 粒子联合化疗的患者可比未联合化疗的患者获得更好的生存受益。临床前研究表明，第三代铂类药物洛铂可增强 ^{125}I 粒子的杀伤作用。

与其他消融技术联合

以胰腺癌为例，尽管姑息性 FOLFIRINOX（叶酸、氟尿嘧啶、伊立替康和奥沙利铂）疗法是目前Ⅲ期患者治疗的金标准，但对总生存期的延长作用有限。胰腺癌有高度免疫抑制肿瘤微环境，由调节性 T 细胞、髓系来源的抑制细胞和肿瘤相关巨噬细胞建立，限制了化疗和免疫治疗的疗效。将 ^{125}I 粒子植入与其他经皮介入技术联合进行局部治疗，可诱导免疫原性细胞死亡，显示出免疫调节特性（图 3–30）。

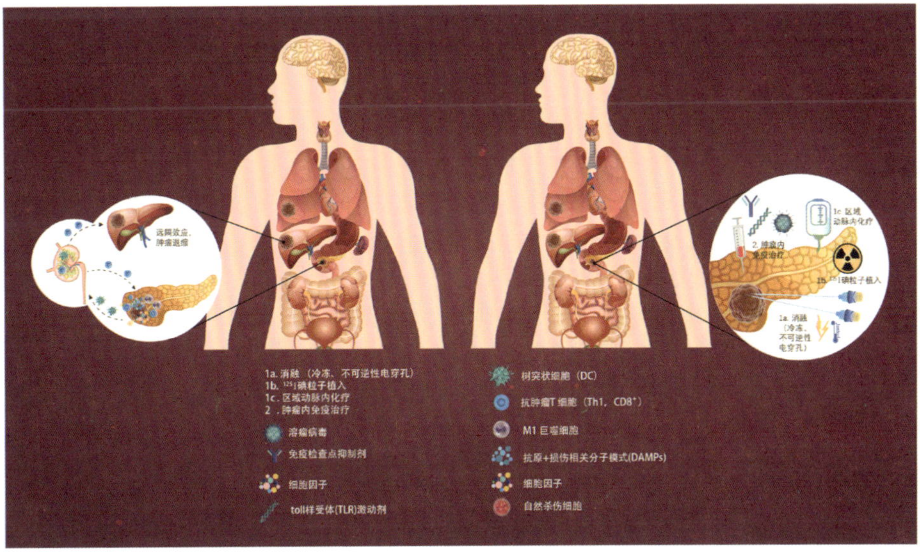

图 3-30 ^{125}I 粒子近距离治疗与其他消融技术联合治疗胰腺癌，引起抗肿瘤免疫和远隔效应

与肿瘤内免疫治疗结合

肿瘤内免疫治疗能同时启动局部和全身免疫效应。肿瘤及其引流淋巴结的生物利用度较高，因此可以使用较低剂量的免疫药物注射到肿瘤内。注射的免疫药物包括溶瘤病毒、细胞因子、免疫检查点抑制剂和 Toll 样受体（TLR）激动剂。

第 5 章　免疫监护

免疫这个词，大家并不陌生。疫苗是控制一些传染性病毒的最主要手段。疫苗的作用就是免疫，让体内产生抗体，对抗入侵的病毒。癌细胞虽是从正常细胞变化而来，但其基因已突变，表达的蛋白质与原先的细胞不同，变成了异物，作为人体的警察部队的免疫细胞会对其奋起反击。这就是肿瘤免疫监护。强化免疫监护作用的方法，就是肿瘤免疫疗法，已成为 21 世纪最为耀眼的治疗手段。

肿瘤患者能够与癌共存，说到底，就是免疫平衡。

○ 她的肿瘤不见了

我在 2003 年编写的《非常故事》中曾记载这样一个故事：2002 年，正在深圳工作的 25 岁的理小姐（化名）快结婚了。我们都想去祝贺，但她母亲死活不肯。她说，你们当医生的一来，一场善良的欺骗可能就曝光了。

谁也不会想到，理小姐 5 年前是一个晚期结肠癌肝转移患者。

6 年前，理小姐考取了武汉一所大学。正当她高高兴兴为上学而准备时，一天，她突然腹痛，来到广州一家医院看病，当时有急腹症的表现，医生以为是阑尾炎穿孔，马上手术。打开腹腔一看，医生大吃一惊，是晚期结肠癌，已转移至腹腔和肝脏，腹痛是癌结节破裂所致。医生取出了一枚转移淋巴结送病理检查，再未做任何治疗，关闭了腹腔。淋巴结病理报告为：未分化腺癌。医生对家属说：病人想吃什么就让她吃什么，回家休息吧。

几个月后，理小姐的腹部不痛了，体重增加了，面色也红润了。3 年后再去医院检查，癌肿的痕迹竟无影无踪。2 年前她开始谈恋爱，但迄今男方尚不知道她这段经历。正由于这一原因，她母亲才不让我们医生去为她祝贺。本来我们想为她拍一张照片，也因为这一原因而落空。

我们迄今都未找到这位小姐肿瘤自发性消失的原因。

○ 无敌鼠

在美国北卡罗来纳州维克森林大学的生物实验室中，出现一只神奇的无敌鼠。实验人员一直在利用老鼠试验癌细胞 S180 的毒性。他们向一群老鼠的腹腔内注射 S180，每只老鼠接受几千个。这些细胞在老鼠体内迅速繁殖，长出肿瘤，且每隔 10 小时肿瘤体积就会增加一倍，一般到了一个月，老鼠就会因肿瘤的进展而死亡。但实验人员惊奇地发现，6 号鼠却没有受到影响。再次注射 S180，该鼠依旧存活。接着研究人员将 10 倍、100 倍、1000 倍标准剂量的癌细胞，依次注射给 6 号鼠，6 号鼠仍然健康地活着，好端端地活到了第 8 个月。实验人员发现，在 2000 个癌细胞注射 6 小时后，老鼠腹腔内就有 1.6 亿个白细胞，半天内就将癌细胞消灭得一个不剩。这只老鼠后来被称为“无敌鼠”，它的后代竟能耐受 20 亿个 S180 注射，这些细胞的重量为其体重的 10%，相当于向人体内注入一个 12 到 17 磅（1 磅约合 454 g）重的剧毒肿瘤。

实验人员从老鼠腹腔内取出 S180 细胞的样本，将其放在显微镜下观察，发现了真正的战场。与圆形、多毛、极具侵略性的普通癌细胞相反，这些癌细胞表面光滑，到处是凹痕和小洞。这些细胞被免疫系统的白细胞（其中包括著名的自然杀伤细胞）围困，并进行了激烈的战斗。他们用视频显微镜拍下了白细胞攻击 S180 细胞的过程。

进一步研究破解了“无敌鼠”之谜。“无敌鼠”体内存在强大的免疫力，能有效地抑制癌细胞生长和攻击。注入的癌细胞能激发平时处于休眠状态的免疫细胞，使之产生强大的抵抗力。

不仅是这只“无敌鼠”，普通老鼠也具有抵御癌细胞的能力。圣路易斯华盛顿大学的研究者曾于2007年在《自然》杂志发表一篇论文，内容是向一些普通老鼠体内注射致癌性很强的焦油，一些老鼠产生肿瘤，但有些老鼠就没有产生肿瘤，成为癌细胞携带者。这篇论文提出一个新概念：癌症只在适合其生长的沃土中才能出现，即癌细胞只在免疫力虚弱的个体体内才能生生不息。研究者认为，缺乏健康防御能力使原本处于休眠状态的癌细胞成长为咄咄逼人的肿瘤。

理小姐的肿瘤消失和“无敌鼠”对肿瘤的抵御，都是因为体内有一种天生的免疫力来对抗肿瘤，并将之消灭。

○ 免疫和肿瘤

免疫系统分为两大类：一是先天性免疫，是人生来就有的，可认为是一种自然自愈力。自然杀伤细胞、树突状细胞和 γδT 细胞是代表性免疫细胞，可防止细菌侵入，对人体内癌症发挥监视作用。二是获得性免疫，是人出生后在生活过程中获得的，或在人工给以抗原刺激后适应产生的。代表性免疫细胞有 $CD4^+$ T 细胞、$CD8^+$ T 细胞。针对敌人，首先奋起迎“敌”的是先天性免疫，对付不了的，获得性免疫发挥作用。

肿瘤与免疫相互之间是一种平衡和不平衡的关系，人们把这种关系称为免疫编辑。这是一个动态的过程，包括三个阶段：免疫清除阶段、免疫平衡阶段、免疫逃逸阶段（图 3–31）。

免疫清除阶段：在该阶段，免疫系统识别并消除肿瘤细胞。消除可能是完全的（没有肿瘤细胞保留），也可能是不完全的（只有一部分肿瘤细胞被消除）。该阶段以抗肿瘤免疫为主。抗原递呈细胞（树突状细胞、巨噬细胞、B 细胞等）能够有效识别肿瘤细胞，激活适应性免疫细胞（T 细胞、B 细胞等）；NK 能够发挥其天然杀伤活性，第一时间杀伤恶变细胞；T 细胞能够有效地被激活，成为细胞毒性 T 细胞，有效杀伤肿瘤细胞。

免疫平衡阶段：如果在免疫清除阶段，免疫系统无法清除全部肿瘤细胞，则免疫细胞和肿瘤细胞进入不战不和的平衡阶段，肿瘤细胞进入休眠状态。此阶段，免疫系统只能识别和清除敏感性肿瘤克隆。

免疫逃逸阶段：在免疫压力下，肿瘤细胞会再突变，变得抗拒甚至抑制免疫细胞的免疫能力，诱导免疫细胞耗竭，给自己营造一个免疫抑制的微环境，此为免疫逃逸阶段。不受免疫控制的肿瘤细胞虎口逃生，成为促进肿瘤进展的凶手。

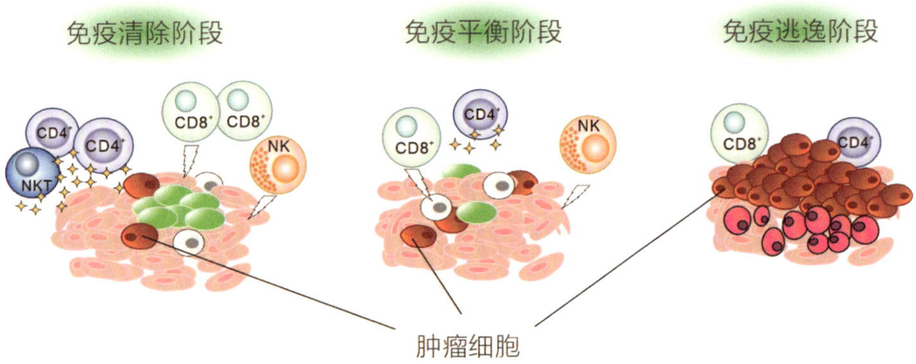

图 3-31 免疫的 3 个阶段：免疫清除阶段、免疫平衡阶段和免疫逃逸阶段

在免疫平衡阶段，或者免疫逃逸阶段，如果治疗能够完全清除肿瘤，则产生完全反应；如果在免疫逃逸阶段，经治疗，肿瘤缩小，并且免疫系统处于平衡状态，则为部分应答。

从临床角度考虑，希望的是免疫清除，至少维持免疫平衡。肿瘤休眠可能是免疫清除或免疫平衡的后果，而肿瘤自发性退缩则可能是免疫清除发挥了作用。

○ 癌症自愈

体内已经形成的癌瘤，能否自愈？癌细胞能否自行改邪归正？

罕见，但并非不可能。

在鱼和蝾螈中已经发现有季节性肿瘤自发性完全消退。在实验室内，啮齿动物植入的肿瘤可以消退，并非罕见。小鼠怀孕期可能产生一种应答性肿瘤，至分娩期达到高峰，此后逐渐消退。

人类的肿瘤在未经治疗的情况下自发性退缩或消失，很少见，估计60000～100000 名患者中约有 1 例。从 1900 年到 1987 年，共报告 741 例癌症自发性消失患者，其中有 99 例肾癌、92 例恶性黑色素瘤、68 例恶性淋巴瘤、18 例结直肠癌，其他自发性消失的癌肿还有神经母细胞瘤、肾上腺肿瘤、绒毛膜癌、膀胱癌、白血病、乳腺癌等。2009 年有人估计，见诸文献的自发性消失的癌症病例超过 1000 例。

在 1900 年至 2020 年间，共报告 33 例结直肠癌病例出现肿瘤自发性消失。其中，自 2000 年以来报告 6 例，4 例男性和 2 例女性，中位年龄为74 岁，肿瘤最大径的中位数为 26 mm，诊断至肿瘤消失中位时间为 2.5 个月。病理上 2 例为分化不良腺癌，其他病例为分化型。2019 年日本报告的一例78 岁男性原发性结直肠癌，术前结肠镜检查发现横结肠中有直径为 30 mm的肿瘤，活检显示腺癌分化不良，2 个月后接受结肠切除术，组织学检查中未再见到癌细胞。2021 年日本横田又报告了 3 例结直肠癌自发性消退。

乳腺癌自发性消退在癌症病例中占 4.4%～8.5%。2014 年日本报告一例 52 岁女性，左侧腋窝有肿块，被诊断患有小乳腺癌，伴有腋窝淋巴结转移。1 个月后接受乳腺癌的手术。术后组织病理学检查显示原发灶和转移瘤均自发性消退。2020 年日本报道一例活检确诊的 70 岁男性乳腺癌患者，13 个月后接受了手术切除，组织病理学检查显示原先癌肿消失。

原发性肺肿瘤的自发性消退极为罕见。回顾 1951 年至 2008 年胸部恶性疾病自发性消退的病例报告，仅 5 例为包括间皮瘤在内的原发性胸部肿瘤。2019年有人报告一名82岁男性经组织学检查证实有小细胞肺癌（SCLC），拒绝任何抗肿瘤治疗。因合并的心力衰竭恶化接受了心房利钠肽治疗。18个月后复查，肺癌消失。

胰腺癌的自发性消退迄今为止仅有4例报告。一名女性被诊断为胰腺头部癌，无法手术。7年后因肺栓塞去世，尸检显示无任何胰腺肿瘤的痕迹。另一名男性，CT引导下活检被确诊为胰腺癌，无法手术，化疗后肿瘤继续增大。6个月后，患者接受剖腹探查术，肿瘤无法切除。但术后患者逐渐康复，术后2个月PET扫描证实胰腺肿瘤消退。新加坡曾报告一例77岁男性胰腺头部癌患者，未做任何治疗，4个月后PET–CT扫描显示胰腺肿瘤消退。

黑色素瘤自发性消退的发生率约为每400例患者中有1例。文献中有7例黑色素瘤脑转移自发性消退。丹麦报告一例61岁广泛转移性黑色素瘤男性患者，皮肤、肺、肝、脑转移瘤发生自发性消退，5年内没有复发。

肝细胞癌自发性消退在许多国家均有报告。至2000年，共有14例肝细胞癌自发性消退被文献报告。大多数患者是亚洲或白种人血统的老年男性。1995年德国报告一例52岁男性肝细胞癌患者，在初次剖腹手术时被认为无法切除。14个月后再次开腹手术时，肝脏肿块已经消失。2000年韩国报告一名54岁的女性患有经细胞学证实的晚期肝细胞癌，没有接受任何治疗。4年后，放射学检查显示肿瘤消失。2001年日本报告一例72岁的男性肝细胞癌患者，彩色多普勒超声和CT均显示S5区有一个低密度肿块。患者没有接受任何治疗。几个月后，肝脏肿块缩小，肿瘤标志物下降到正常范围。手术切除肿块，但在显微镜下，未发现任何恶性细胞。2003年我国某外科医院报告一例53岁肝硬化伴肝细胞癌患者，肿瘤最大径3 cm。手术切除的肿块在组织学上显示为完全坏死。坏死组织中充满了来自肿瘤组织的大小碎片。

为什么肿瘤能够自发性消退？动物实验发现，动物体内会产生一些化学物质，被称为内源性分化诱导剂，诱导癌细胞向正常细胞逆转。20 世纪 80 年代，王振义应用维 A 酸治疗急性早幼粒细胞白血病取得显著效果，同期，又发现三氧化二砷也有效果，两者联合应用，可使该病患者 5 年存活率提高到 90% 以上。后来发现，此类药物对肝癌细胞、胃癌细胞也有逆转作用。

那些自愈的患者，在生活中是否遇到了特殊的自愈剂，无论是饮食还是大自然中的某种要素，抑或是坚强的性格？这还无从知晓。但免疫，肯定是起主要作用。也许，从后面介绍的科利毒素和复合免疫制剂中，可以获得某种启示。

○ 科利毒素

威廉·科利（Willian Coley）是美国纽约纪念斯隆 – 凯特琳癌症中心的骨科医生，他既是一个了不起的人物，又是一个悲剧人物（图 3–32）。他创造了科利毒素，让许多晚期癌症患者长期生存。这种治疗方法曾被 20 世纪上半叶的外科教科书列为癌症的重要治疗手段，但后来这种方法却遭到嘲笑和压制。出奇的是，历史终究站到了科利这边，近年来这种方法又被人们重新拾起，科利也被誉为“免疫之父”。

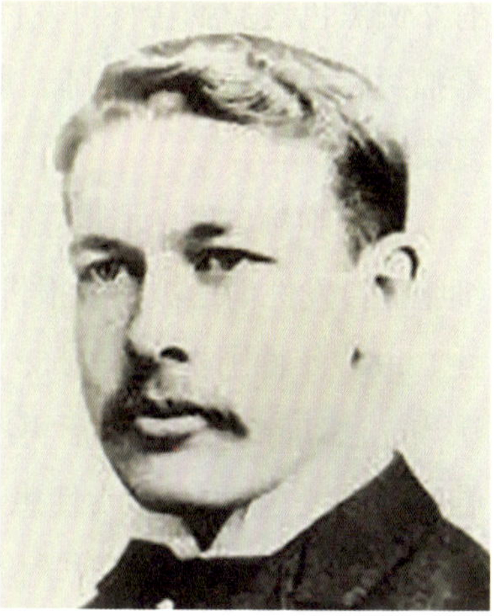
图 3-32　肿瘤免疫治疗先驱——威廉·科利（1862—1936）

1891 年，科利研究了以前的住院病例，偶然发现一例左颊长了肉瘤的患者，在接受两次手术后复发，肉瘤长至直径十一二厘米大小，在左耳下，状如葡萄。伤口不愈合形成溃疡，给予皮片移植，但不成功。

患者被认为无希望生存，最后一次手术仅去除部分肿瘤，术后伤口严重感染，发生丹毒（化脓性链球菌感染），出现高热。但令人惊奇的是，患者每次发热后，溃疡就会改善，肿瘤缩小，最后完全消失。4.5 个月后病人出院，留下手术疤痕，但无癌肿痕迹，7 年后仍然健康。科利考虑感染是引起该病痊愈的原因。随后，他用细菌感染这一方法治疗了 10 例肿瘤患者。细菌感染疗法有风险，因此，科利用两种灭活细菌（即化脓性链球菌和沙雷氏菌）制成复合疫苗。这种疫苗引起感染症状，如发热和寒战，但无急性感染发生。这就是所谓的“科利毒素”。他用这种疫苗治疗的第一个病例是一例长期卧床不起的男性肉瘤患者，该患者病变累及腹壁、盆腔和膀胱。治疗后病变完全退缩，之后一直健康，26 年后因心脏病发作而去世。

后来这种疫苗被广泛用于治疗癌肿、淋巴瘤、黑色素瘤和骨髓瘤。有人总结 896 例患者的资料，发现均是其他治疗失败或无法治疗的病例，接受科利毒素治疗后，患者 5 年生存率 34% ~ 73%，这是化疗所无法达到的。

在科利之后，有三项随机和非随机对照研究：

- 1962 年，Johnson 和 Novales 报告了一项为期 7 年的研究的结果。34 例晚期不能手术的转移性癌症患者接受了科利毒素治疗，对照组中 37 例类似的患者接受了伤寒疫苗治疗。客观反应分别为 9/34 和 1/37。治疗组有 1 例胰腺导管腺癌患者存活 3 年，对照组无一例患者存活 1 年以上。
- 1991 年，中国的汤钊猷团队对 86 例接受常规治疗或常规治疗联合混合细菌疫苗（MBV）（科利毒素）的肝癌患者进行了评估。结果显示，在不能通过手术切除肿瘤的患者中，添加混合细菌疫苗可以提高 2 年生存率。此外，混合细菌疫苗将“二次看”切除率提高到 40%，而对照组为 17%。混合细菌疫苗还可以防止放疗引起的巨噬细胞活性降低等免疫抑制。

◎ 第三项随机对照研究由美国纪念斯隆－凯特琳癌症中心完成。30 例晚期结节性淋巴瘤患者接受常规放疗和化疗（常规组），26 例放疗和化疗前接受科利毒素（联合组）。结果显示，与常规组相比，联合组有更高的完全缓解率 (85% 对 44%)，更低的复发率 (20% 对 42%) 和更长的生存期。

○ 复合免疫治疗

早在几千年以前，人们就发现细菌、真菌、病毒和原虫感染后肿瘤可退缩，这实际上就是原始的肿瘤免疫治疗。前述的科利毒素是由两种细菌，即化脓性链球菌和沙雷氏菌灭活后制成的疫苗。1929 年珀尔（Pearl）尸检发现结核病人癌症发生率低，1935 年霍姆格伦（Holmgren）采用预防结核的卡介苗（BCG）成功地治疗 28 例癌症患者。20 世纪 70 年代，一些学者发现卡介苗对黑色素瘤等癌肿有治疗作用，它很快成为浅表性膀胱癌的标准治疗方法。进一步研究发现，沙门菌和李斯特菌（Listeria）能为编码癌相关抗原的 DNA 疫苗提供有效的载体，沙门菌和非致病性梭状芽孢杆菌（Clostridium）能选择性地积聚于肿瘤中，作为转导因子，发挥免疫调节作用。

除上述细菌外，具有抗肿瘤免疫作用的细菌尚有痢疾杆菌、金黄色葡萄球菌、百日咳杆菌、白喉杆菌、破伤风杆菌，以及真菌。具有刺激免疫作用的病毒有麻疹病毒、疱疹病毒等。

本书第二篇曾述及，我手术后唯一的辅助治疗就是复合免疫治疗，实际上就是 20 世纪 90 年代，上海的孔医生在王振义教授指导下将多种市售细菌疫苗与一些免疫佐剂，组合起来，形成的复合免疫制剂。

2011 年，在菲律宾马尼拉，时任菲律宾副总统比奈先生接见我。陪同的除了华社领袖外，还有一位面熟的女士。副总统指着她，连声向我道谢。这位女士说：“徐教授，你是大恩大德的贵人，你看，我有病吗？”

我想起来了，她是一位转移性肾癌患者，叫蕾美，5 年前做过手术切除，术后两年发生骨转移。对于这种进展性肾癌，化疗和放疗无效，查阅 10 份报告，患者 5 年生存率为 0 ~ 13%。2008 年她来到广州复大肿瘤医院，对我说，她是单身，没有钱。我送给她我正在使用的复合免疫制剂，让她带回菲律宾后自己注射。

想不到她也获得这么好的效果，我看了她最近在菲律宾检查的 CT 片，基本上看不到病变了。她送给我两个啤酒瓶，上面有她亲手绘制的花朵。按照菲律宾的风俗，这些"瓶上画"代表了对最尊敬的人的感激。她怕我不肯收下，说："我是穷人，不能送贵重物件给您，但这两件手工制品代表了我的心意。"我欣然接受并把它们带回中国放在我办公室的书橱里，以便天天看到。

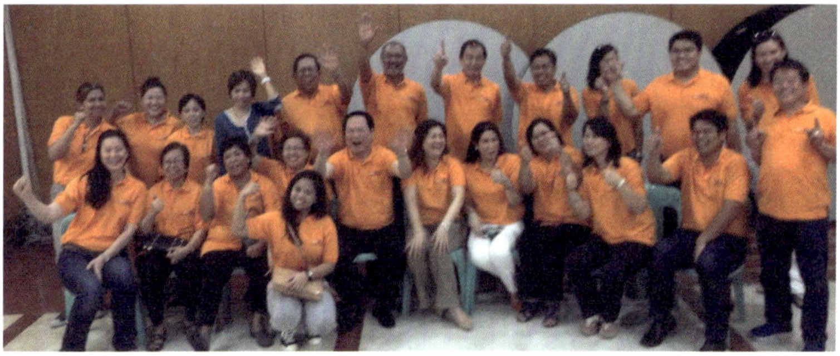

图 3-33 菲律宾朋友成立复大志愿者联谊会，我和蕾美（前排右三）一起祝贺

近年来，蕾美每年都与我见面，或者我去菲律宾，或者她来医院。所有检查，均显示她身上已无癌症证据。菲律宾朋友成立复大志愿者联谊会，我和蕾美一起祝贺（图 3–33）。

在自己生存获益后，我将这种方法献给海外一些其他治疗失败、失去生存希望的进展型癌症患者，让他们自愿使用。最近，随访到 68 例患者，他们年龄在 8 ~ 89 岁，接受治疗的时间为 3 ~ 96 个月，生存期为 8 ~ 204

个月，中位数为 48 个月，在最后一次访问中，他们中 33 例患者（48.5%）仍在生存。

受益的患者中，包含了我的妹妹。2012 年，66 岁的大妹妹，与我一样，突然被诊断出肝内胆管细胞性肝癌。但她的肝癌已是晚期，整个肝内布满了瘤块。我给她采用了复合免疫治疗。一年后肿瘤在 CT 上消失。虽然她最后因消化道出血而去世，但她整整无病生存的 4 年，我们享受了无限的兄妹之乐。

○ 未来和思考

目前，应用免疫疗法治疗癌症，可说是如火如荼，这源于免疫检查点的发现和抗 PD-1/PD-L1 单克隆抗体的应用。但不管哪种治疗方法，最大的或者是唯一的检验就是患者的长期生存。这种治疗也正在或将经受这种检验。

汤钊猷院士在他的《中华哲学思维：再论创中国新医学》一书中，提到 2017 年发表在《细胞》（*Cell*）杂志上的一篇文章《有效的癌症免疫治疗，需要好的全身免疫状态》《*Systemic Immunity Is Required for Effective Cancer Immunotheraphy*》认为，免疫治疗不管是不是“神药”，有效还是无效，人体免疫状态这个内因仍然是关键因素。

无论是科利毒素，还是复合免疫制剂，可能主要作用是构建基本免疫状态，特别是先天性免疫。虽然慢性炎症会导致癌症，但急性炎症是免疫反应的必要的第一步。炎症导致树突状细胞迁移到淋巴结，呈递抗原并激活 T 细胞。

应用微生物治疗癌症是正备受关注的领域。正如美国国家癌症研究所一位免疫学家所说：我们的目标不是通过疫苗来直接靶向肿瘤细胞，而是直接靶向免疫系统，是帮助免疫系统去识别和靶向肿瘤细胞，进而杀灭后者。

2008 年《新英格兰医学杂志》发表了一篇文章，虽然只是个案报告，却有整整 6 页的篇幅。作者是美国西雅图福瑞德·哈金森癌症研究中心的医生。他们报告一例 52 岁男性患者，患复发性黑色素瘤伴右肺和胸膜、左髂窝和腹股沟区多发性转移，已接受化疗、大剂量白介素 –2 和干扰素治疗，均无效。他们将病人的外周血单个核细胞用细胞分离器分离出来，从中分离出树突状细胞（DC），用一种特殊黑色素抗原刺激 DC，再将 DC 和 T 细胞一起培养，再用特殊抗原刺激 T 细胞，第 18 天后，将 T 细胞静脉回输给病人，2 小时内共输入 50 亿个细胞。输入后 3 天内除有些发热、无力外，无其他特殊副作用。2 个月后复查 PET–CT 和 CT，肺部和盆腔转移性病变全部消失。到作者发表这篇文章时，患者已无病生存 26 个月。

按照文献资料，Ⅳ 期黑色素瘤患者的预后十分严重。如有 1 个部位转移，中位生存期 7 个月，2 个部位转移时 4 个月，3 个部位转移时仅 2 个月，发生内脏如肺转移者，预后更差，生存期一般仅 3 个月。上述文章报告的患者已有 3 个以上部位转移，经过 $CD4^{+}$ T 细胞治疗后，无病生存 2 年以上，肯定是一个了不起的成绩。

其实，我们做得更好。当我看到《新英格兰医学杂志》这篇文章后，我马上去上海，到上海一家医院找到一个患者的两次住院的病历。该男性患者，70 岁，1991 年 6 月左鼻腔出血，量由少增多。检查发现鼻腔新生物，诊断为左鼻腔、筛窦恶性黑色素瘤。同年 12 月 28 日接受手术探查，发现肿瘤涉及鼻中隔、下鼻甲、侧壁黏膜、后上筛窦。鼻顶有 5cm × 3cm × 3cm 肿块，颅底骨壁均受侵。肿瘤太大，手术只切除了 30%。术后放疗，未有效果。自 1992 年 6 月起，接受复合免疫治疗，前后共 6 年。直到 2004 年 1 月 5 日鼻腔突发出血，诊断为肿瘤复发，再次入院，几个月后因大出血而去世。

这个患者的治疗比上述美国患者的治疗简单得多，但无病生存了近 12 年，提示治疗不在于多么高级，关键在于适合。

癌症不会无缘无故生长。只要将它的克星——免疫调动起来，癌细胞就难以长大，如果长大了，即使不销声匿迹（自发性消失），也会退缩休眠。

第 6 章　常规治疗：质疑和反思

癌症常规治疗包括手术、放疗、化疗和免疫治疗，应用得当，针对某些适应证明确的癌症，可以让患者受益，甚至根治。但这些治疗是双刃剑，不恰当应用疗法，甚至严酷治疗，会适得其反，破坏与癌共存。

○ 3个患者的问题

一次我在门诊，一连看了 3 个患者，他们询问的都是有关化疗的问题。

第一位患者是男性，36 岁，来自深圳。他因为胰腺癌，3 年前接受了胰十二指肠根治性切除术。我问他“想吃饭吗？”，他说“想吃”；再问“体重减轻了吗？”，他说“没有，术后增加了 3 公斤”；再问“化疗了吗？”，他说“化疗了一次，因为不良反应大，停了”。

我很感兴趣，胰腺癌患者术后活了 3 年，目前看上去气色不错，想吃饭、体重增加，这是很了不起的效果！

患者说：“关键是，我一直在上班，还申请了 5 个专利。”显得很有成就感，他看着我，说：“教授，我知道您得了癌症，与我是难兄难弟，我要向您学习，与死亡争夺时间。但是，”他停了一下，眼光变得有些灰暗，说，“最近 CT 上，肝门部有几个转移淋巴结。请教您，我该怎么办？”

“你想继续化疗吗？”我问。

“不想。不过，我是幸运的，当时和我住在同一病房内的病人，他们都走了。”他陷入沉思，说：“我要长期活下来。化疗不可能帮助我。”

第二位是女性，39 岁，来自湖南，患乙状结肠癌，接受了手术切除。术前 4 次新辅助化疗，术后 8 个周期辅助化疗。现在是第三年，出现吻合口周围和盆腔淋巴结转移，又化疗了（包含贝伐珠单抗）10 个周期，加上 PD-1 抑制剂。半年前出现肝转移，多发性。另一家医院给她换了另一方案继续化疗，加上靶向药。已经做了 6 个周期，但最近盆腔内出现瘤块，引起肾积水。她想放弃自己，但又不甘心，她哭了，问我“怎么办”，又十分不解，问：“总共化疗 24 次了，怎么愈化疗愈转移？”

第三位也是女性，36 岁，来自深圳，患乳腺癌。3 年前接受了左乳切除，术后常规 8 个周期化疗，加上放疗。6 个月前出现右肝单个转移，给予化疗，1 个月后复查，转移灶增加了 3 个，继续化疗 5 个月，近期复查，肝内转移爆发性增加（图 3-34）。患者哭着问：“化疗不是杀癌细胞的吗？怎么越杀，长得越多？”

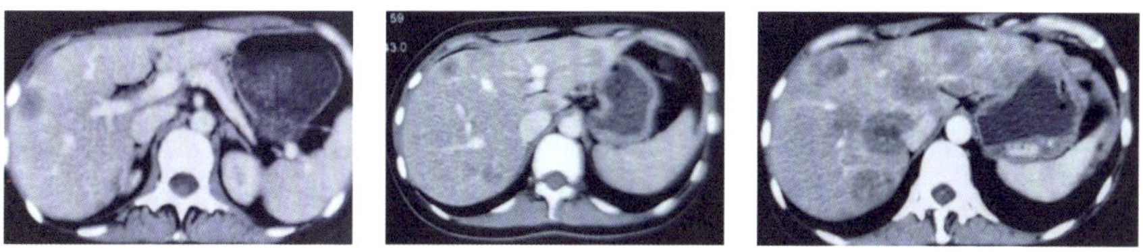

A B C

图 3-34 第三位患者肝内转移 CT 图像

注：A、B、C 依次为 2022 年 1 月 4 日、2 月 17 日和 5 月 15 日所摄。

每次遇到类似的患者，都让我经受一次心灵的洗练，也促使我质疑和反思一些问题。

○ 常规治疗是双刃剑

癌症的常规治疗包括手术治疗、放射治疗、化学治疗。这些方法是现代癌症治疗的基石。据全球统计，45%的恶性肿瘤是可以临床治愈的，其中22%是通过手术治疗，18%是通过放射治疗，5%是通过化学药物治疗。

也许任何技术、方法都是双刃剑，功过并存。2017年《自然评论·临床肿瘤学》（*Nature Reviews Clinical Oncology*）有个评论，认为所有常用的疗法，包括放射治疗、化学治疗、手术治疗，既能治疗癌症，又可能增加远处转移的风险，促进癌症进展。

放射治疗

放射设施和技术的巨大进步，显著提高了癌症治疗的功效和准确性。但同样，随着分子和细胞生物学新方法的建立，辐射引起的负面细胞反应以及整个肌体反应也凸显出来。

第一，原位复发。肿瘤照射后，癌细胞从治疗区域移出，然后再返回到治疗的肿瘤中，成为肿瘤局部复发的原因。这当中，受辐射的肿瘤细胞产生的细胞因子，例如粒细胞巨噬细胞集落刺激因子（GM-CSF），参与了肿瘤复发。

第二，促进转移。在放疗过程中，肿瘤细胞会通过静脉系统或淋巴管从被照射的肿瘤中逸出，单个地或成簇地进入血液，成为循环肿瘤细胞（CTC）。成簇的CTC具有更强的存活、黏附、局部侵袭、血管生成和血管内渗入能力。在CTC簇中，细胞被纤维蛋白包裹成团，并被血小板覆盖。这种CTC簇会释放高度促凝的微粒，使血浆中促炎性和促血管生成性细胞因子的浓度升高。与之相反，纤维蛋白溶解激活被抑制，最后，促进高凝状态形成，促使癌细胞在新微环境中生存、侵袭，形成稳固的转移。

第三，加剧疾病进展。癌细胞在辐射作用下，基因再突变，变得更强大和富侵袭性。

化学治疗

作为一种有百年历史的疗法，化疗在肿瘤治疗中有着不容忽视的地位。

对某些肿瘤，化疗是首选疗法，这些肿瘤有淋巴瘤、急性淋巴细胞白血病、睾丸精原细胞癌、绒毛膜上皮癌、肾胚胎瘤、神经母细胞瘤，即使对晚期患者，化疗也可延长生存期，甚至临床治愈；对于乳腺癌、卵巢癌、子宫内膜癌、多发性骨髓瘤等，化疗可缓解病情，改善生活质量。

目前的问题是过度化疗。美国哈佛大学对 1991—2000 年死亡的 215488 名癌症患者的最后治疗状况进行了调查，发现在 1993 年，近 10% 的晚期癌症患者在临终前两周还在接受化疗，到了 1999 年，这个数字增加到了将近 12%。这些都是明显的过度化疗。国内不完全统计发现，有 15% 的晚期癌症病人在过度和不合理的治疗中加速死亡。

美国约翰斯·霍普金斯大学研究表明：化疗和放疗在最初治疗时会缩小肿瘤，但长期使用化疗与放疗，不仅不能令更多的肿瘤退缩，而且会使病人的免疫功能减退或损毁，发生感染等并发症。

从现有资料来看，化疗对大多数癌症的效果是令人沮丧的。除常见副反应（骨髓抑制、免疫抑制）外，接受化疗的病人并发白血病的概率增加 14 倍，骨、关节和软组织肿瘤的发生率比未接受化疗者高 6 倍。新的化疗药也不比老药更优。两位意大利药物学家曾对 1955—2000 年在欧洲上市的 12 种抗癌药应用结果作了评价，其中包括 9 种化学药，并与各种治疗相关疾病的其他标准疗法作了比较，未发现这些药物在延长患者生存期、提高生活质量或减少药物副作用方面，有任何优越性，不同的只是这些新药的价格远超过老药，有一种药竟比相应的老药贵 350 倍。

化疗最具挑战性的问题之一就是耐药，也是癌症治疗失败的主要原因。耐药是什么原因造成的？

耐药主要有两种类型：内源性耐药和获得性耐药。前者是天生的，是由于肿瘤内癌细胞不是铁板一块，一部分细胞对化疗敏感，另一部分天生耐药，属于干细胞样癌细胞，对化疗天生具有抵抗力。化疗杀死了敏感的细胞，耐药细胞乘势生长。后一种耐药是癌细胞对治疗产生的反应。化疗造成一种新的微环境，癌细胞为了逃生，其基因再突变，后果是：癌细胞变得坚强，成为离群者，或干细胞化癌细胞；癌细胞产生抵御化学药物的蛋白质，降低药物的效力，或者灭活药物；癌细胞拒绝投降，加速 DNA 修复，停止主动凋亡和自杀；癌细胞多重耐药基因表达增加，阻止药物进入细胞，并将药物排出细胞。

更麻烦的是，化疗有反作用，会增强癌细胞的侵袭性，促进疾病进展。向裸鼠静脉内注射人纤维肉瘤细胞，如果在注射前 24 小时给予环磷酰胺，这些细胞会在血管内大量增殖，并从血管内外渗和定殖，而在未给予环磷酰胺的鼠体内，肿瘤细胞在血管内较长时间处于静止状态。有证据表明，化疗后，肌体产生对组织损伤的反应，启动组织修复程序，其中涉及动员髓系祖细胞，随后癌细胞利用该祖细胞促进转移。化疗也可以通过增强上皮细胞 – 间质转化和促炎症反应促进转移。

化疗抑制免疫功能，使肌体失去对癌细胞的抵御能力，让癌细胞如入无人之境。美国范德，范德比尔特 – 英格拉姆（Vanderbilt–Ingram）癌症中心研究组发现，移植性乳腺癌鼠在给予化疗药（表柔比星、泰索帝）后，血液和肿瘤内转化生长因子 – β（TGF– β）水平升高，血液中癌细胞数增加，癌转移增多。TGF– β 是关键因子，这种因子能增加体内调节性 T 细胞，抑制免疫功能，使抗癌治疗作用减弱。在乳腺癌患者中也发现类似现象。

分子靶向治疗

分子生物学的发展促进了分子靶向药物问世和应用。这些新的药物一度被认为最终能战胜癌症。但目前这仅是一个美好的愿望。其缺陷表现在以下几个方面：

1. 有效率尚不高

例如赫赛汀主要用于治疗转移性乳腺癌，但仅 25% ～ 30% 的病人癌细胞表面过度表达 HER–2 蛋白。有报告表明，对一般化疗耐药的进展性乳腺癌病人，接受此药加上化疗，无进展生存期和总生存期分别仅 5 个月和 12 个月。

2. 对总生存期的影响有限

在分子靶向药物中，目前仅有格列卫治疗慢性粒细胞白血病（CML）和胃间质瘤，不仅能缩小肿瘤，而且能够延长生命。但 CML 是单个基因变异，而大多数癌症则有 5 ~ 10 种机制出错，另外患者必须终身服用该药，癌细胞会在药物作用下变异，绕开该药阻断的信号，产生抗药性。

非小细胞肺癌（NSCLC）的靶向药物治疗看来最为成功，目前已有 3 代靶向药物。该药用于东方人的肺腺癌，尤其是女性，可延长患者无进展生存期，但这种延长离根治肺癌相距甚远。

3. 有反作用

例如，索拉非尼对肝细胞癌有一定作用，但会促进癌转移。抗血管生成药物如贝伐珠单抗，主要对晚期结直肠癌有一定效果，对其他实质性癌症多数无效，更重要的是，可促进侵袭和转移，这在本篇第二章已经详述。

分子生物学的进步衍生出“精准医学”。但癌症不是一种病，是多种病，不同病人病情各异。而且随着环境的变迁而演变为复杂的、相互影响的不同的癌细胞。即使同一个肿瘤结节内，不同的癌细胞对药物敏感性也不同，“精准”只是相对的，无法达到绝对的标准。精准肿瘤学按照目前的方法不可能成功。事实上，癌的相关基因远不止一个，而是多个，且这些基因在内外环境影响下，不断变异。癌症就是一个移动靶，无法精准击中。

这些，就是“精准治疗”的困惑和瓶颈。

手术治疗

自从 1846 年威廉·莫顿在乙醚麻醉下切除颈部肿瘤迄今，手术切除仍然是肿瘤“根治”的唯一手段。影像技术的进步，包括机器人的应用，使手术作为一门技术，发展到尽善尽美的程度。

但癌症不仅仅是局部的瘤块，而是全身性疾病，即使在刚被发现的早期，癌细胞也可能已进入血管内，开始或已经在全身播散。我们常说某一种癌症患者手术后 5 年生存率是多少，这就意味着“1 – 5 年生存率”的患者在 5 年内因手术失败、肿瘤复发或其他原因去世。因此，手术切除瘤块仅是癌症治疗的一部分，而不是癌症治疗的全部和结束。

更需了解的是，手术可带来癌细胞转移，加剧癌症进展。

使用高分辨率活体显微镜检查，在小鼠胶质母细胞瘤模型中所做的研究表明，即使是轻微的外科手术创伤，例如细针穿刺活检，也可以诱导肿瘤细胞迁移和增殖，这是由于：

- ◎ 手术创伤可以促发一种趋化因子（CC 基序）配体 2（CCL2）释放，将巨噬细胞募集到损伤部位，肿瘤细胞可以跟着巨噬细胞迁移。
- ◎ 手术促进儿茶酚胺和前列腺素释放，激活肿瘤细胞上的 β– 肾上腺素能受体，刺激肿瘤细胞增殖。
- ◎ 手术会减少癌细胞转移的障碍，使癌细胞顺利地进入血液，附着于血管壁，进而穿透血管壁，在新的合适场所定居下来，形成转移。
- ◎ 手术、麻醉和输血均会抑制免疫系统，尤其是降低自然杀伤细胞活性，为癌细胞转移消除了对抗者。
- ◎ 手术创伤会促进肌体产生两种物质，一种叫基质金属蛋白酶 –2，另一种叫血管内皮生长因子，前者能增强癌细胞穿过血管壁的能力，后者促进肿瘤血管新生。
- ◎ 局部产生促血管生成的物质，促进创口愈合，但也促进了转移灶内新生血管的生成。
- ◎ 手术可增加体内炎症反应，刺激机体产生一种酶，叫环氧化酶 –2，这种酶能促进肿瘤内血管新生，提高癌细胞的附着性。

已有证据表明，手术如果不彻底，术后残癌会加速发展。汤钊猷院士在他所著的《消灭与改造并举：院士抗癌新视点》一书中告诫：手术是双刃剑，姑息性切除可促进残癌的转移。美国“疾病终结计划”创始人雷蒙德·弗朗西斯断言：癌症一旦转移，手术即无效。即使是癌症早期，手术也会加速癌转移，转移的肿瘤比原来的更严重。

免疫治疗

长期以来，免疫治疗的概念被广泛看好，但临床疗效不理想。2014 年，两种免疫检查点抑制剂被批准用于治疗黑色素瘤，被认为真正开启免疫治疗的新纪元。

免疫检查点分子表达于免疫细胞上，抑制免疫细胞功能，使机体无法产生有效的抗肿瘤免疫应答，肿瘤形成免疫逃逸。与肿瘤相关的免疫检查点分子主要有程序性细胞死亡蛋白 1（PD-1）、细胞毒性 T 淋巴细胞相关抗原 4（CTLA-4）。目前最受关注的免疫疗法当属 PD-1 及其配体（PD-L1）以及 CTLA-4 的抑制剂。

这些抑制剂能够恢复 T 细胞被肿瘤细胞关闭的刹车，使 T 细胞能够正常发挥免疫功能，消灭肿瘤细胞。因此，这种免疫治疗并非增强人体的免疫能力，而是使失常的免疫功能恢复正常。

无论在国外还是国内，此类药物发展很快，适应证已经从黑色素瘤扩展到几十种，包括常见的肺癌、肝癌、胃癌、肾癌等，应用方法也不断改进，包括与化疗 / 放疗的各种联合。

但这种疗法远期疗效仅在 20% 左右，且需要在全身免疫状态良好的情况下应用。这种疗法有 7% ～ 29% 的概率出现“超级促癌”反作用。严重不良反应的发生率也在 20% 左右。一旦免疫检查点被阻断，自身免疫和免疫耐受之间的平衡就会受到影响。据统计，发生在黑色素瘤患者身上的免疫介导不良反应（IMAR），最常见的是疲劳、皮疹和皮肤病、胃肠道事件 、内分泌病和腹泻。除了上述免疫介导的不良反应外，肺炎、结肠炎、肝炎、内分泌病、脑炎的发病也与这种疗法治疗有关。部分患者还并发肾炎和肾功能不全、急性肾损伤、胸腔积液和高钙血症。

○ 正确认识严苛治疗

我总是忘不了一件事，就是应邀去一家医院为一位患者会诊。患者男性，26 岁，2 年前被查出胃癌，已是晚期，失去手术机会。患者在广州多家著名医院先后接受数十次、不同组合的化疗，又在北京接受多种细胞疗法临床试验。我去会诊时，患者已经处于弥留状态，意识模糊，心跳每分钟 140 次，CT 显示两肺炎症，小便近 24 小时少于 500 毫升，血钾升高。我问："病情什么时候变得如此严重？"一位年轻的主管医生说："近 2 天。""近 2 天做过什么治疗？"我问。"昨天做了化疗。"医生回答。我又问："按什么依据做化疗？""按'指南'！"[①] 医生不假思索地回答。

23 小时后，患者离世了。

按"指南"？！"指南"是指导临床医生控制癌症的，不是用来抢救生命的。

癌症患者被医生按照"指南"来程式化治疗，并不罕见。我在另一次会诊中，见到一位胃癌患者，全身多发性转移，住院已有 2 年，近一年全靠胃管和静脉内输注营养液维系生命。近几个月患者发生肠梗阻。一位年资不低的医生告诉我，患者正在接受化疗。我问："患者接受过多少次化疗？"医生说："很多了。试验了 10 多个方案。"我问："还继续化疗吗？"医生说："明天还要打一针。"

一周后，患者离世了。

---

① "指南"是国家专业权威部门基于系统综述生成的证据以及对各种备选干预方式的利弊评价之后而提出的癌症临床治疗最优指导意见。最具权威的癌症指南是中国的中国临床肿瘤学会 (CSCO) 指南；美国的美国国立综合癌症网络（NCCN）指南和欧洲的欧洲肿瘤内科学会（ESMO）指南，涵盖了对数种癌症类型的治疗推荐。

事实上，没有证据显示严苛治疗[1]可以给患者尤其是给已有转移的患者带来总生存期的延长。所有的严苛治疗，包括当今备受推崇的靶向治疗，均可诱导基因组混乱，形成抵抗化疗的新基因组，最终癌细胞变成耐药的离群者，甚至使一些本来缓慢发展的癌症变得更具侵袭性，不仅不能延长患者生命，反而加速死亡。

德国黑德勒堡大学肿瘤科医生乌尔里奇·阿贝尔（Ulrich Abel）花了几年时间分析了350个医疗机构有关化疗的文章，同时汇集和研究了世界上所有知名医学杂志上的有关资料，结果显示，没有足够的科学证据表明化疗能够延长癌症病人（主要是进展期）的生命。

美国纽约州立大学肿瘤学教授艾伯特·布雷弗曼指出：许多肿瘤学家几乎对所有癌症患者均使用化疗，对化疗满怀希望，但对那些一成不变的失败视而不见。美国的大多数癌症患者都是死于化疗。化疗不能去除乳腺、结肠和肺部的癌症。这个事实已经被证实超过十年，但医生仍在使用化疗治疗这些癌症。

当医生说化疗有效的时候，他们并没有告诉病人有效并不等于治愈。根据美国食品药品监督管理局的定义，“有效”意味着肿瘤在28天之内缩小50%或以上。阿贝尔认为，这种有效和生命的最终延长毫无关系。化学药物应用后肿瘤可能会缩小，但人体的生命力也会不可避免地缩小，而且往往缩小的速度快于肿瘤。

这些肿瘤学“大家”的说法或许有些极端，或许时过境迁，近些年化疗的效果已有所进展，但一个不变的观点正如汤钊猷院士在《中国式抗癌：孙子兵法中的智慧》中所言，穷寇勿追，根治术后化疗属于“穷追猛打，斩尽杀绝”战略，这好比在瓷器店里打少数几只老鼠，瓷器损失很大，而老鼠未必能被全部消灭。

---

① 指不恰当应用大剂量化疗和过度放疗。

○ 正确使用“指南”诊疗方案

各国国家专业权威部门的“指南”对很大部分的癌症都列出了常规治疗方案，规范癌症临床诊疗行为，保障医疗行为有法可依，但是可能其中的某种治疗方案对某一种癌症效果不显著或没有效果。患者得了癌症，只要被诊断出来，一般都要经历以“指南”为治疗指导的这些治疗过程。按“指南”治疗癌症成为各个国家医生治疗癌症的常规手段。

对于这种常规手段，睿智的医者往往有选择地使用或根据患者具体情况选用治疗方法。

2007 年，来自北欧某国一位 68 岁的女士患上胰腺癌。胰腺头体部有直径 2.8cm 的肿块，肝脏内还有 3 个转移瘤。她接受了以吉西他滨为基础的化疗，8 个疗程完成后，CT 复查显示病变没有明显改变。医生告诉她：“你已完成‘指南’上的治疗了。”她开始寻找其他补充治疗方法，于是来到中国，在广州复大肿瘤医院接受了冷冻消融和免疫等治疗，三个月后复查 CT 结果显示胰腺肿瘤缩小，肝转移消失，直到 2017 年仍生存。

2010 年，马来西亚一位患者患胰腺癌，失去手术治疗机会。他每 3 周去到另外一个国家的医院接受化疗。6 个疗程后，医生告诉他：“按照‘指南’，我们已经给你做完预定的治疗，但遗憾的是，病变有进展”。于是，他来到了广州复大肿瘤医院接受冷冻消融和免疫治疗。其后恢复了工作，生存了 3 年。

如果联系本章开头所述的那位来自深圳的 36 岁胰腺癌患者，可以想象，他之所以能较好地“与癌共存”下来（不是治愈），是因为根据自己的病情有选择性地接受了“指南”的治疗方案。

根据我的治疗经验，“指南”作为治疗方案指导，但切不可盲目“照本治疗”，每位患者的病情及身体情况不同，医生应根据具体情况融合创新治疗方法。

第 7 章　肿瘤化疗的新模式

任何事物都是一分为二的，化疗也是如此。近年来发现，如果将用于癌症化疗的药物的用药方式和剂量改变，使其作用不是直接杀灭癌细胞，而是抗肿瘤血管生成、调节免疫等，也可达到控癌效果。节奏化疗是化疗新模式的范例。

○ 节奏化疗

基本方法

2004 年，《自然》杂志提出“节奏疗法”(metronomic therapy)，主张采用小剂量、频繁给药的方法治疗癌症。其给药方式可以是每周、隔天或每天给药，每次剂量为最大耐受剂量的 1/13 ~ 1/10。常用可口服的药物，如环磷酰胺、卡培他滨、依托泊苷（VP-16）、UFT 等，长期应用。对于已连续用药 3 个月者，可以每隔 6 天用药一次，长期维持。

机制

肿瘤生长和发展与微环境有密切关系。可以将肿瘤细胞看作寄生虫，在人体内与宿主共存于“生态系统”中。肿瘤细胞的存活取决于它们寄生的宿主局部的状态，即肿瘤微环境。进行抗寄生虫治疗时，最有效的方法是采用高剂量的有毒化学品，然而，由于同时会对宿主造成损害，故常无法使用这种剂量。而且寄生虫经常产生耐药性，导致随后的几轮治疗疗效下降。在癌症治疗中也有同样的障碍，增加对靶肿瘤细胞的毒性，并不等同于疗效的整体增加。因此，攻击“近旁宿主”，即肿瘤微环境中的支持癌细胞生长的细胞，可能是一种更成功的长期治疗策略。

目前认为，节奏化疗主要作用于肿瘤微环境。具体机制有抗肿瘤血管生成，调节免疫。

1. 抗肿瘤血管生成

肿瘤形成以后，决定其能否生长的因素是营养和氧气，肿瘤血管新生是关键。这在本篇第 2 章也已介绍。肿瘤血管新生开始于内皮细胞，这种细胞或来自近旁的正常血管，或在肿瘤内部“模拟”新生。这些内皮细胞称为肿瘤内皮细胞（TECs）。

肿瘤内皮细胞与正常内皮细胞有重要的差异。前者具有更强的促血管生成作用。更重要的是，节奏化疗低剂量的化疗药对正常内皮细胞和癌细胞无损伤作用，但能破坏肿瘤内皮细胞，使其失去功能（图 3–35）。

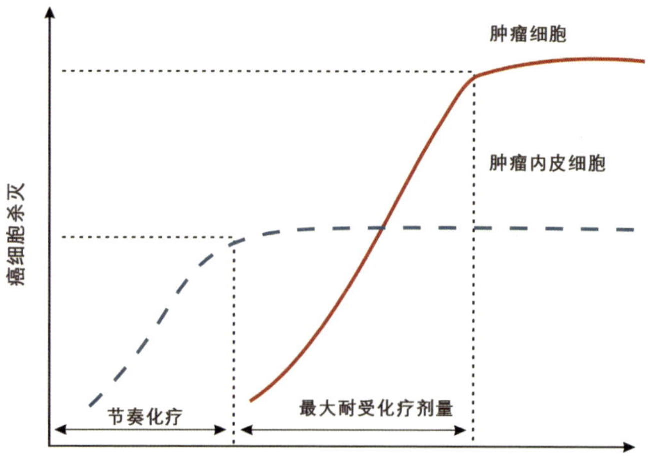

图 3-35 化疗药对癌细胞和肿瘤内皮细胞的剂量反应示意图

肿瘤内皮细胞主要分泌血管内皮生长因子，从而启动血管“芽”生成。节奏化疗在源头上抑制肿瘤内皮细胞，使血管内皮生长因子不能产生。这与通常的抗血管生成药物不同，这些药物针对单个分子或信号通路，使其不能激活细胞表面血管内皮生长因子受体。因此，虽然节奏化疗和抗血管生成药物都能诱导抗肿瘤血管生成，但其潜在机制不同，前者由于是靶向血管内皮生长因子的来源而不是血管内皮生长因子本身，因此可能产生更持久的作用。

2. 调节免疫

节奏化疗可减少免疫抑制性细胞，例如调节性 T 细胞、骨髓来源的巨核细胞；能激活抗原提呈细胞，例如树突状细胞，这对适应性免疫反应的激活至关重要。已知，长春碱在高浓度时对抗肿瘤免疫有抑制作用，在低浓度时则促进树突状细胞的成熟，能促进淋巴细胞和记忆性 T 细胞增殖。

优势

许多临床试验显示，与传统高剂量化疗相比，节奏化疗能产生更好的临床反应，主要表现为：

- 节奏化疗的作用在于抗肿瘤血管新生和调节免疫，可以长期持续治疗，因此又称为抗血管生成性化疗和免疫化疗。大量临床试验证明其能延长患者生存期，维持患者良好的生活质量。
- 副作用小，不会产生骨髓抑制，即使产生骨髓抑制，也能较快恢复。其他不良反应（如恶心呕吐、脱发等）也较少，患者容易接受。
- 不会大幅度改变癌症演变进程，减少基因组突变和异质性，减少耐药性形成。
- 临床研究证实，高剂量化疗耐药的患者，接受低剂量节奏化疗，会对药物重新“敏感”。

◎ 某些情况下，节奏化疗联合抗血管生成治疗更有效，是为多靶点治疗。

临床报告

目前有超过 150 种针对各种癌症的节奏化疗的临床试验。

○ 中剂量间歇化疗

某些传统的抗癌化疗药物可激活免疫原性细胞死亡，提高肿瘤细胞免疫原性。免疫原性细胞死亡是一种细胞死亡的免疫刺激形式，能激活先天性和肿瘤特异性适应性免疫反应。

但在实践中，许多化疗药物对 T 细胞、自然杀伤细胞和树突状细胞均有毒性抑制作用。研究发现，药物剂量和时间表以及与免疫治疗的联合很重要。

临床前和临床研究显示，中剂量间歇化疗（MEDIC），可以诱导免疫原性细胞死亡增强抗癌化疗免疫治疗反应。

机制

免疫原性细胞死亡的经典特征是钙网蛋白暴露和 HMGB1 释放。细胞死亡通路中的关键事件包括：内质网伴侣蛋白、钙网蛋白早期转位到肿瘤细胞表面，产生一种“吃我”信号，诱导树突状细胞吞噬和摄取肿瘤抗原；溶酶体中分泌 ATP，募集巨噬细胞和刺激其成熟，诱导自然杀伤细胞增殖，刺激干扰素 IFN γ 产生；细胞凋亡后 HMGB1 释放，激活 toll 样受体 4（TLR4）。化疗可以诱导 MHCI 分子和肿瘤特异性抗原在肿瘤细胞表面的表达，提高肿瘤细胞的免疫原性。肿瘤细胞表面存在的死亡受体，如 TRAIL 受体和甘露糖 –6– 磷酸受体，也可被化疗诱导，使肿瘤细胞容易受到免疫细胞的攻击。

抗癌药物刺激性免疫反应，还可能与这些药物诱导的短暂淋巴细胞减少有关。淋巴细胞减少时，宿主危险感知和修复机制上调，促发细胞因子和趋化因子“风暴”，促进树突状细胞分化、成熟和内稳态增殖，促进T细胞激活和抗肿瘤免疫细胞在肿瘤中的募集。化疗可以抑制免疫抑制性细胞，如骨髓来源的抑制性细胞和调节性T细胞，恢复自然杀伤细胞效应功能和T细胞增殖。

化疗药物处理的肿瘤细胞免疫原性增强，使宿主对肿瘤产生免疫，促使癌细胞死亡，即免疫原性细胞死亡，这一作用类似抗癌疫苗。

药物选择

化疗药物并非全部都能促进免疫反应，初步研究显示：

- 最能诱导免疫原性细胞死亡的药物包括环磷酰胺、阿霉素、表柔比星、去甲氧柔红霉素、米托蒽醌。
- DNA破坏剂，如依托泊苷和丝裂霉素C，是非免疫原性的。钙网蛋白暴露不良是这两种药物不能诱导免疫原性细胞死亡的关键决定因素。
- 铂类中，奥沙利铂能刺激钙网蛋白暴露，诱导抗癌免疫，而顺铂不能。
- 阿柔比星能激活免疫原性细胞死亡标记物，刺激各种免疫反应。
- 吉西他滨和依托泊苷为非免疫原性细胞死亡药物，没有免疫刺激作用。

但有研究发现，某些非免疫原性细胞死亡药物可通过其他途径促进抗肿瘤免疫，例如顺铂可以消除骨髓来源的抑制性细胞，缓解肿瘤免疫抑制，增强外源性和内源性免疫效应细胞的归巢能力；依托泊苷可促进树突状细胞成熟。

剂量和给药方式

如同节奏化疗，化疗药物的免疫调节反应也依赖于剂量和时间表。以环磷酰胺为例，在试验中，对照组以常规方案给药，仅诱导短暂的先天免疫反应，而试验组以同样药物间歇性、6天重复节律方案给药，则刺激产生持续的免疫反应，引起较长时间的肿瘤消退，比每日低剂量节律给药更有效。

设计中剂量间歇化疗方案是为了实现两个重要目标：①对肿瘤造成强而反复的细胞毒性损伤，以大量杀死肿瘤细胞；②激活持续的抗肿瘤免疫反应。此外，与常规化疗相比，中剂量间歇化疗方案预期具有较低的宿主毒性，可以延长治疗时间，提高患者的生活质量，因此在临床有更广泛的应用。

采用中等长度的无药休息时间，如6天的中剂量间歇化疗计划，一方面可以消灭足够数量的肿瘤细胞，实现强大、持续的抗肿瘤免疫反应，另一方面可以防止免疫抑制的发展和耐药肿瘤细胞群的出现，可能需要多个周期的联合治疗。

联合两种细胞毒性肿瘤化疗药物可能比单一化疗药物方案更有效。第一，加入第二种细胞毒性药物可能会减少耐药肿瘤细胞克隆的选择；第二，不同的癌症化疗药物可能刺激不同的抗肿瘤免疫群体；第三，一种化疗药物可通过抗血管生成机制抑制肿瘤生长，或通过其固有的肿瘤细胞毒性降低肿瘤负担，而第二种药物可通过激活免疫原性细胞死亡来作为第一种药物的补充；第四，为了解决肿瘤血管渗漏导致间质压高、药物穿透率低的问题，使用一种药物使肿瘤血管正常化，从而提高第二种化疗药物的吸收，可以更有效地杀死肿瘤细胞，并以有利于抗肿瘤免疫反应的方式改变肿瘤微环境。

需要说明，中剂量间歇化疗方案仅是少数学者提出的方案，主要给予临床前研究，尚缺少临床实践报告。

○ 适应疗法

美国莫菲特癌症中心分子肿瘤学专家罗伯特·盖滕比（Robert Gatenby）设立了一个目标，以帮助病人与癌共存。他说他见过太多癌症复发的病人，觉得这不像是个生物问题，更像是一种“诅咒”。无论你多努力，癌症总会卷土重来。于是，他换了一个思路，从达尔文进化论的角度去思考癌症，建立了制订癌症最佳治疗策略的数学模型，结果证明：给予患者最大剂量的化疗，即“消灭”战略，以杀死最多的肿瘤细胞，有时候并不能得到想要的效果。他认为，肿瘤会进化，癌细胞会相互竞争从而产生“选择”。在接受治疗以前，肿瘤内部就存在对化学药物敏感和抵抗的两种癌细胞，由于利用能量和占据“领地”的竞争，两者处于对立抑制状态。高剂量化学药物的严苛治疗，消灭了敏感性癌细胞，也消除了“竞争者”，抵抗性细胞通过“选择”，从抑制状态转为快速生长。这就是传统化疗后肿瘤可以缩小，但为时短暂，一段时间后往往更快速生长的原因。

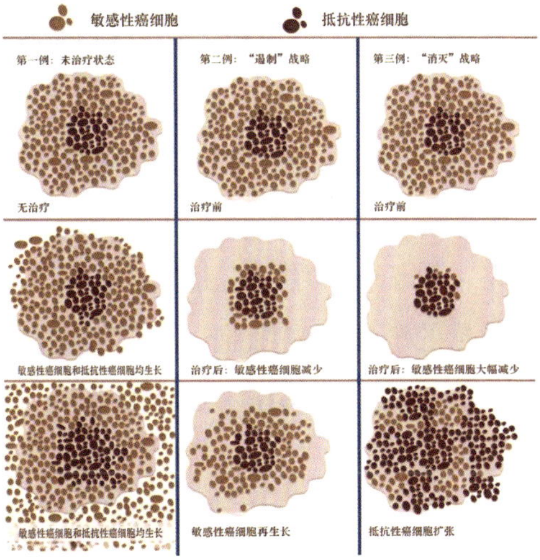

图 3-36 肿瘤内有两类癌细胞，分别对化学药物天生敏感或抵抗（耐药）

通过图 3–36 可以进一步理解上述观点。第一例：在未给予治疗的肿瘤内，抵抗性癌细胞处于劣势，敏感性癌细胞通过占据能量和“空间”，遏制抵抗性癌细胞生长；第二例：采用较小剂量和短疗程化疗，目的是稳定而不是消灭癌肿，即采取“遏制”战略，保存部分敏感性癌细胞，遏制抵抗性癌细胞生长，虽然最后敏感性癌细胞仍生长，但肿瘤增大缓慢，从而让患者带瘤生存；第三例：采取“消灭”战略，敏感性癌细胞几乎全部被消灭，抵抗性癌细胞获得“解放”，从而快速生长，最终导致肿瘤增大、扩展。

基于上述原理，罗伯特和他的团队通过数学模型提出了一种化疗新策略，不是采用最大耐受剂量的化疗杀灭敏感性癌细胞，而是使用“遏制”战略，给予短程治疗，根据临床反应确定化疗剂量和应用时间，维持一定数量的敏感性癌细胞，利用细胞群之间的竞争，抑制抵抗性癌细胞的无节制生长，目的在于延续生存期，阻止疾病进展。他们将这种化疗方法称为适应疗法（adaptive therapy）。

2016 年，《科学 · 转化医学》杂志发表一篇关于适应疗法的临床前研究的论文，报道在三阴性乳腺癌和 ER+ 乳腺癌鼠模型中给予紫杉醇治疗的情况。按用药剂量分为三组：第一组采用标准最大剂量；第二组采用适应性剂量，给药次数与第一组相同，但剂量依肿瘤反应而定；第三组采用剂量与第一组相同，但当肿瘤对治疗发生反应时，即停用。结果：三组老鼠在治疗初期，肿瘤生长均减慢，但第一组和第三组一旦停止治疗，肿瘤就迅速重新生长。而第二组肿瘤长期保持稳定，老鼠生存期明显长于另外两组。该研究显示，应用适应疗法时，肿瘤内血管密度和血流量增加，化疗药更多地进入肿瘤内，抑制癌细胞侵袭。

适应疗法受到许多专家的支持。美国亚利桑那州立大学生物学家考勒 · 米利（Carlo Maley）认为，适应疗法立足于维持对药物敏感性癌细胞和抵抗性癌细胞的平衡，是“癌症生物学最激动人心的进步”。科学记者卡桑德拉 · 威利亚德（Cassandra Willyard）于 2016 年在《自然》杂志上发表长文，题目是《癌症治疗：进化路径》（*Cancer therapy:an evolved approach*），指出：如同其他生命体一样，肿瘤也面临着自然选择规律支配，呼吁临床医学家“必须通晓这一原理的应用”。

适应疗法这一由外国学者提出的化疗策略和方法，与汤钊猷在《中国式抗癌：孙子兵法中的智慧》中主张的“消灭与改造”并举的观念不谋而合。《孙子兵法》主张“百战百胜，非善之善者也”，治疗癌症应该“善守者藏于九地之下”，按照病人情况，“利合于主”。适应疗法正是适应了病人的病情和反应，在治疗上“以人为本”。

适应疗法对癌症治疗的有效性尚需临床治疗实践的证实，但其思路有创新性，这也许能让化疗焕发“青春”。

第 8 章　让肿瘤休眠

如果说癌症自发性退缩是癌细胞"改邪归正"，那么癌细胞能否休息或者休眠呢？

○ 与两位肿瘤患者话休眠

那几天，我在考虑肿瘤休眠问题。2022 年 4 月 20 日，我的门诊日，恰巧接诊的第一和第二个患者的肿瘤，病变都很稳定。第一例鼻咽癌伴淋巴结转移，没有接受放化疗，4 年内病变无改变；第二例胃癌伴腹内转移，仅接受一次化疗因心脏出现问题就没再继续，病情却好转，从晚期自发性变成早期。

他们的肿瘤就是处于休眠状态。

第一名患者是女性，以下是我们的对话：

患者说："我患鼻咽癌，36 岁，2018 年 2 月确诊，伴有颈部淋巴结转移。活检是未分化癌。"她回答得很轻松。我注意到她，个子高高的，面色红润，看不出是一位癌症患者。广东省是鼻咽癌高发区。放疗是首选治疗方式，效果也较好。调强放疗（IMRT）和一线铂类化疗的局部控制率和患者总生存率均较高。

"做过放化疗了吗？"我问。

“没有。”她说，“确实没有。没有接受任何治疗。就是吃过几剂中药。”

“为什么？”我吃惊了。我了解到，她是一位教师，教英语，应该了解癌症的现代治疗。

“我怕放化疗的副作用。我了解到，放疗效果虽好，但后期会引起耳聋那些并发症。我不想那么痛苦。”她说。

“你丈夫支持你这样做吗？”我看到一旁陪伴她的丈夫，看似也是有一定学识的人。

“我支持她，意见完全一致。”她丈夫说，“四年来，她没有任何不舒服，每天上班，而且每天坚持游泳，一年四季，天天如此。”

“教授，今天来看您的门诊，一是我看过您的书《与癌共存》，想告诉您，我就是一个典型病例。二是想来全面检查一下，让自己对病情心中有数。”她停了一会儿，也许她知道我要讲什么，说，“不过，我不希望您给我放化疗的建议！我相信，我的肿瘤已经停止发展了。”

我给她开了检查申请。第二天，MRI 报告，鼻咽部和淋巴结病变稳定，有缩小趋向；胸部 CT 显示，肺部无明显异常。

我高兴地告诉她，肿瘤处于休眠状态。但我无法确定的是，肿瘤什么时间苏醒。

第二名患者是男性，71 岁，来自吉林省。他刚坐下，就将胃镜、超声和 CT 检查的结果展示出来。2020 年 11 月 17 日的胃镜检查显示，胃窦部不规则黏膜隆起，局部有些僵硬性改变，伴有糜烂出血；CT 检查显示，肝门部、肠系膜和腹膜多发性转移；胃黏膜活检显示，低分化腺癌。诊断：晚期胃癌伴多发性腹内转移。

“做过什么治疗？”我问。

“不能手术。做过化疗，但仅做了一次，心脏就出现问题，化疗没有继续下去。”患者说。

我看了他的心电图，有多个室性早搏，ST–T 波异常，提示心肌缺血。

"后来做过什么治疗？"我问。他是一个高级工程师，目前还在工作岗位上，每天都很忙。

"没有做过特殊治疗，有时吃点中药。"与前述那位患鼻咽癌的教师一样，他的表情也很轻松，又把胃镜检查的图片放到我面前。

2021 年 12 月 8 日检查显示，胃窦浅表性糜烂、多发性溃疡，呈 A2 期改变。活检显示，低分化腺癌，伴重度不典型增生。

2022 年 3 月 21 日检查显示，胃窦部糜烂—浅溃疡性表现。活检显示，高和低分化腺癌。

胃癌分期与病变侵犯的深浅有关。仅仅侵犯黏膜或黏膜下层，称为早期胃癌，手术切除后患者 5 年生存率达 80% ～ 90%；如果病变深至肌层或浆膜层，则为进展期胃癌。从患者胃镜的第一次图像看，估计病变已进展到胃壁外，加之 CT 显示腹腔转移，是一种进展期胃癌；第二、三次检查的图像则显示早期胃癌表现。

"现在可以手术了。"我建议。

"不，不！我现在活得很好！"他态度很坚决，"我也不希望你建议我化疗。今天来，主要是复查一下 CT。"

下午，腹部 CT 报告，肝胆胰腺和腹腔无异常表现。

看来他的肿瘤在休眠中。我告诉他：定期检查，一旦发现肿瘤苏醒，要及时予以消除。

○ 什么叫肿瘤休眠？

公元前 25 年至公元 50 年的古罗马医生塞尔苏斯（Celsus），首次提出肿瘤复发概念，将检测到原发性肿瘤到其转移复发之间的时间称为肿瘤休眠期。1954 年，杰弗里·哈德菲尔德（Geoffrey Hadfield）提出了肿瘤细胞休眠概念。近年来，见于包括《自然》系列的著名刊物涉及肿瘤休眠的文章近 2000 篇，其中综述性文章就有 700 多篇。

癌症的致死作用在于其转移性生长，损害重要器官的功能。转移起源于播散性肿瘤细胞，这些细胞通常要经历一段休眠期。癌症治疗后常经历或长或短的缓解期，然后复发。20% ～ 45% 的乳腺癌或前列腺癌患者会在数年或数十年后复发。事实上，大多数类型的癌症治疗后可能持续存在小瘤块，最后发展成播散性疾病。

侵袭性肿瘤形成后不断生长，突破其基底膜，进入间质中，在成纤维细胞和免疫细胞协助下，侵入血管和淋巴管，再进入骨髓、淋巴结和一些器官，例如肺、肝。骨髓可以是这些肿瘤细胞的定居地（骨转移），也可以作为中转站，再扩展到其他器官。停滞在骨髓、淋巴结和一些器官内的肿瘤细胞，将面临 4 种命运：①死亡（常常是凋亡）；②继续增殖；③微转移；④休眠。可以是单个细胞休眠，也可以是成堆的细胞已经形成微转移，但仍处于静止状态，此为微转移休眠。休眠的细胞或微转移可以在一定条件下苏醒，恢复增殖，形成更大的微转移，成为微转移生长（图 3–37）。

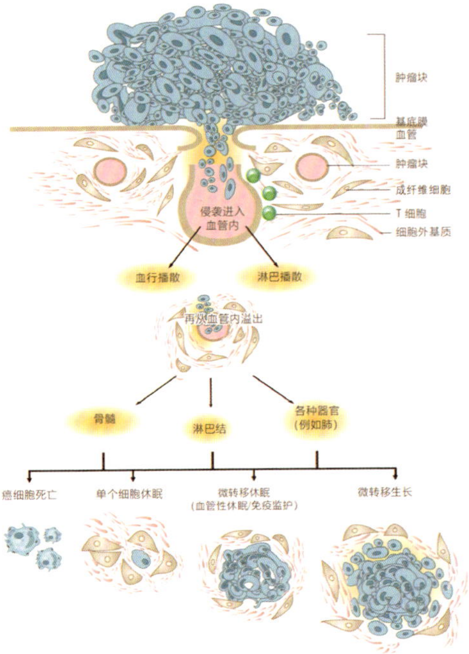

图 3-37 癌症进展和肿瘤休眠

进入血液循环系统的循环肿瘤细胞库很大，大多数肿瘤细胞会经历细胞死亡，一小部分可能会持续存在、存活，并传播到其他部位，例如骨髓。骨髓间充质干细胞（BM-MSCs）对循环肿瘤细胞的命运有重大影响。骨髓间充质干细胞产生外泌体，其内含诱导休眠的“货物”，肿瘤细胞遇到这种“货物”后，进入休眠状态，其标志是p38MAPK/ERK的比例很高。休眠细胞可能被各种机制唤醒并重新进入血液。

目前认为，肿瘤休眠是指原发性病变治疗后癌症进展暂停和临床症状消失。有三种形式：

- 细胞休眠：外在和内在机制形成平衡，以允许肿瘤细胞形成静止状态。
- 血管生成休眠：这可能是肿瘤微环境中促血管生成因子和抗血管生成因子调节细胞增殖和凋亡之间的平衡所致。这种现象称为血管生成休眠。对这种平衡的任何破坏都可能导致短暂的血管生成爆发，从而中断肿瘤休眠期。
- 免疫休眠：肿瘤休眠也可由免疫系统维持，免疫系统控制恶性肿瘤生长，这一过程称为免疫休眠。

肿瘤的这种静止、休眠阶段为癌症治疗提供了一个有希望的治疗窗口。休眠期既可以是肿瘤发展的最早阶段，也可以是原发性肿瘤治疗和手术切除后留下的微转移和微小残留病变生存的一个阶段。这些休眠肿瘤细胞通常对化疗无效。休眠肿瘤细胞可能很少，但可以进入增殖期，从而出现一种快速生长的、临床上癌症显著的肿瘤。细胞休眠常为最早形成的生长静止状态，可以直接进入微转移增长阶段，也可以进入血管生成休眠或免疫休眠状态。

什么条件会唤醒休眠细胞，使之增殖呢？休眠和苏醒实际上与转移密切相关。一系列因素是转移的开关，开和关之间的平衡失调导致癌细胞苏醒和转移。

有报告称，微脉管系统产生的凝血栓蛋白（thrombospondin），可将肿瘤细胞保持在休眠状态。然而，新生血管的尖端细胞可产生转化生长因子 TGF-β1 和骨膜素（periostin），促使一些孤立的休眠细胞增殖。这表明上述这些因子作为血管生成调节剂，可以控制癌细胞在休眠和增殖之间的切换。肿瘤如果无法成功获得血管通路，就会一直处于休眠、静止状态，但一旦获得足够的突变，开启血管生成开关，则可从休眠状态变为增殖状态。

○ 我们的休眠患者

在广州复大肿瘤医院近 20 年来治疗的进展期癌症患者中，发现获得较长生存期的患者往往经历过肿瘤休眠过程。这些病例将在第五篇中具体介绍。如果将癌细胞增殖比喻为苏醒，将停止增殖比喻为休眠，那在我们的患者中，有以下 5 种休眠类型。

常规治疗后休眠—苏醒—休眠型

患者的肿瘤位于局部，无远处转移，接受了常规治疗（手术或常规放化疗），术后稳定（肿瘤休眠），数月或几年后发生转移（肿瘤苏醒），经过综合治疗后，转移瘤趋于稳定或退缩至消失（休眠），患者生命延续或因他原因去世（图 3-38）。

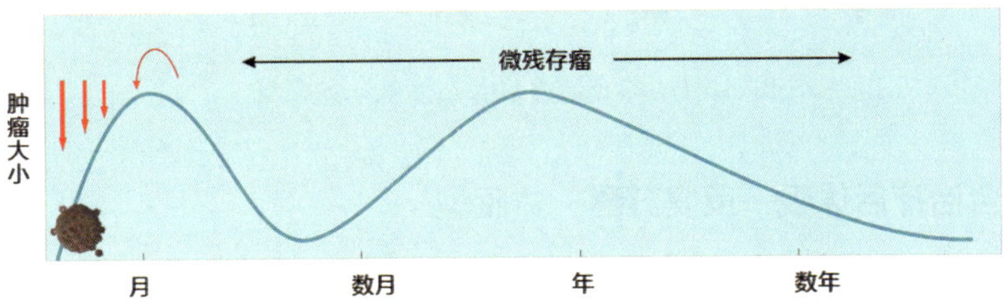

图 3-38 常规治疗后休眠—苏醒—休眠型

常规治疗后休眠—长期反复苏醒休眠—苏醒型

患者的肿瘤位于局部，无远处转移，接受了手术或常规放化疗，术后稳定（肿瘤休眠），数月或几年后发生转移（肿瘤苏醒），经过综合治疗后，转移瘤趋于稳定或退缩（休眠），但此后长期反复苏醒—休眠，最后肿瘤进展（苏醒）（图 3–39）。

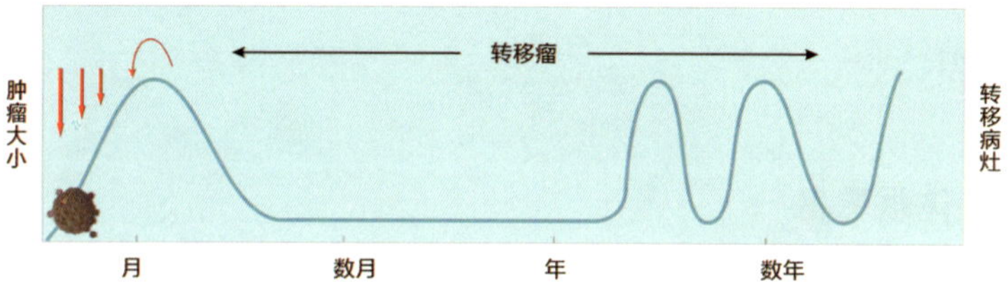

图 3-39 常规治疗后休眠—长期反复苏醒休眠—苏醒型

综合治疗后长期休眠—苏醒型

患者的肿瘤已有转移，不可能手术，放化疗失败，接受综合治疗后稳定（肿瘤休眠），数月或几年后发生转移（肿瘤苏醒），肿瘤进展（图 3–40）。

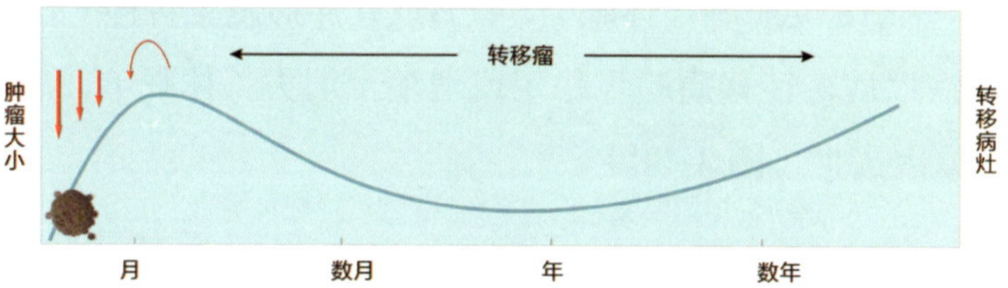

图 3-40 综合治疗后长期休眠—苏醒型

综合治疗后休眠—反复苏醒—休眠型

肿瘤已有远处转移，接受了综合治疗后变为稳定（肿瘤休眠），其后数月或几年内不断发生新的转移（肿瘤苏醒），治疗后又稳定（肿瘤休眠），生命得到延续（图 3–41）。

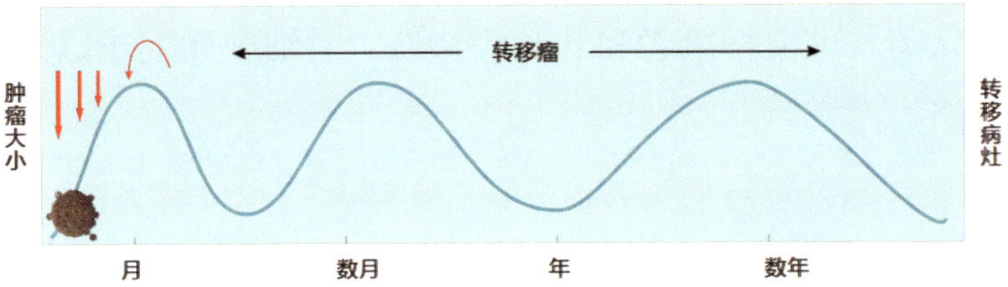

图 3-41 综合治疗后休眠—反复苏醒—休眠型

综合治疗后长期休眠型

肿瘤已有远处转移或无法手术，接受了综合治疗后变为稳定（肿瘤休眠），维持休眠数年，最后无进展（图 3–42）。

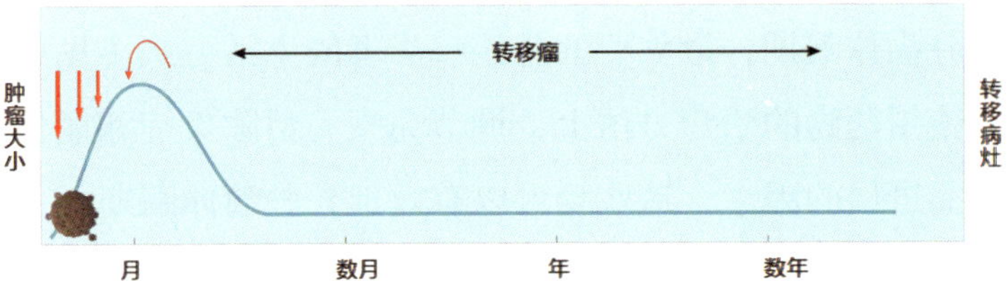

图 3-42 综合治疗后长期休眠型

○ 休眠的处理

认识肿瘤休眠，可以为临床治疗提供思路，也是实施与癌共存策略的基础。休眠虽然有益，但休眠细胞对常规治疗不敏感，因此也是有弊端的。

对休眠的处理，有关研究很多，但几乎全部处于临床前研究阶段。主要策略包括：①延长肿瘤休眠期，推迟复发时间；②消除休眠肿瘤细胞；③促使休眠肿瘤细胞苏醒，使之对放化疗敏感。

临床上，如何处理肿瘤休眠，是一个巨大挑战。对于进展期癌症患者，尽可能延长休眠期，是最优的策略。这些患者，正如本章开始时与我交谈的那两位患者一样，他们很迫切地要求我提供维持休眠的方法。

目前认为，可根据患者和其肿瘤特性，对细胞休眠予以调控和个体化考虑，例如：

- ◎ 如果癌症已经进展，而癌细胞对标准治疗（例如放化疗）本身不敏感，则应该设法延长休眠状态时间。
- ◎ 如果癌细胞对现有治疗敏感，即使处于休眠状态，也应予以消灭，以免这些细胞微转移苏醒后发展为巨转移。
- ◎ 如果预计癌细胞在活性状态对现有治疗敏感，可动员休眠细胞从静止状态解放出来，使之进入细胞周期，进而予以消灭。

延长肿瘤休眠期，最重要的是调整患者的生活方式（见第四篇）。另外，在使用药物的治疗方法上，调节免疫、消除炎症和氧化应激、消除促进肿瘤进展的因素，这些均可以有效延长肿瘤休眠期。

第四篇

与癌共存：康复与防复发

人之所以患上癌症，是因为内环境发生改变，为癌症提供了生存的土壤，要想治疗癌症，就必须恢复正常的人体化学环境。总的说来，疾病的形成主要归于两大因素：营养和毒素，那么恢复健康就要改善营养和消除毒素。

癌症可以预防。既然可以预防，我们就可以使其逆转。创造癌细胞无法生存的条件，是预防和逆转癌症的最佳选择，也是唯一有效的策略和方法。

化疗、放疗不可能预防转移和复发。事实上，要预防转移和逆转癌症，就要消除癌症发生的原因。

第 1 章　合理饮食：遏制癌症

癌症是我们选择的糟糕的生活方式带来的意料之中的结果。虽然饮食或饮食成分与癌症是否有直接因果关系，或多大程度上相关并无确切的依据，但癌症在今日成为常见病与现代生活中的不合理饮食不无关系。

○ 患者最感兴趣的问题

虽然没有统计，但是估计有 80% 以上的患者见到我时总要问我，或通过我的朋友打听，想知道我到底“吃的是什么”。

这不奇怪，他们这样问的原因有两个：一是中国向来有“吃文化”。中国人一生中最重要的事情就是好好和家人一起过日子，吃饭是这种生活中的主旋律。患了癌症，更要从吃上寻找治疗方法。二是医学界常说“病从口入”，癌症真的“从口入”吗？

饮食与癌症的关系主要来自流行病学研究，其中被誉为“流行病学研究巅峰之作”的研究是 20 世纪 80 年代在中国由中美科学家合作完成的调查，范围覆盖中国 2400 个县级行政单位和 8.5 亿人口，涵盖 12 种癌症。调查惊奇地发现，中国癌症发生率的地区差异极大，按每 10 万人中癌症发生率计算，县和县的差异可高达百倍以上。相较之下，美国癌症发生率的地区差异仅仅是 2 ～ 3 倍。美国的人种多样，而在中国，他们调查的是基因基本相同的汉族人，何以癌症发生率却有如此巨大的差异？

研究者在中国 65 个县级行政单位对 6500 名成人进行饮食调查，获得了生活方式、饮食和疾病方面 8000 种以上数据，发现中国农村与西方饮食模式天差地远。中国农村人摄取的总热量高于西方，但脂肪、蛋白质和动物性食物比较少，纤维和铁却高得多。

进一步调查发现，中国当时的农村乳腺癌发病率很低，而西方却很高。

加拿大一位学者做了迁徙研究，某些人从某地区迁徙到另一地区，并开始采取新居住地的饮食方式后，结果罹患某疾病的风险就与当地居民相似，提示饮食和生活形态是触发这些疾病的主要因素。日本的膳食模式一直备受国际推崇，日本妇女患乳腺癌的概率非常低。但许多日本女性移民美国后，随着西式“三高”饮食习惯的渗入，乳腺癌的发病率显著升高。

业已证实，高脂肪摄入及与其相关的高胆固醇血症，是引起雌激素分泌增加的重要因素。

迄今，中国女性的乳腺癌发病率并不算高，但其发病率正在以每年 3% ～ 4% 的速度猛增。而这种增长趋势与中国女性的雌激素分泌明显提高相一致。中国女性初潮年龄从原来的 14 ～ 15 岁提早到 11 ～ 12 岁，而停经年龄却从 40 多岁推迟到了 50 多岁，这等于在无形中拉长了激素的分泌时间；与此同时，雌激素分泌紊乱的现象也越来越普遍。

上海是我国乳腺癌发病率最高的城市。相关学者普遍认为，这与近十年来上海女性生活方式日渐西化有关。其实，1992 年就有数据显示，上海城区居民饮食结构中脂肪占总热量的比例已达到 31.2%，超过世界卫生组织建议的 30% 的限值，接近欧美发达国家水平。

调查还发现，在接受绝经期激素治疗和绝经后乳腺癌治疗的人群中，葡萄酒消费越多，患乳腺癌的风险也越高。

最近一些相关数据分析均表明，饮酒与患结直肠癌、食道癌、头颈癌和肝癌的风险呈正相关；乳制品、牛奶、钙和全谷物的摄入与患结直肠癌的风险呈负相关；喝咖啡与患肝癌和皮肤基底细胞癌的风险呈负相关。

○ 饮食是文化

癌症曾经是罕见病，何以近几十年人们患癌的概率迅猛提高，而且主要在工业化发展较快的国家？中国近年来癌症的年增长率超过 2%。人们自然想到饮食的问题，因此，各种各样的“饮食抗癌”方法粉墨登场。

前已述及，癌症与饮食肯定有关。距离我国新疆仅 30 多公里的巴基斯坦罕萨山谷中，6 万罕萨人世代过着日出而作、日落而息的农耕生活，食物几乎全部是天然的蔬菜水果、小米小麦及其粗制品。100 年前这里的人均寿命就达 120 岁，他们中没有一个癌症患者，被认为是世界上最健康的民族。

如果我们研究一下《人类简史》就会发现，远古时代的狩猎生活似乎更舒适，更无病无痛。骨骼化石的证据显示，远古时代的人身材高大，体魄健壮，其秘诀是饮食的多样化。有研究发现，这些远古人每天都会吃数十种食物，早餐是浆果和蘑菇，中午吃水果、蜗牛和乌龟，晚餐则是野兔排佐野生洋葱。到了第二天，菜谱可能又更换。正是因为食物的多样性，这些人只要能度过危机四伏且意外频现的生命早期，大多能活到 60 岁，甚至 80 岁，这与现代发达社会人的平均年龄几无差异。

也许是这种远古故事的诱惑，我的一位在相关领域有着崇高学术地位的复发性脂肪肉瘤患者，在接受“挑战性”手术并取得成功后，执意去云南香格里拉山里，住进原始森林的小屋，吃着野生果实和蔬菜。美好的梦想没有成为现实，几个月后肿瘤回来了，而且疯长。他是我在第二篇中介绍的我所在的团队挑战的 18 位肿瘤患者中的一位，痛心的是，他是唯一的挑战失败者，没有活下来。

现代社会的进步，让我们已经无法回到远古时代，我们也不可能去过像罕萨人一样世代日出而作、日落而息的农耕生活。饮食在今天不仅仅是维持生命的需要，而且是一种生活文化和生活方式。享受美味兴起的快乐情绪，无疑会促进躯体的健康。

我们国家有各种菜式：鲁菜、川菜、粤菜、苏菜、闽菜、浙菜、湘菜、徽菜等，很难说哪一种抗癌抑或抑癌。癌症患者能享受到美味饮食，必将建立生理与精神健康的统一，达到物质与精神享受的共融。

○ 理想饮食

但是，文化不等于科学。作为特殊的脆弱群体，癌症患者的理想饮食应该尽可能科学。这是因为不管时间如何推移，我们的基因依然保留着远古时代的印记，这些基因仍然只适应远古的环境，尤其适应祖先的简单食物，而难适应现代的精制饮食。对于正常人来说，进化衍生的机制会让这种不适应委曲求全。但是，人体一旦被癌症缠绕，其饮食结构应尽可能地进行调整，以实现控癌和防癌这个总目标。

美国坎贝尔和雅各布森著的《救命饮食：中国健康调查报告》提出，理想的饮食应该是：

◎ 尽可能少地摄入精加工食物和动物制品。
◎ 尽可能多食最贴近其自然状态的植物性食物。
◎ 尽可能减少过多的盐、脂肪和精制糖的摄入。
◎ 尽可能远离被黄曲霉素和亚硝胺污染的食物。

西方营养指南显示，我们身体 56% 的热量来自以下三类食物，即精制糖、漂白面粉和植物油，而这三类食物成分在我们基因演变时都不存在，都会促进癌症的生长，而且，这三类食物中，人体维持机能所必需的蛋白质、维生素、矿物质和 ω–3 脂肪酸含量很低。

少吃精制糖

糖是癌细胞的美餐，表现在以下四个方面：①恶性肿瘤的新陈代谢主要依靠葡萄糖。目前临床上检测癌症的 PET 扫描测出的阳性病变就是因为某个部位的癌细胞摄取的葡萄糖过多。②摄取大量糖引起血糖升高，刺激肌体释放胰岛素，以使葡萄糖进入细胞。随着胰岛素分泌出来的还有一种分子，叫胰岛素样生长因子（IGF），这种因子会促进癌细胞生长，提高癌细胞侵入临近组织的能力。③胰岛素和胰岛素样生长因子会共同刺激炎症因子释放，而炎症因子会为癌症火上浇油。④胰岛素和胰岛素样生长因子可对抗化疗药物对癌细胞的作用。

糖对癌症的促进作用得到许多实验和临床研究的证实。将乳腺癌细胞植入老鼠体内，2.5 个月后，喂食高糖、血糖经常处于高值的老鼠 2/3 死亡，而喂食低糖的 20 只老鼠中仅有 1 只死亡。临床统计糖尿病患者患癌风险高于平均水平。在 50 岁以下女性中，胰岛素样生长因子含量最高者患乳腺癌的概率是低胰岛素样生长因子者的 7 倍。日本的研究显示，肥胖女性中胰岛素水平偏高者患乳腺癌的概率比胰岛素低者高 2 倍。

要减少癌症的复发和转移，就要严格限制精制糖和漂白面粉的食用量。水果则不加限制。可以选择的食用糖类自然替代品包括：

- 天然甜料：木糖醇、龙舌兰花蜜、甜菊糖、椰糖、黑巧克力（可可含量超过 70%）、洋槐蜂蜜。
- 混合谷类：杂粮面包、发酵面包、燕麦、小米、荞麦、杂粮面。
- 豆类：扁豆、豌豆。
- 天然水果：蓝莓、樱桃、覆盆子。

少吃反式脂肪

反式脂肪就是氢化或部分氢化的植物油，这种脂肪不易被人体消化，可以长期保存，曲奇、脆饼、比萨和番薯片，有些由反式脂肪加工而成。19 世纪 60 年代，人造黄油问世，其中就含有反式脂肪。

2004 年，荷兰一份官方报告显示，每年超过千人因食用反式脂肪而死亡。这些加工油类与癌症又有特定的关联，法国调查了 25000 名女性，发现食用反式脂肪多的女性患乳腺癌的风险增加一倍。

反式脂肪的危害主要源自 ω–6 脂肪酸和 ω–3 脂肪酸的失衡。这两种脂肪酸都是人的必需脂肪酸，两者功能不同。ω–6 脂肪酸从婴儿出生时就促进脂肪细胞形成，有助于储存脂肪，提高细胞硬度，在身体遭到外界侵害时促进炎症，促进凝血；ω–3 脂肪酸则有助于神经系统的生长，使细胞膜保持柔韧，减少炎症产生。正常状态下，人体内两者以 1∶1 的比例处于完美平衡中。

人体内 ω–3 脂肪酸和 ω–6 脂肪酸直接来源于食物。要减少 ω–6 脂肪酸看来就要少吃上述那些食物，但问题可能没那么简单。

多年来，常听说牛奶不能吃，是坏东西。从营养学角度看，牛奶富含蛋白质等营养素，应该是最完美的饮食。鸡蛋也是如此。一个鸡蛋就是一个小生命。但从脂肪酸摄入的角度来看，我们有必要做些选择，要看产奶的牛和生蛋的鸡吃什么。

还有一个怪事：近年来，儿童的癌症发生率上升很快。一般认为癌症是个成年病，除了极少数可能是因为基因遗传，什么环境让这些儿童患上本该是成人才患的病？进一步研究发现，原来是给儿童吃的奶和奶制品在作怪。

天然牧场的青草是含 ω–3 脂肪酸极多的天然食物，吃这种草的奶牛产出的奶以及用这种奶加工的黄油、奶酪、酸奶和奶油含有丰富的 ω–3 脂肪酸。但从 20 世纪 50 年代起，层架式的养殖取代了天然牧场，奶牛的主食变成玉米、大豆、小麦，这些食物几乎不含 ω–3 脂肪酸，却含有非常丰富的 ω–6 脂肪酸。这就自然地使这些奶牛产出的奶以及以其为原料制作的奶制品中失去脂肪酸的完美平衡。

我们吃的鸡和鸡蛋同样如此。现在大自然中悠然自得的鸡也少见了，人工养殖的鸡在“闺阁”里吃着人工投喂的富含 ω–6 脂肪酸的食物，产下富含 ω–6 脂肪酸的鸡蛋。

多吃纤维食物

膳食纤维只存在于植物食物中，以全谷类、豆类和生蔬菜为主。爱尔兰有位教授独驾一辆吉普车，在非洲走了上万里路，调查膳食纤维的作用，发现多食纤维食物能预防许多疾病，包括大肠癌。另有研究显示，富含纤维的饮食可以减少 50% 的乳腺癌风险。

膳食纤维有成千上万种，多半由复杂的碳水化合物组成，几乎不会被人消化，几乎零热量。其作用有：①稀释饮食中的热量密度，带来饱足感，降低食欲，减少肥胖；②有助于结肠中的有益菌分解雌激素，从而抑制雌激素的促癌作用。每天摄入 30g 膳食纤维可促进体内胰岛素水平正常化，降低雌激素水平，这些激素均与癌症有关。

多吃蔬菜和水果

美国一位著名营养学家主张：饮食中蔬菜和水果应占 80%。他认为蔬菜和水果可以降低多种类型癌症发生的风险，因为蔬菜和水果中含有的营养素和化学物质可干扰癌症。

能降低癌症发生的风险的蔬菜有：绿花椰菜、卷心菜、羽衣甘蓝、芥菜、花椰菜、胡萝卜、洋葱、甜菜、菠菜。能降低癌症发生的风险的水果有：樱桃、黑莓、蓝莓、菠萝、西瓜、猕猴桃、杧果、李子和蜜瓜等。

过氧化会促进癌细胞生长和侵袭，不同颜色的水果可以提供各种抗氧化剂，抑制癌细胞生长。

蔬菜和水果榨汁和搅拌食用对于癌症患者最适宜，这是因为蔬菜和水果用榨汁机和搅拌机处理后，细胞壁被打破，释放更多营养素，生物利用度增加。理想的蔬菜水果汁由胡萝卜、芹菜、西红柿、羽衣甘蓝、青萝卜、菠菜、花椰菜和甜菜，再加上苹果、猕猴桃和柠檬制成。

补充剂

大量研究表明，抗氧化性维生素和其他补充剂能降低患癌风险。各种补充剂可以减少自由基对 DNA 的损伤、减少体内致癌物形成，增强免疫力，支持信号传递，促进 DNA 修复。

现代营养补充剂是人体的必需品。补充剂不是药物。处方药是外来物，有作用，也有毒性，甚至会导致死亡，而营养补充剂是食物，作用是补充食物营养的不足。据美国国家科学院发表的一份报告，即使有良好的饮食习惯，包括吃大量蔬菜水果，大多数人仍得不到自身需要的所有维生素。过去几十年间，新鲜农产品中营养素下降 25%，土壤中矿物质严重枯竭，造成整个食品链受损，食物已经远远达不到我们身体健康的需求。如果不添加补充剂，就可造成严重营养不良，身体内环境紊乱。

某些维生素、矿物质和植物营养素能抑制某些促进癌症的酶、提高免疫细胞功能，甚至逆转癌症病情。补充不同组合的维生素和矿物质营养剂在预防和干预癌症过程中，有特殊作用。各种营养素的作用和推荐用量见表 4–1。

表 4-1 各种营养素的作用和推荐用量

品名	主要作用	推荐用量
维生素 A	抑制癌细胞 DNA 合成，减缓肿瘤生长	3333 ～ 300000IU/d
维生素 B 族	促进 DNA 修复	B1 100mg/d；B2 50mg/d； B3 100 ～ 1000mg/d；B5 100mg/d； B9 0.8mg/d；B12 1 ～ 4mg/d
维生素 C	促进癌细胞凋亡和分化	300 ～ 1000mg/d，有人认为大剂量可抗癌
维生素 D	促进健康细胞分裂，降低患癌风险，改善乳腺癌预后	200 ～ 700IU/d，保持血液中维生素 D 水平 80 ～ 90ng/mL
维生素 E	抗氧化，阻止亚硝胺形成，提高免疫力	生育酚 1200mg/d；生育三烯酚 800mg/d
硒	抗氧化，促进免疫	健康人 200μg/d；癌症患者 200 ～ 1000μg/d
钙、镁、钾、锌	保持体内碱性环境，维护 DNA	钙 1000 ～ 2000mg/d；镁 310 ～ 400mg/d； 钾 3600mg/d；锌 8 ～ 15mg/d
碘	维持氧化和抗氧化的平衡	150μg/d
辅酶 Q10	促进免疫，抑制血管新生，减少炎症	300 ～ 1200mg/d
赖氨酸和脯氨酸	维护胶原蛋白，抑制癌细胞扩散	5000mg/d

此外，一些源于植物的化合物对于癌症控制也有帮助，可作为饮料服用，包括胡萝卜素、黄酮类、槲皮素、姜黄素等。

第 2 章 慈爱控癌：隐秘的力量

老子说：上善若水。俗话说：善有善报。著名血液肿瘤专家王振义院士对我说："你一定会活下来，因为你救了许多人，有颗慈爱心。"

做好事，有颗慈爱心，真能控癌吗？

○ 五朵金花

2022 年，我从上海回广州，飞机刚降落，就接到秘书电话，叫我马上到不远的一个会场，那里正在召开一个庆祝会，让我去发言。司机接上我，20 分钟就到了会场。会议主持人递给我一个讲稿，说"这是为您准备的讲稿"。我一看，讲稿的资料来自近年来媒体的报道。主持人说："就讲讲您是如何救治这五朵金花的吧。"

五朵金花是我从 2009 年起救治的五位女士，她们的年龄从 11 个月到 38 岁，她们共同的特点是：都很漂亮、都患了非常难治的肿瘤、治疗都很成功，她们迄今都健康，正在为社会作贡献。

多年来，我一直思考一个问题：按照"常规"，她们的预期生命只有几个月。虽然我们的治疗起了作用，但她们能长期活下来，应该是另有奥秘。

我发现，五朵金花都十分善良。除了两位年龄较小仍在上学，以下三位都有十分令人感动的故事。

按救治时间，彭细妹是第一朵金花。2009 年 12 月 18 日下午，我在湛江一家医院广场义诊。几个护士学员搀扶着一个女士来到我的面前。她挺着硕大的肚子，双下肢肿得如同象腿，面色恍白，但眼睛发亮。问了病史，知道她 2 年前就在这家医院被诊断为卵巢癌。为不连累家人，她只身外出流浪。近 2 个月，病情加重，已经很难移动步伐。4 天后，我从广州派车将她接来广州复大肿瘤医院。400 多公里的汽车颠簸，让她病情进一步加重，出现心肺功能衰竭。在 ICU 病房里，看着忙碌的医生护士，她不时流泪，拉着我的手说："院长，你们不要太费心了。这次如果我不能活下来，请将我的尸体用来研究，如果我能活下来，将一辈子在医院做义工。"

彭细妹果然活下来了。我们从她肚皮内取出 110 斤癌瘤和腹水。术后接受了 4 次化疗，再也没有接受任何抗癌治疗。她兑现了自己的承诺，在医院里为病人做"话疗"，鼓励患者要有战胜癌症的信心。一位来自四川的女士，也患卵巢癌，已有腹膜播散，腹腔有腹水。一次化疗后，患者无法耐受，要求安乐死。细妹每天都到这位患者身边，将心比心，用爱心、细心，换取了患者的舒心、安心。在她的鼓励下，患者坚持完成了 6 次化疗。最后手术时，肿瘤已经缩小到几乎看不见，得到了根治。

彭细妹对我说："现在我一看到可怜的病人，就想起当初我遇到您的场景，也想救人。"海南一位 50 多岁的农民，被诊断为晚期肝癌。她知道了，千方百计通过她在海南的亲戚，动员这位病人来广州复大肿瘤医院治疗。经检查发现不是肝癌，而是肝结核，救了这个病人一条命。

彭细妹走遍全国，用亲身经历宣传癌症不可怕。近几年，她还同时在徐克成关爱健康工作室学习了氢医学，为患者提供康复和保健服务（图 4–1）。

第二朵金花是罗小姐，高高的个子，苗条的身材，见人就笑，善良美丽。她原是香港一家航空公司 VIP 舱空姐，患乳腺癌伴骨、胸腔、肺转移，被当地医院拒治，2010 年来广州复大肿瘤医院接受手术、免疫等治疗，一直与癌共存，外表无任何癌症迹象。与细妹一样，她也当了志愿者，前些年，在香港照顾一些曾在广州复大肿瘤医院治疗过的病人，近年来，她执意来广州常住，一方面在医院做“话疗”，另一方面在我的工作室照顾在此接受氢氧气吸入康复治疗的患者。她毫不隐瞒自己的疾病，见到同病相怜的患者就说“我是晚期乳腺癌患者”。遇到公益活动，她就争取机会上台讲话：“我的命是广州复大肿瘤医院的医生给的，没有祖国，就没有我的现在。我好感恩。”（图 4–2）

在广州复大肿瘤医院南院区，有一位迄今尚保持广东跳远记录的女士，患乳腺癌，病变已经溃烂，又有多个骨转移。患者认为是晚期，几次拒绝治疗，甚至上了手术台即将麻醉，仍然跳下来。罗小姐去到患者病床边，握着她的手，含着泪，说：“我的癌症比你重，你的条件比我更好……”这位患者感动了，最后完成了全部治疗。

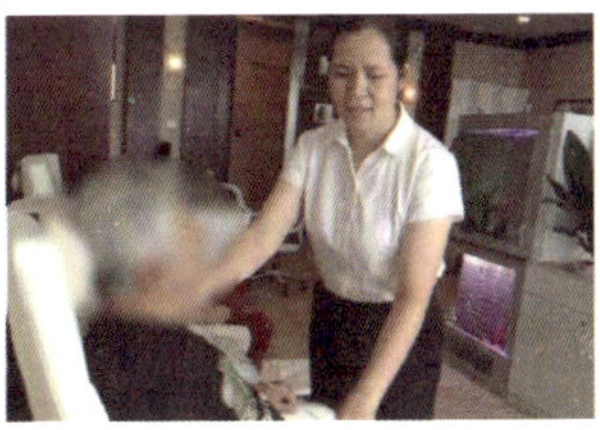

图 4-1 彭细妹在做志愿服务

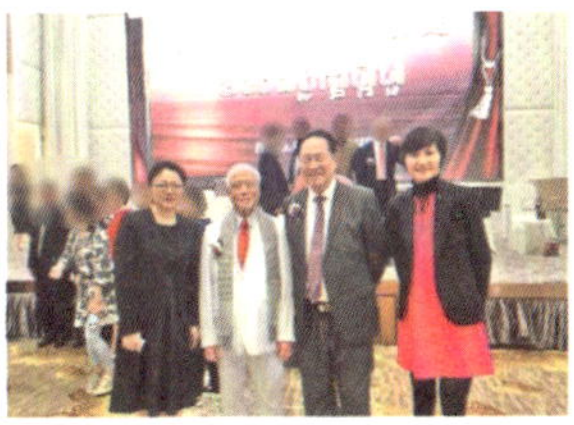

图 4-2 罗小姐（右 1）与作者出席香港公益会

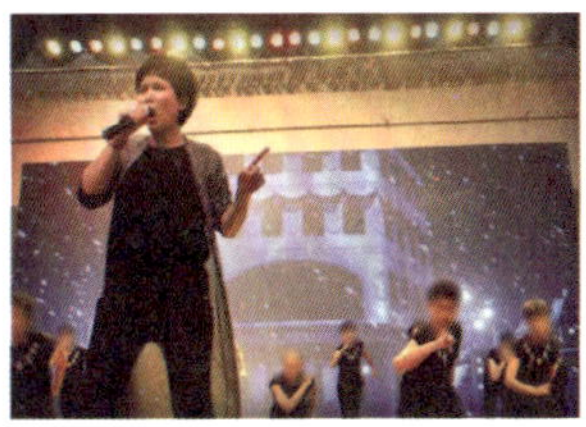

图 4-3 林小姐在演唱《武汉加油》

第三朵金花是马来西亚一位歌唱家林小姐。她是马来西亚第三代华人，具有天籁般的嗓音。她带领的蒲公英合唱团名扬海内外。她在当地被诊断为晚期肺癌，基因检测呈阴性。2015 年来到广州复大肿瘤医院时，CT 显示两肺的肿瘤犹如满天星，伴骨、脑转移，血氧饱和度在 90% 以下。入院后，几乎每天晚上，林小姐和她的姐姐总要到医院大厅，姐姐弹钢琴，她唱歌。《感恩的心》《爱的奉献》《牵手》，她清纯甜美的歌声让许多病友听得如痴如梦，歌声带来的慈爱，让病人们似乎一下子忘记了自己的苦痛。

林小姐的慈爱迎来了好运。再次检测时，她的基因神奇般显示出一种十分罕见的靶点阳性。她被癌魔折磨的脆弱的生命获得了转机，虽然后来疾病反复，又经历许多次治疗，但最后癌魔终于屈服而休眠。一年以后，林小姐邀请我出席在马来西亚的新山举行的“感恩演唱会”。那晚，林小姐特别漂亮，一身白色青春表演服，歌声时而高昂，时而悠扬，像炽热的火焰，激励了满堂观众。最后，一曲《永不放弃，感恩中国》，主要演唱她在中国与癌魔斗争的经历，让全场沸腾了。我应邀上台，与林小姐紧紧拥抱在一起，眼泪流个不停……

2020 年春天，新型冠状病毒肆虐，林小姐给我发来照片和视频。她带领合唱团在马来西亚各个州巡回演出，主题是：武汉加油！湖北加油！中国必胜！（图 4–3）

○ 北京“高人”的启发

杨先生，出生于北京书香世家，虽为耄耋老人，但腰杆挺直，声音洪亮，一口京式普通话及其快慢适度的表达节奏，显示出老北京人特有的高雅气质，体现出其哲学家家庭的特有素养。作为一名优秀的高尔夫球手，他常常出口就是“传奇”。2022 年中秋前夕，惊见杨先生在第 18 届“长城杯”高尔夫球赛晚宴上的一席讲话，他说：

今年 7 月 20 日，我在广州复大肿瘤医院做了肺癌手术，到今天刚一个半月。7 月中旬我体检时，发现肺结节，已长到 14mm 大，专家断言，肺癌必须手术。17 日我们老两口在小朱（医生）的陪同下飞广州。医院派车从机场把我们接过去。

在接受治疗后，第二天晚上，复大徐院长为我设宴，祝我 83 周岁生日快乐和手术成功，第三天回京，第七天打了第一场球，打了 9 洞稍累，术后一个月我打了第九场球，18 洞，无疲劳；9 月 4 日打了术后第十场球，82 杆，从出门到回家连续 12 个多小时，无疲劳。

然后，他播放照片，附有 2 天后接受冷冻消融治疗的过程。

我很震惊，因为我从没有见到过一位这样有身份的“高人”，在这种精英群体的晚宴上，如此勇敢、彻底地晒出自己的绝对隐私。激动之余，我草写了几句小诗：

人视癌症不治症，他视人癌本共存；
人旦患癌特惊慌，他作谈资不紧张；
人说治癌若刑场，他赞治癌好漂亮；
晒出癌照心透明，高人高风承使命。

但我一直思考：受过两代哲学家熏陶的杨先生，他那无私的独特的晚宴讲话，有什么深刻意义？

后来，他的一条微信消息让我明白了：他是想要帮助有需要的人。他以身示人，是为了告诉有需要的人哪里看病最恰当。他说“为人择医，是一种美德”。而我觉得，这是杨先生的一颗慈爱之心。

也许正是因为他慈爱为人，所以他虽然生的病不小，但他的生活充满阳光。

○ 能量场和信息场

我总想用另一种思维方式探讨我为什么能活下来。我的那些患者，尤其是五朵金花为什么能够活下来。

杨先生的讲话引起很大的反响。有人说，杨先生是名人，是北京城内外公认的诚实可信又慈爱的人，自然，他的能量场和信息场巨大。

英国物理学家大卫·波姆讲物质存在除了物质本身，尚包括能量和信息。不同物质或不同人体间，存在某种相互作用的效应；在物质与能量之间存在某种整体性秩序，就是信息。按此理论，人体由基本粒子也就是原子组成，粒子间会不断传送与接受能量和信息，维系生命的存在。由身体发出的能量和信息，就是生物的能量场和信息场，也就是量子场。能量和信息的互动，不仅见于人体内部，也发生于人与人之间。人们常说“一见如故”就是两个人互相发出的信息波的能量，正好符合了信息场中原子的能阶，而能阶与能量的作用，使两者之间产生正面的能量，就是所谓的正能量。亲人间的亲情、朋友间的友情和情人间的爱情，均是由于这种能量场与信息场的作用而增强。

根据上述观点，我做了如下设想：我用爱心救助五朵金花。爱心产生了正能量，作用于她们的细胞和粒子，进而挽救了她们；她们感动、感恩后，也产生正能量，反哺我，让我体内的正能量加强，促进了我的康复。我和她们之间共同形成能量场和信息场，相互促进，共生共荣，共同活了下来。

这样的设想，让我又想到我当会长的广东省生命之光癌症康复协会。协会的 5000 名会员都是癌症患者，但他们生存 5 年以上的比例比广东一般癌症患者高一倍，健康生存 20 年以上的超过协会总人数的 20%。看来这是因为在协会里，没有恐惧，只有安慰，没有忧虑，只有开心，处处洋溢着爱和感恩。我每参加一次协会的活动，都要兴奋几天，身上就有一股强烈的正能量。

我还联想到我的徐克成关爱健康工作室，这是以我名字命名、经广东省政府批准建立、得到社会支持的公益组织。五朵金花中的彭细妹和罗小姐就在这里当志愿者。工作室主要任务是健康宣教和新技术康复体验。自 2018 年建立以来，有超过 5 万名国内外人士，包括康复期癌症患者，在这里免费享受氢氧气康复。来这里做康复的人们说“在这里体验似乎更有特殊感受”。我问：“是否因为这里全部免费？”他们说：“不是。来到这里就感受到一股说不出的气场，这个气场激励自己一定会健康。”

大至宇宙，小到像协会、工作室这样的群体，都存在看不见的“量子波动场”。人与人之间相互关爱、感恩，就是量子场内的能量互动和共振，引起“能阶跃迁”，带来生命的和谐和健康。

无限的宇宙有着无限的神秘，这个世界的真实情感只有慈爱和恐惧。真正的恐惧在危机濒临时瞬间发生，所以假如你突然被确诊患了癌症，要学会在恐惧中生存。要改变现实，必须选择爱，接受爱，无条件的慈爱和感恩是最强大的健康力量。

第 3 章 氢气控癌：自然的伟力

○ “神水”之谜

20 世纪 70 年代之前，人们从没有想到氢气会与癌症的治疗相关。

人们对天然泉水的保健作用百年不疑。在欧洲，许多河流被冠以“女神”的名字。据说在爱尔兰就有 3000 处“女神”矿泉。最有名的矿泉无疑是法国南部供奉圣母玛利亚的卢尔德泉。在那里，多次出现用泉水治愈疾病的奇迹。有 66 个科学家研究了卢尔德泉水，发现水中存在“所有的光动力参数”，有的科学家用检测生命能量的博维斯刻度测量，发现地球能量单位在 5000 以下，而卢尔德泉水的能量单位高达 50 万。

近年来，卢尔德泉水的生命能量之谜终于被揭开，其之所以有生命能量，不是因为传说中圣母玛利亚曾亲临泉水边，而是因为水中存在氢气，一种存在于地下和离地面 20 公里以上的大气中、分子量只有 2 的气体。

1975 年，美国的多尔（Dole）发现高压氢气能抑制皮肤癌症，2007 年，日本的太田发现氢气具有选择性抗氧化作用，从而引起全世界的关注。近年来大量研究证明氢气是一种无任何毒性的，能改善全身各个系统功能的“医疗性气体”。

人们认为：氢气被发现有医学作用，体现了“自然的伟力”。

○ 氢气控癌探索

氢气能控癌，是从实践开始的。2018 年 3 月，我们在台湾大学医学院附设医院附近一家氢体验中心，看到几年来在做氢氧气吸入体验的人。其中有一位女士，54 岁，外表看来很健康。2 年前，她的右肺肺门部发现肿块，活检显示为鳞状细胞癌。肿瘤最大径 4 cm，涉及纵隔和心包，无法手术切除。接受放化疗后，肿瘤无变化，加用氢氧气吸入。2.5 个月后 PET-CT 复查，病变消失，再接受手术探查，结果白开一刀。这个患者在做氢氧气吸入的同时做了放化疗，那么在肿瘤完全消失的过程中，氢气是否起了作用？

在该体验中心，我们又见了一位 84 岁的老太太，她 2014 年 2 月吃饭时哽咽，胃镜检查发现为贲门下肿瘤，活检为低分化腺癌。血液肿瘤标志物 CA19-9 高达 1450 μ/mL。老人拒绝接受放化疗，仅接受氢氧气吸入。1 个月后，哽咽改善，半年后 CA19-9 减低到 307 μ/mL。开始口服希罗达，2 个月后复查胃镜，原肿瘤处留下白色疤痕。9 个月后停用希罗达，但氢氧气吸入始终未停。此后每半年查一次 CT 以及 CA19-9，未显示病变复发，CA19-9 直到 2017 年一直保持正常。那天中午，老太太陪我们走 500 多米去一家饭店吃饭，见她腰板挺直，步履不落大家。

此后，我们观察了一组 82 例患者。其中有一位女性患者，73 岁，胆囊癌，转移至肝、肝门部，累及十二指肠，引起梗阻。合并心脏瓣膜病和心功能不全。贫血，血红蛋白 37g/L，不可能给予任何抗癌治疗。只能给予鼻胃管引流、静脉外营养等支持性治疗，在家属请求下，给予氢氧气吸入。2 周后，患者一般情况开始改善，血红蛋白上升，输血次数减少，但肿瘤标志物（CEA、CA19-9 和 CA125）上升；1 个月后 CT 复查胆囊和肝内瘤块有所增大；2.5 个月后，肿瘤标志物开始下降，CT 显示瘤块缩小，全身情况和贫血明显改善，胃管拔出，开始进食；3 个月后患者下地行走。

这位患者是否属于偶然自愈呢?

再看一个例子!

2021 年 3 月 20 日，我专门去北京看望一位女士。在北京亚运村一家酒店的大堂咖啡厅，迎来患者和她的丈夫、女儿。这是一位中年女士，外表看起来没有异常，见到我，未及坐下，就拉着我的手，连声感谢。她丈夫手上拿了一大堆 CT、MRI 片，眼睛含着泪，告诉我，1 年多前，他的妻子被查出肺癌合并脑转移。服用靶向药，肺癌病变有了好转，但脑部转移没有改变。医院给以全脑照射治疗。

“谁知道”，他流下眼泪，激动地拿出 MRI 片，说，“谁知道，放疗后，脑内转移不仅没有改善，反而出现爆发性增加。我的太太大小便失禁，昏迷了。我们整个家几乎崩溃了。医院说，没有好办法了。我的儿子上网查到您的《氢气控癌：理论和实践》，再上网搜索，知道了徐教授您救了不少人，我们深信不疑。想办法买了一台您用于研究的氢氧机，吸了起来。半个月后，我太太的情况就改善了，一个月后，去医院复查 MRI，医生一看，脑转移消失 90% 以上，当时医生根本不相信这是事实。”他紧紧拉住我的手，几乎要下跪，我马上拉住他，说：“我没有为你做什么呀！”我好激动，眼泪也快出来了。

“不。教授，您是大恩人！”他说，“我们是从湖北乡下来的，在北京卖菜，一晃 12 年了。正当家里有了一点钱，儿子上了大学时，家里却出了这样的事。没有您的《氢气控癌：理论和实践》，就没有我太太的今天。但是我有一个请求，”他看着我，充满期待，“今天晚上，请务必让我们全家请您吃顿饭”。

看着这一家，我突然想起多年前，王振义院士曾对我说：“现在癌症治疗太复杂，也太贵了，老百姓哪里承担得起。最好几十块钱就能治好病。”王院士在 20 世纪 80 年代发明维 A 酸治疗急性早幼粒细胞白血病不仅简单，更是便宜到一次治疗只需几块钱。

现在面前的这位肺癌女士的经历，不正符合了王院士的期待吗?

想到这儿，我拿起手机，向患者丈夫要来微信号，给他发去 2000 元。

“教授，您怎么给我发钱？！”他瞪大眼睛。

“这不是救助，是感谢，是你们用生死的经历支持了年轻的氢气医学！”我激动地说。

这位患者受益于氢气控癌的疗效，显然不是偶然，虽然不能说明氢气可以作为癌症治疗的主力，但至少是辅助，在主力治疗完成后，可作为患者康复最简易的手段。

多年来，我一直寻找癌症的 ABC 康复模式，就是“有一定效果”（available，A）、简易（brief，B）和便宜（costless，C）。在本书第二篇曾说“天降灵方”，这个简单、便宜又有一定效果的灵方就是王院士所“降”。上述 ABC 康复模式正是受到王院士启发而形成的。

○ 伟大的猜测

2018—2019 年，我每随访或观察一例癌症患者氢氧气吸入的效果，就写一篇短文送给汤钊猷院士评阅。当时汤院士年近 90 岁，但思维敏捷，睿智过人，不出两天，他就会回复。2019 年 5 月，我主编的《氢气控癌：理论和实践》出版发行，汤钊猷院士为此书写了述评，题目是《氢气控癌，我确信不疑》。

牛顿说过，没有伟大的猜测就没有伟大的发现。关于氢气控癌的原理，汤钊猷院士就做过伟大的猜测：

> 对付癌症，西方主张“以硬碰硬”，而东方则主张“以柔克刚”；西方主张“斩尽杀绝”，东方则主张“穷寇勿追”。化疗和吸氢显然是两类不同的疗法，前者为“消灭”疗法，后者可归于“改造”疗法；前者可属“阵地战”，后者就是“游击战”。硬件和软件相辅相成，缺一不可。当今对癌症治疗的趋势是重杀癌利器，而轻战略战术，这是控癌战的缺陷，值得深思。

在肿瘤消灭疗法的基础上，氢气很可能发挥如同游击战的“积小胜为大胜”。这可能又一次提示“消灭与改造并举”的重要性。实践是检验真理的唯一标准。癌症患者好比一位溺水者拼命求生，如离岸一尺就将溺毙，此时如果有人轻轻一拉，他便得救。不要小看这轻轻一拉的作用，吸氢就是这“一拉”。癌症是慢性病，因此控癌战是消灭加改造的持久战，吸氢在这场持久战中可以发挥举足轻重的作用。

我们常说“拔新领异”，意指创立新意，提出独特的见解。吴孟超院士也是最早研究氢气生物学和氢气医学的专家之一。在《氢气控癌：理论和实践》付印前，我曾花 3 个小时与吴孟超院士讨论氢气控癌。他评价说：

癌症是一种全身性可以控制的慢性病。手术、放射治疗是局部消除肿瘤的主要手段；化疗是一种全身性治疗，但其毒性和最终耐药使其不可能作为康复的唯一手段。氢气的高度安全性、对癌细胞和对机体各系统的作用以及其使用简便的特点，使其可长期甚至终身应用。这是肿瘤康复的一场颠覆性探索。

按照汤钊猷院士提出的“改造”观点，氢气在“控癌”中根据不同策略，包括改造残癌、改造微环境、改造机体和综合改造，可以发挥多种作用（表 4–2）。

表 4–2 氢气在控癌中的作用

策略	途径	氢气作用
改造残癌	分化诱导	降低肿瘤细胞内活性氧水平，减少“癌性”
改造微环境	抗过氧化	消除毒性活性氧，下调细胞分裂和血管内皮生长相关性基因表达，抑制肿瘤进展
	抗炎症	通过基因调节，下调促炎症性和炎症性细胞因子基因的表达

续表

策略	途径	氢气作用
改造肌体	神经干预	保护神经，下调凋亡酶活性，改善缺血缺氧性脑损伤
	免疫干预	选择性下调促炎症性细胞因子基因表达，上调抗炎症性细胞因子基因表达，恢复处于耗竭状态的 $CD8^+$ T 细胞功能
	代谢干预	保护线粒体，改善有氧呼吸，调节生物能量
	营养干预	减轻放化疗副作用，提高食欲，防止血液中白细胞减少，提高生活质量
综合改造	全身调理	增加全身活力，消除癌性疲劳，提高食欲，改善睡眠，疏通呼吸，维护心肾功能，减轻肝损伤

○ 功在祛毒

《黄帝内经》中说癌肿是毒的大集大聚，包括热毒和湿毒等。癌症的发生其实并不容易。人类很强壮，具有强大的适应性和复原能力，所以疾病史上癌症病例很少。医史学家一直在古典文献中寻找癌症记录，也在化石和木乃伊上寻找蛛丝马迹，最后发现，在很久以前，肿瘤是极其罕见的。古代遗传研究学者证明，在很大程度上，癌症是环境不良导致的“中毒”性疾病。

前面篇章中多次述及，癌症发生是因为人体自身的内环境改变了，要控制癌症，就必须恢复正常的人体内环境。在影响人体内环境的各种因素中，有毒化学物质占极重要地位。

我们生活在一个充满看不见的有毒化学物质的世界。二战后，随着工业的发展和社会的进步，大量有毒化学物质走进人们的生活。美国 2008—2009 年的《总统癌症专家》报告，在目前的 80000 种化学品中，已知有数千种是致癌物。这些毒物包括食品添加剂、杀虫剂、除草剂、阻燃剂、油炸食品、汽车尾气和塑料产品等，它们已经布满了我们日常生活的空间，而我们的身体正像海绵一样吸收着这些化学物质。相关研究人员比较正常组织和癌症组织中的有毒化学物质浓度，发现癌症组织中有毒化学物质浓度比正常组织高得多。

在现代社会，要完全远离或清除这些有毒化学物质，几乎不可能。但是，这些有毒化学物质几乎均可作用于人体内细胞结构，例如细胞膜、线粒体、内质网，引起自由基大量产生。

自由基包括活性氧和活性氮（RNS）。活性氧包括氧自由基，如超氧阴离子（O_2^-）、羟基（•OH）、过氧基（ROO•）和烷氧基（RO•），以及可以转化为活性氧而起氧化剂作用的非氧自由基分子。活性氮由含氮的氧化剂，如一氧化氮（NO）、过氧亚硝酸盐（$ONOO^-$）形成。大多数活性氧和活性氮是正常生理生化过程所必需的，但其中羟基和过氧亚硝酸盐却最具毒性。细胞连续产生活性氧和活性氮，是多种因素造成的，尤其是致癌物暴露的结果。

肿瘤细胞产生的活性氧比正常细胞更多。活性氧导致的氧化应激与癌症的起始、促进和进展有着密切关系。活性氧可引起慢性炎症。炎症是癌症启动和进展的重要机制。目前认为，活性氧对 DNA 的损害涉及多种类型癌症，包括膀胱癌、脑肿瘤、乳腺癌、宫颈癌、胃癌、肝癌、肺癌、黑色素瘤、多发性骨髓瘤、白血病、淋巴瘤、口腔癌、卵巢癌、胰腺癌、前列腺癌和肉瘤。

中医最常用的疗法就是解毒。从上述可见，解毒最好的方法莫过于消除活性氧以及相关的炎症。

上海有一位著名的消化病专家巫教授，研究中西医结合非常有成就。虽已年逾 95，仍不断给我写信（他不用手机），提醒我从中医解毒治癌方面去研究氢气的作用，可能功在祛毒。他认为，持续炎症是导致肿瘤发生的重要因素，炎症在中医学看来，多数属于热，热结生癌。活血化瘀、清热解毒可直接抑制肿瘤，降低肿瘤细胞侵袭性，预防肿瘤细胞转移。4 年前，他本人被发现肺部有 9 个磨玻璃结节（GGO），最大的两个最大径有 6 ~ 7mm，且有血管进入，还有一最大径为 4mm 的结节为实性结节，表面有毛刺。上海某医院为他大会诊，认为是早早期肺癌，我闻讯去上海，送给他一本我主编的《氢气控癌：理论和实践》，建议他做氢氧气吸入。目前，9 个磨玻璃结节仅剩 3 个，这 3 个也缩小 1/3。与此同时，他的心电图 ST-T 段、肾小球滤过率、收缩性高血压都有改善。

目前，有关氢气生物学作用的研究甚多。关于氢气生物学真正的机制，尤其是抑癌的机制，尚未真正阐明，但对疾病有效是医学的真谛。“有时去治愈；常常去帮助；总是去安慰。”这段铭文越过时空，久久地流传在人间，至今仍熠熠闪光。氢气在医学上的作用，也许更多的是帮助。如果从氢气是最有效的活性氧清除剂这个意义去考虑，氢气就是体内的祛毒剂。与其他抗氧化剂相比，氢气祛毒具有以下优点：

◎ 氢气选择性地中和最具毒性的活性氧，尤其是羟基和过氧亚硝酸盐，而不会干扰氧、一氧化氮或过氧化氢的水平，也不会影响体内的氧化还原反应，无任何毒性（图 4-4）。

◎ 氢气分子量小，无孔不入，能快速穿透细胞膜并扩散到细胞器和细胞核中，具有全方位解毒作用。

◎ 氢气能提高抗氧化物，包括超氧化物歧化酶（SOD）、过氧化氢酶（CAT）和谷胱甘肽过氧化物酶（GPX）的活性。

◎ 氢气能抑制炎症性细胞因子和细胞信号因子，消除炎症的致癌作用。

◎ 氢气维护线粒体的正常功能，已证明癌症其实是一种线粒体相关性代谢性疾病。

◎ 氢气调节免疫功能，拯救耗竭的 T 细胞，消除肌体免疫抑制状态，从而维持体内免疫平衡。

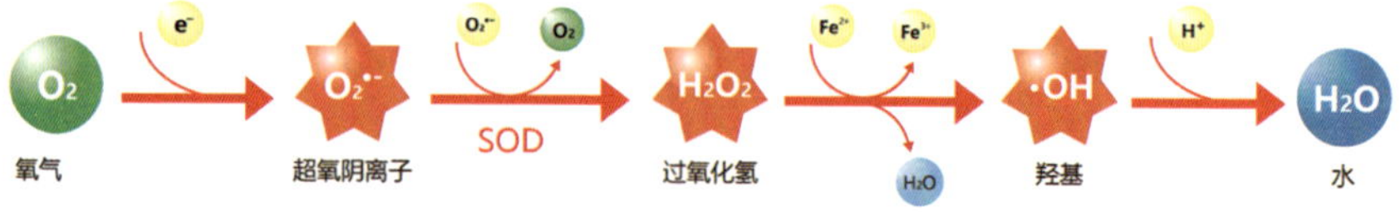

图 4-4 氢气中和羟基的过程

○ 氢气使用方法

氢气摄入途径很多。从我们的经验和观察结果看，吸入是最简单和有效的途径。但须注意以下几点：

- ◎ 选择合适的氢气提供机器，保证安全，有极可靠的防燃爆设施，气体中无任何非氢化学物质。
- ◎ 吸入的氢气有合理浓度，太低和太高均不适宜。
- ◎ 单位时间内摄入的气体流量尽可能较高，以≥ 3000mL/min 为宜。
- ◎ 同时吸入氧气，以吸入氢氧气混合气为宜，因为缺氧会促进肿瘤进展。
- ◎ 坚持每天吸入，每天吸入时间以 3 小时以上为宜，可间断吸入。
- ◎ 总吸入时间按患者症状改善情况或肿瘤反应而定。如果作为保健产品，总时间宜尽可能延长。

第 4 章 控制炎症：消除煽癌之火

慢性低度炎症会促进癌症发生和进展。有研究认为，癌症实际上是“未愈合”的炎症性伤口。许多因素例如生活不良事件、环境污染、肥胖，均是诱导炎症发生的隐匿因素。炎症如火，会煽动癌症生长。控制炎症有助于抑制癌症的进展和侵袭。

炎症既是朋友也是敌人：它是免疫监视和宿主防御的重要组成部分，但慢性低度炎症状态是多种慢性病的病理特征，例如代谢综合征、非酒精性脂肪肝、2 型糖尿病（T2DM）、心血管疾病和癌症。

○ 作为朋友，修复伤口

炎症作为朋友，无时无刻不在维护身体完整性。一旦身体受到损伤，包括刀伤、烫伤、细菌感染，血管内血小板率先聚集到受损部位，并释放出一种血小板源性生长因子，招募免疫系统的白细胞。白细胞当仁不让，释放出多种化学物质，包括细胞因子、趋化因子，使受损部位周围血管扩张，从血管内募集更多白细胞；接着，带动被凝血物质包裹的血小板堵住伤口，同时激活周围组织内免疫细胞，追踪和消灭入侵者（例如细菌），修复受损部位；最后，受损组织的细胞再生，长出新生血管，完成组织复原。此时，体内启动自控机制，停止新组织的再生，被激活的免疫细胞止戈散马，回到原地，枕戈待命。

以上是急性炎症。急性炎症是朋友，是治疗性的，帮助伤口愈合、清除感染；急性炎症还是诱导天生免疫的功臣。但是慢性持续的炎症就摇身一变，成为敌人了。

○ 作为敌人，助纣为虐

早在 130 多年前，哈佛医学院的病理学家德沃夏克就在《肿瘤：无法治愈之伤》一书中证实：癌症是身体伤口修复行为发生错误所致，引发癌症的机制和自然发生的炎症机制高度一致。有研究认为，癌症实际上是“未愈合”的炎症性伤口。

如同白细胞那样，癌细胞也会产生大量促炎性介质，例如细胞因子、前列腺素和白细胞三烯，反过来促进自身生长。同时，这些因子破坏其周围屏障，促进新生血管生成（血管新生），使癌细胞进入血管，向外扩散。处于待命状态的免疫细胞也被招募而来，这些免疫细胞分泌更多促炎性介质，形成恶性循环。最后，被炎症煽动起来的癌细胞随着血流，在远处器官和组织安营扎寨，建立“殖民地”，实施转移。

有学者认为，癌症是由病毒或化学致癌物引起的“亚阈值肿瘤状态”发展而来的。这些致癌物造成慢性炎症性微环境，该环境内巨噬细胞与其他白细胞，产生高水平的活性氧和活性氮，引起 DNA 损伤，破坏肿瘤抑制基因（例如 p53）的表达，导致致癌突变的积累，从而促进肿瘤发生。

慢性低度炎症会诱导肿瘤形成和转移，例如，炎症性肠病、克罗恩病和溃疡性结肠炎与结直肠癌有关；膀胱炎常伴膀胱癌；牙龈炎和扁平苔藓常伴口腔鳞状细胞癌；慢性胰腺炎常伴胰腺癌；皮肤炎症伴黑色素瘤。

进一步研究发现，癌症转移的关键是癌细胞自身的转化，叫上皮细胞–

间充质细胞转化。在外表上，大多数癌细胞本来呈长方形，类似于我们在皮肤、黏膜上见到的上皮细胞。癌细胞很不规矩，它要发展，就改变自己的形状，还串扰周围微循环的间充质细胞。经过上述动作，癌细胞新装上阵，在外形上，变成扁扁的、尖尖的，像间充质细胞那样，似乎可以无孔不入了；在内心，它的基因也突变了，变得更邪恶，更具侵袭性。

癌症所处的微环境内，有各式各样的炎症细胞，这些细胞分泌各种因子，驱使癌细胞进行上皮细胞 – 间充质细胞转化。

当然，被转化和激活的这些癌细胞会投桃报李，其本身又产生更促炎的介质，加剧与癌症相关的炎症。炎症和上皮细胞 – 间充质细胞转化相互串扰，狼狈为奸，结成联盟，促进癌细胞转移（图 4–5）。

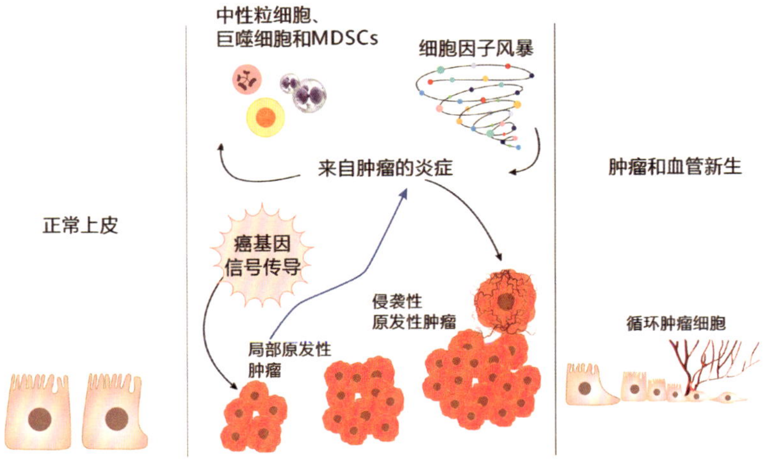

图 4-5 癌细胞转移过程

总的说来，长期持续的慢性炎症，虽然低度，但却是病理性的，会引起许多慢性疾病，尤其是癌症。慢性炎症是癌症起始、生长、侵袭、转移和进展的重要促进因素和参与者。

○ 促发炎症的因素

生物、社会和物理环境因素，以及这些因素的相互作用，促进了与癌症相关的慢性低度炎症。

生活不良事件

严重生活不良事件和压力，如贫困、虐待、孤立、歧视、羞辱、暴力，以及父母滥用药物或有精神疾病，均与慢性低度炎症有关。美国超过 60%的成年人在童年时期至少经历过一种重大的生活打击，这些人血液中炎症标志物水平较高，包括白介素 –6（IL–6）和 C 反应蛋白（CRP），总体预期寿命缩短多达 4.5 年，出现各种心理和身体健康问题的风险增加，包括某些类型的癌症。

早期生活压力会嵌入调节外周压力的神经系统中，并会改变调节炎症的基因，使基因表观遗传调控发生变化，即所谓的“重编程”，成为促炎症表型，导致炎症活动增加。

空气污染

人类和动物暴露于有颗粒物的空气污染中，可导致局部和全身炎症。例如，吸入汽车尾气颗粒物，会引起支气管上皮细胞的局部炎症反应。直径小于 2.5μm 的颗粒物（$PM_{2.5}$）最具毒性。给老鼠吸入这种颗粒物 3 小时，就会导致心脏和肺中活性氧的生成迅速增加，引发氧化应激，促使促炎介质持续产生，助长全身炎症反应。

小病

许多小病，即局灶性病变，看起来无大碍，但持续存在会引起慢性低度炎症，导致全身性疾病，成为威胁健康的潜在凶手。以牙周炎为例，这是细菌诱发的一种炎症性疾病。牙周微生物促进牙周炎，局部产生促炎介质，进入全身循环系统引发远处器官处于炎症状态。已有证据表明，牙周炎与全身性疾病如心血管疾病、胃癌和结直肠癌有关。

肥胖

肥胖者，皮下和腹腔内那层白色的肥肉是癌细胞的帮凶。这层肥肉就是白色脂肪组织。过量的营养物质进入体内，过剩的能量会以中性脂肪的形式储存起来，主要存在于白色脂肪组织内。临床上许多卵巢癌患者卵巢原发灶被切除了，但不久腹腔内出现大大小小的转移瘤，这些瘤子常与肠壁上、大网膜内那层白色脂肪组织绞在一起，就是因为白色脂肪组织对癌细胞特别具有吸引力。

白色脂肪组织实际上是内分泌器官。肥胖者，白色脂肪组织不断生长，超过其血液供应能力，导致缺氧，脂肪细胞因此而死亡，释放信号分子，如脂肪因子、促炎细胞因子，是为脂肪炎症，进而产生以下效应：

- 脂肪细胞死亡后，细胞内游离脂肪酸（FFAs）释放。游离脂肪酸作为炎症因子激动剂，诱导炎症反应，反过来募集巨噬细胞更多地进入白色脂肪组织中。如此形成相互促进的循环，加重炎症。
- 在肥胖者的白色脂肪组织内，瘦素增加，这种因子是促炎的，而脂联素减少，这种因子是抗炎的。这种改变引起巨噬细胞的表型从抗炎症的 M2 样表型，转化为促进炎症的 M1 样表型。
- 促炎性巨噬细胞与脂肪细胞一起，分泌 50 多种不同的细胞因子、激素和趋化因子，所有这些都导致慢性炎症。
- 肥胖者脂肪细胞释放的游离脂肪酸，引起内质网中活性氧水平升高，导致一种所谓适应性的未折叠蛋白反应，进而引起细胞凋亡，加重炎症反应。
- 白色脂肪组织产生的细胞因子可以诱导芳香化酶，将雄激素转化为雌激素。绝经后妇女尽管卵巢雌二醇的生物合成几乎完全停止，但乳腺局部的雌激素水平仍然升高，以致雌激素依赖性乳腺癌的发病率不仅不降低，反而随着年龄的增长而升高。

目前认为，脂肪细胞与癌细胞之间相互串扰，狼狈为奸。在癌细胞进展的情况下，癌症相关脂肪细胞（CAAs）发生形态和功能改变，增加促炎细胞因子分泌，癌细胞分泌的旁分泌信号可以诱导脂肪细胞脂解，导致它们释放游离脂肪酸。癌症相关脂肪细胞分泌和随之而来的炎症细胞因子分泌增加创造了一个环境，鼓励肿瘤细胞转化为侵袭性和侵袭性增加表型。

衰老

衰老细胞的特征是增殖能力下降。细胞衰老会刺激促炎细胞因子的分泌。这种伴随衰老而出现的慢性低度全身炎症现象被称为“炎症性老化”。炎症会导致活性氧水平升高，进而导致氧化应激，而氧化应激是慢性炎症发病机制的关键组成部分。老化细胞的氧化损伤性 DNA 水平也会提高。

食物

许多食物可促发炎症，包括精制糖、白面粉、规模化养殖的牲畜红肉、乳类，以及富含 ω–6 脂肪酸的油类等。

○ 炎症控制

不同的癌症炎症水平不同。控制炎症有助于控制癌症的进展、侵袭和危害（表 4–3）。

表 4-3 不同癌症的炎症水平

炎症水平	癌症类型
高水平	胃癌、宫颈癌、肝胆癌
中水平	食管癌、乳腺癌、肺癌、结直肠癌
低水平	鼻咽癌、胰腺癌、黑色素瘤

控制炎症主要在于消除促进炎症的因素，例如减少污染、调整心态、减轻体重（防止肥胖）、消除体内慢性炎症性疾病（治疗潜在感染）。许多药物和措施均对炎症有控制作用，有的已用于预防和治疗，有的尚在研究之中，主要包括抗感染药物、非甾体抗炎药、代谢相关药物、特异性抗炎剂和天然抗炎补充剂等。

抗病原体药物

乙型肝炎病毒（HBV）或丙型肝炎病毒（HCV）感染是导致肝细胞癌（HCC）的主要原因。HBV 疫苗接种、核苷酸类似物以及直接作用的抗病毒药物，可抑制 HBV 或 HCV 的复制或促进其免疫介导的清除，将肝细胞癌风险降低 50% ~ 80%，降低疾病复发率和改善术后生存结果。

超过 90% 的宫颈癌可归因于人乳头瘤病毒（HPV）感染。HPV 疫苗对宫颈癌前病变（宫颈上皮内瘤变 2+ 级）有显著疗效，可使宫颈癌的累积发病率下降 60% 以上。

幽门螺杆菌是造成胃癌的最强危险因素，为 I 类致癌物。使用广谱抗生素根除幽门螺杆菌不仅可以预防无症状感染和癌前病变，还可以降低早期胃癌患者或高级别腺瘤高危患者的进展性胃癌发生率。

已发现真菌感染与食管鳞状细胞癌（ESCC）相关，提示抗真菌治疗可降低此种食管癌的发病率。

非甾体抗炎药

非甾体抗炎药（NSAID）中，阿司匹林已被确定为广谱癌症预防剂。系统回顾和荟萃分析显示，阿司匹林可使结直肠癌风险降低27%、食管鳞癌风险降低33%、食管和贲门腺癌风险降低39%、胃癌风险降低36%、肝胆癌风险降低38%、胰腺癌风险降低22%、肝细胞癌的风险降低30%左右、Lynch综合征患者患结直肠癌的风险降低37%。但对乳腺癌、前列腺癌和肺癌发病率没有影响。结直肠癌患者，诊断后使用阿司匹林的生存获益更大。选择性COX–2抑制剂塞来昔布和罗非昔布，已被证明可有效预防结直肠腺瘤（或腺瘤性息肉）。

降脂药

他汀类药物具有鲜为人知的抗炎特性。使用他汀类药物至少5年的人群患结直肠癌风险降低。亚洲有报告显示该类药物对幽门螺杆菌相关胃癌有保护作用。

二甲双胍

2型糖尿病与多种癌症的发病率和死亡率增加有关。一项涉及334307名糖尿病患者的研究显示，使用二甲双胍可使这类人群的肝细胞癌风险降低50%。另有一项多中心试验显示，二甲双胍和低剂量阿司匹林的联合使用，可能有助于降低结直肠癌切除后复发率。在晚期有表皮生长因子受体（EGFR）突变的非小细胞肺癌患者的靶向治疗中加入二甲双胍，可显著延长无进展生存期。

特异性抗炎剂

目前研究较多。拮抗或阻断白介素–1、肿瘤坏死因子等的单抗类或小分子药物，已被证明对某些肿瘤有预防或控制作用。

天然抗炎补充剂

一些天然化合物可作为抗氧化和抗炎膳食补充剂，包括维生素 C、维生素 D。长链 ω–3 脂肪酸是一种抗炎营养补充剂，国外某国的研究显示补充 ω–3 脂肪酸可降低患结直肠腺瘤的风险。大蒜具有抗菌、抗血小板聚集和降脂作用。在胃癌高发地区进行的一项随机对照试验中，发现使用大蒜补充剂超过 7 年虽然没有降低胃癌的发病率，但显著降低了这种疾病的死亡率。

氢气

氢分子具有强大的抗炎症作用。氢气控癌的基础即在于其抗氧化和抗炎症效应。

第 5 章 舒缓压力：找回自己

心灵治愈疾病的力量几乎是无限的，对癌症更是如此。癌症带来的无助和恐惧，及因此产生的压力，是导致免疫抑制和癌症进展的重要因素。舒缓压力，选择快乐，找到目标，关键在于你自己。

人一生都会受到压力。但不同的人处理压力的方式不尽相同，产生的应激反应也不一样。你可以因为一种思考方式而接近癌症，也可能因为另一种思考方式而远离癌症。心灵的力量无比巨大。数以百计的研究表明，常规药物和外科手术所起作用与病人对这些治疗疗效的信心有关。

○ 压力和癌症

癌症患者受到的压力主要是无助。癌症患者可能表面上平静，但内心不时地充满焦虑、无助。我每次看门诊或查病房，几乎总会看到肝癌，特别是胆管细胞性肝癌患者。他们大多数经历过常规治疗而复发，见到我时，总是露出期盼的目光。我总是安慰他们没有问题，我们一起想办法。但在安慰他们的同时却有一种压力潜伏在我的内心：我会不会也会复发？如果复发我怎么办？

压力能在多大程度上促进癌症的进展和转移？美国有一个实验回答了这个问题。向老鼠体内注射癌细胞，然后将其分成三组：第一组老鼠在笼子里像往常一样生活；第二组老鼠受到轻微电击，且老鼠无法回避；第三组老鼠同样受到电击，但有一控制开关，老鼠被训练可控制这个开关。一个月后，三组老鼠发生肿瘤的比例分别为 46%、77% 和 37%。第三组发生肿瘤的比例远小于接受电击而产生无助感的第二组，提示是无助感而不是电击本身导致癌症发生率高。

早在 17 世纪，一位英国医生即断言：癌症伴随着生活中的灾难而来。18 世纪一位英国医学权威学者认为：精神的痛苦、命运的突然转变、长期阴郁的性情最有可能导致癌症。

2006 年，美国加州大学伯克利分校的研究者在芬兰做了一项纵向研究。这个地方年龄不大的人死亡率特别高。研究者让参与者回答以下问题：①是否觉得自己不可能达到奋斗的目标？②我的未来是否没有什么希望？答案选“是”或“否”。

6 年后，回答“是”的人患癌症的概率比回答“否”的人高出 1.6 倍。

芬兰赫尔辛基大学调查了 10000 多名女性后发现，失去生活中的情感伴侣会使乳腺癌发病风险提高 2 倍，感情破裂或离异比配偶死亡更能促进癌症发生。丧偶或离异会引发这类人群想起孩童时代被拒绝或遭批评时产生的精神创伤，从而产生强烈的无助感。另有一项研究指出，感觉孤独无助的女性患乳腺癌的风险是一般女性的 9 倍。

目前几乎可以肯定，心理因素导致的压力会提高癌症的发生率，提高癌症患者的死亡率。这种心理压力是综合性的，包括丧偶、离婚、穷困、社会隔离、无助感。压力持续时间越长，对心理的影响累积得越多，足以导致癌症的发生和患者生存期缩短。

○ 压力的生物学反应

如果将癌症的发生和发展比喻为一个系统的运行过程，那压力就为这个系统打开了开关。面对压力，人体会向血液里释放许多激素。作为体内通信网络的组成部分，激素为基因和细胞提供消息，使基因打开或关闭，进而影响重要的细胞过程。

严重而持久的压力倾向于打开癌症的开关，促进癌症的产生和发展，系源于压力激素的释放。其中去甲肾上腺素会刺激肿瘤细胞产生两种胶原蛋白溶解酶，破坏癌细胞周围的屏障组织，使其更容易进入血液，再从血液进入远隔器官和组织，形成转移。这种激素还能刺激肿瘤细胞释放血管内皮生长因子，促进滋养癌细胞的血管新生。临床上，处于无助状态的癌症患者血浆和腹水中的血管内皮生长因子和 IL–6 水平较高。而 IL–6 是一种压力因子，也会促进肿瘤血管新生。

肾上腺素和皮质醇也是压力激素。除了促进血管新生外，这些激素尚能抑制免疫功能。免疫细胞的膜系统含有许多受体，接受大脑产生的各类神经化学物质，使大脑与免疫细胞沟通。当一个人快乐的时候，大脑会产生一种神经化学物质，加强和调节免疫系统，抑制癌细胞的生长；反之，抑郁的时候，大脑会释放另一种化学物质，抑制免疫细胞的活性，进而促进肿瘤发展。

许多研究表明，慢性压力可以抑制不同维度的保护性免疫，尤其是 T 细胞和 NK 驱动的抗肿瘤反应，同时使肿瘤微环境中调节性 T 细胞增加，进一步增强免疫抑制。NK 是最活跃的抗癌性免疫细胞，体内过量分泌的皮质醇和去甲肾上腺素会将 NK 牢牢钉在血管壁上，使其无所作为。

压力之下，不仅会释放压力激素，还会促进循环促炎因子，例如前述的 IL–6 以及 IL–1β 和 C 反应蛋白持续增加，使细胞因子平衡趋向于促进肿瘤生长。这些因子长期升高会促进慢性炎症，导致癌症预后恶化。

○ 舒缓方法

心如止水，找回自己

如果说无助感会促进癌症发生和进展，那么反过来，宁静祥和的心理状态则可阻抑癌症发展。

瑜伽、冥想、太极和气功，可以让我们掌控自己的内心和身体。当你专注地做这些动作时，你的精力将汇入你的内心，一切烦扰将离你而去。

我常常做这样的活动：坐下，后背挺直。吸气，让气流沿着鼻孔、喉咙、气管和支气管流入肺中，再慢慢呼出气体。让精神跟随呼吸游走，使心灵感受到空气轻轻地、缓缓地、优雅地进入和离开身体，如此反复，每天至少 15 ~ 20 分钟。

有时我会长长地呼一口气，再集中精力沉浸于呼气之后的停顿中，此时可想象湖面的平静之水，或天空默默飘荡的浮云，让自己找到内心的自我。

一位叫大卫的身患癌症的美国医生对类似的练习感触尤深，他说："你会觉察到一丝闪烁的亮光，它渐渐亮起来……那丝亮光正是永存于我们体内的生命之光，通过集中精力和放松心灵，你就能发现这束生命之光。"

选择什么类型的练习不重要，关键是，不管做什么练习，一定要掌控自己的呼吸。呼吸是不依靠意识的活动，却又易被意识所控制。呼吸的控制中枢位于大脑的底部，对所有在大脑和身体各部分包括免疫器官之间不断交换的情绪分子极其敏感。将精力集中于呼吸，可以使我们十分真切地感受生命的脉动，并将这种脉动与心灵活动连接起来。

气功之所以被癌症康复机构使用，并被认为有助于癌症患者康复，就是因为其任何一个动作都与呼吸相联系，而节律性呼吸可以让人的意念专一，"无争少气气自平，海阔天空从心始"。

实验表明，让自己保持冥想状态，心如止水，可以使大脑节律的震荡保持平衡。极小幅度的脑力活动都会立即对身体节律造成影响。而平衡的节律会适应各种压力，包括驱除无助感。脑电图测试显示，参与瑜伽、冥想课程的人，其与积极乐观情绪相关的左脑额叶的脑电活动活跃。这些人的免疫系统对刺激的反应也更强烈。乳腺癌和前列腺癌患者接受这种课程训练后，他们的白细胞，包括 NK 都恢复到正常水平。有研究认为宁静的心灵状态可以减少肾上腺素和皮质醇分泌，让免疫细胞更好地发挥作用。

有两份研究显示，乳腺癌患者做 12 周瑜伽练习后，体内促炎血清细胞因子减少；一项试验显示，乳腺癌患者做太极练习后，白细胞炎症基因表达水平降低。

身体的放松可以让人的思维暂停，进入纯意识领域，从而摆脱精神上的压力，使自己关注内心，从而促进身体健康。

自设目标，万念归一

未患癌症的人无法想象癌症患者思绪的复杂。不知哪一天死亡就会到来，让患者想到很多，包括自己过去的对与错、对亲人的恩与歉、事业的继续与暂停、朋友的真与伪，等等。面对死亡的恐惧，让人思想纷乱，无以自控。

上述的心境我都经历过。我知道，唯一能安慰自己的人就是自己。手术后几天，伤口的缝线还在，我就开始规划自己的目标。我要把身心全部投入这个目标，忽略自己的癌症。

我在手术前就在编写《肿瘤冷冻治疗学》。手术后，我想到自己得了癌，也许是好事，可以让我了解什么治疗方法是最适合患癌病人的，编写本书也许更具实用性。因此，在此后近一年内，我几乎将所有业余时间全部用于编写这本书上，包括看文献、找病例资料。有时候飞机晚点，我很开心，因为我可以毫不受打扰地、专心致志地在候机室内写我的文章。写作让我心无旁骛，万念归一，只希望这本书尽快编写完、出版面世，忘记了自己是一个癌症患者。

有目标、有成就，让自己重新获得生存意志和生命的力量，就不会在纷乱的思绪中迷失自我。有研究证明，一个强大而明确的康复信念会使人体产生促进健康和快乐的物质，例如脑啡肽和内啡肽，进而促进免疫 T

细胞的产生，强化免疫细胞攻击癌细胞的能力。消极的情绪则会产生相反的效果。

抱团取暖，能量互助

癌症患者最忌孤独，至亲的关爱能给患癌者挡住凄厉的风雨，妻子、丈夫、儿女是让患癌者将疲惫的脑袋靠在他们肩上的人，朋友的关爱和鼓励也会给患癌者力量。

几年前，一位患了晚期癌症的 26 岁俄罗斯女士来到广州复大肿瘤医院住院。疼痛、疲惫、厌食让她失去生存的信心。突然，陪伴她的男友向她求婚，几天后，她所在的病区为她举行了特殊的婚礼。各式鲜花摆满了病房，一封封祝贺信通过各种方式从她家乡俄罗斯的亲戚朋友，在广州的同事、朋友，还有她从未谋面的人那里，送到她的面前。病房成了他们的新房，她和男友互换戒指和相吻的场面，激起参加婚礼的上百人的欢呼。她的疼痛神奇般地消失，已经卧床不起一个多月的她，在她丈夫的搀扶下，与在场的人一一握手、拥抱。

美国一项大规模护理健康研究显示，在 1992 年至 2002 年间被诊断患有 Ⅰ 至 Ⅳ 期乳腺癌的患者中，诊断前被社会隔离的女性随后的全因死亡风险增加 66%，乳腺癌相关性死亡风险增加 2 倍，研究认为这是因为被社会孤立的女性缺乏来自朋友、亲人的有益照理。瑞典一项相关调查发现，在男性癌症患者中，缺乏社会支持者死亡率升高。中国各地有许多癌症康复协会或俱乐部，癌症患者在这些团体里抱团取暖，群体康复。据不完全统计，与当地的其他非团体会员癌症患者相比，团体会员的 5 年生存率高出 30% 以上。（图 4–6、图 4–7）

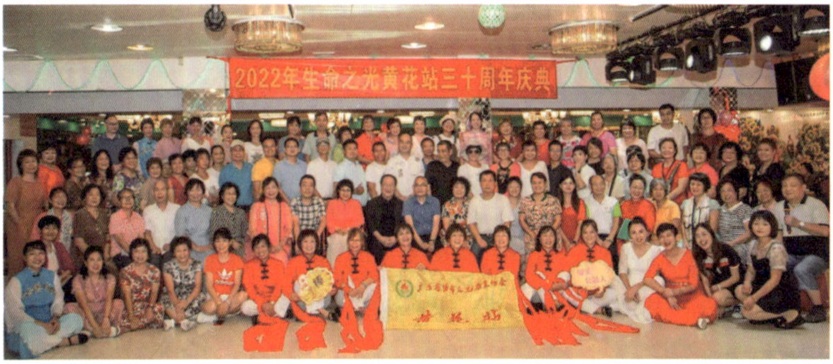

图 4-6 广东省生命之光癌症康复协会会员聚会

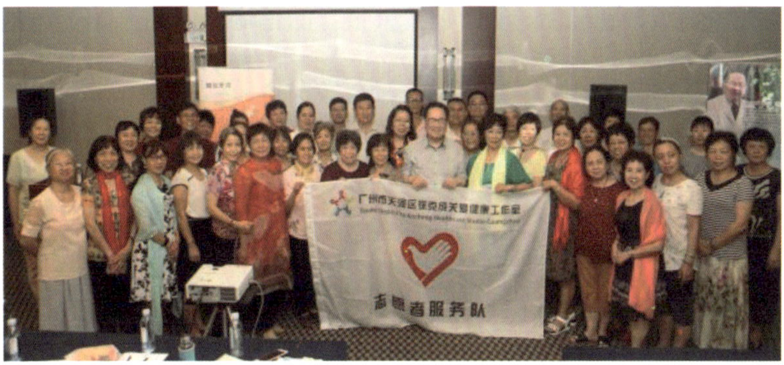

图 4-7 徐克成关爱健康工作室志愿者活动

遇事不急，舒缓减压

癌症患者的大忌是发怒和受辱，但没有人会永远处于快乐中。生活中不如意事常八九，只要活着，就无法摆脱各种人际纷扰，包括冤屈、受辱、挫折和磨难，这些处理不好，就会给自己背上沉重负担，带来很大压力。面对这些纷扰，我的处理原则是快接受，快消除，不过夜；方法是坐下来，深呼吸 50 次，或找个安静场所，漫步 1 公里，想一些能让自己开心的事。如此，往往能快速减压，舒缓思绪。

癌症患者要学会选择：是让痛苦、悲伤和失望老是萦绕心头，还是不管外界环境如何，我总怡然自乐？事实上，快乐来自自己的内心，与外界因素无关。只要你下定决心要快乐，就会万事释怀，生活变得美好。

调节压力的药理学方法

有研究表明长期使用 β 肾上腺素受体阻滞剂和环氧化酶 2（COX–2）抑制剂，可降低癌症转移的风险，实验证明在荷瘤小鼠身上阻断 β 肾上腺受体或抑制 COX–2 活性可减少转移。此外，围手术期心理和手术压力以及组织损伤，可导致儿茶酚胺和前列腺素释放，因此使用一些药物，包括非选择性 β 肾上腺素能受体阻滞剂和炎症抑制剂（例如 COX–2 抑制剂），或许可以调节压力生理通路，改善应激，舒缓无助感。一项针对乳腺癌患者的双盲安慰剂对照试验表明，围手术期施用普萘洛尔和依托度酸联合方案（术前 5 天开始用药，术后用药 6 天），可减少上皮细胞 – 间充质细胞转化信号传导，下调白细胞促炎症 / 促转移转录因子，减缓血清中 IL–6 和 C 反应蛋白的增加，抑制 IL–12 和 IFN– γ 的产生。有研究认为术前就接受普萘洛尔 – 依托度酸治疗加上术后物理性干预，可能为癌症患者提供最佳的康复手段。

第 6 章 回归生活：做健康人

从某种意义上说，癌症是生活方式病。癌症患者应该找到和纠正不正确的生活方式，尤其要合理饮食，改善生活的微环境，保持生物钟和有节奏的生活，做健康人。

得了癌症的人，有两个共同的疑问：一是，我的生活出了什么错，为什么癌症偏偏找上我？二是，我要做什么才能纠正我的错，让癌症远离我？

因为我康复顺利，所以随着我的癌龄增加，越来越多的人对我是怎么做的感兴趣。

得癌症被认为是因为生活方式出了错。这里错误的生活方式通常指不合理饮食、吸烟、缺乏运动和不良情绪。但具体到每一个患者，很难说其因为哪一种错误的生活方式得了癌。据估计，大约 42% 的癌症和 45% 因癌症而引起的死亡可归因于生活方式不当。

癌症是慢性病。回归正常生活，做健康人，是癌症患者的最大生活目标。

○ 10多年前的主张

2012 年，是我手术后的第 6 年，我在北京接受卫健委授予我的白求恩奖章，参加仪式的人民卫生出版社的领导特地要我写一本书，讲讲自己是怎样“离开”癌的。2013 年，我编写的《跟我去抗癌》出版。这些年来，我的生存时间一直在考验我书中所讲是否正确，现在看来，书的“活下篇”中讲的“怎样活下来”，那些方法基本上是对的。例如：

忌什么？

◎ 忌烟草：吸烟可以加速高活性或致突变自由基形成，增加炎症细胞活性，刺激已存在的肿瘤生长。

◎ 忌酗酒：烈性酒可增加体内氧化应激，促进抗氧化剂转化为促氧化剂，促进炎症。

◎ 忌肥胖：肥胖者炎症性细胞因子水平会升高。

◎ 忌少睡：每天睡眠时间少于 6 小时，血液中白介素 -6 和肿瘤坏死因子会升高，促进炎症。

◎ 忌污染：暴露污染可加剧炎症。

◎ 忌辐射：放射线和日光可诱导自由基形成。

◎ 忌过量运动：过量运动可促进自由基形成，释放炎症因子，促进炎症。

吃什么？

◎ 少吃红肉：红肉中铁含量高，促进氧化自由基产生；红肉中含有花生四烯酸，后者转化为前列腺素，促进癌细胞生长；红肉中含胆固醇、雌二醇，均可刺激癌症进展。

◎ 多吃素食：包括蔬菜（含豆类）和水果，这些食品中含有维生素、矿物质、纤维和多种抗氧化物质。不同颜色的蔬菜和水果应相互搭配。

◎ 进食适量牛奶和奶制品：奶和奶制品富含蛋白质，能促进正常细胞的修复，应该是癌症患者最好的营养品。但也有相关专家认为奶中含大量饱和脂肪酸、糖、生长刺激因子（胰岛素、雌激素）和聚胺，会促进肿瘤生长，因此不宜过量饮用。

- 少吃精制碳水化合物：高糖饮食会促进血液内葡萄糖和胰岛素升高，刺激癌细胞生长。
- 进食合适的脂肪：少食饱和脂肪，多食含 ω-3 脂肪酸的不饱和脂肪。
- 选食具有抗氧化和抗炎症作用的食物：类黄酮具有抗氧化和抗炎症作用，许多有颜色的水果如樱桃、草莓含有丰富的类黄酮。水杨酸有抗炎症作用，姜黄和番茄含有天然抗炎症性物质水杨酸。
- 少吃高温烹饪加工食物：油炸和炭烤的食物会产生致炎症性物质，促进癌细胞生长。
- 多摄入对癌症有预防作用的食物：如十字花科蔬菜、绿茶、咖啡。

补什么?

- 从抗氧化角度考虑：可补充服用维生素 C 和维生素 E、葡萄籽浸出物、胡萝卜素等。
- 从抗炎症角度考虑：可服用维生素 E、姜黄根和姜黄根制剂。

○ 良好生活微环境

疾病可以改变一个人的命运，也可以改变一个人的生活方式。长期居住在城市中的癌症患者往往渴望回归自然。因此有的人选择到水甜气清的地区，如山野、海边定居，享受氧气、阳光、星星和月亮，抽离原来的生活，自由呼吸，享受人生，希望用新的生活方式，远离癌症。

但远离人间烟火，并不现实。可行的是，因地制宜改变自己的生活环境。

远离污染

长期生活在空气被污染的环境里，会促发人体炎症，对癌症病人极为不利。噪声污染，会打扰睡眠，导致人体激素失衡，引起癌症快速发展。

富氧环境

在标准温度和压力下，普通成年人（63 公斤）每分钟消耗大约 200mL 氧气。缺氧直接导致癌症的恶性侵袭性，在缺氧环境下，大量癌细胞经历上皮 – 间充质细胞转化，形成更具侵袭性、“走”得更快的癌细胞。无论从维护健康角度，还是从潜在性抑制癌细胞角度考虑，保持生活在富氧环境中，均对癌症患者有重要意义。

负氧离子

被誉为“空气维生素”的负氧离子有利于人的身心健康。负氧离子浓度超过 1000 个 /cm^3 被视为新鲜空气的阈值。相关研究证明，负氧离子可改善空气结构。人每天需要 130 亿个负氧离子，而我们经常所处的室内环境仅能提供约 2 亿～ 20 亿个负氧离子。负氧离子可以激活人体的自然杀伤细胞，抑制癌细胞。

在居家环境中，可以使用各种型号的负氧离子发生器，最简单的促进负氧离子产生的方法是在墙壁上使用负氧离子涂料。这种由天然植物成分组成的涂料涂覆成膜后，其负离子与空气中的水分子碰撞，电离生成氢氧根离子和氢离子。氢氧根离子进入空气，吸引空气中水分子，形成水合羟基离子，即为空气负氧离子。该法最大特点是持续释放负氧离子，因为只要空气中有水分子，就会不断地与涂料发生反应，从而释放负氧离子，并通过这种不断的积累，使室内负氧离子浓度达到相对稳定的较高水平。

远离辐射

辐射存在于生活的各个角落，如太阳辐射、高压电线辐射、信号塔辐射等电磁辐射和热辐射。土壤、水体以及岩石也会释放出射线辐射。有的辐射致癌风险极高，可直接损害细胞以及细胞基因，使得基因突变，进而诱发癌症。有明确风险的辐射有电离辐射、某些医用器材辐射、太阳辐射以及紫外线辐射，还有放射元素的辐射等。眼睛、性腺、胸腺、淋巴以及甲状腺对射线非常敏感，若长时间接触这些辐射，可增加多种癌症尤其是血癌、肺癌、甲状腺癌以及皮肤癌的风险。

芳香疗法

利用植物精油进行的芳香疗法，可以为癌症患者降低焦虑，减轻疼痛，缓解压力，特别有益于正在接受化疗的患者。欧洲在很早以前就广泛使用精油治疗疾病。用于芳香疗法的植物有很多种，如薰衣草、柠檬草、茉莉、玫瑰、薄荷、母菊等，使用方法是在生活环境中喷洒精油或将其置于雾化器或加湿器中制成气雾剂。其中，柠檬草精油是多种萜烯和萜类化合物的混合物，主要成分为环状和非环状单萜，临床前研究显示柠檬草精油中多种成分均对癌细胞有抑制作用，包括可阻滞癌细胞周期的不同阶段，抑制细胞周期素和细胞周期素依赖性激酶，促使癌细胞 DNA 断裂，具有抗血管生成活性。

音乐舒缓

在家中播放轻音乐，可增加人们的幸福感。在心理肿瘤学护理中将音乐疗法作为缓解焦虑或恐惧的治疗选择。一些临床研究显示，对于正在接受治疗或康复的癌症患者，音乐对他们的生理、心理、社会和身体参数均可产生积极影响，进而改善他们的健康状况。

○ 有规律的生活

一位企业家的内疚

快 2 年了，为了一位来自北京的海归患者，我的内心一直难以平静。那是一位 28 岁的姑娘，几年前患了子宫内膜癌伴左侧颈部淋巴结转移，经过化疗、手术，一年后肿瘤复发，盆腔复发肿瘤快速侵犯输尿管，引起肾积水，压迫直肠，颈部转移压迫气管。再次给予化疗，加上放疗，没有获得任何效果。北京的医生朋友介绍患者来到广州复大肿瘤医院，希望让患者带瘤生存。但是肿瘤疯长，姑娘很快离开人世。

患者的父亲是一位十分成功的企业家，带着深深的内疚说："我有责任！"他的女儿从国外留学回来后即创业，他说："当初为了让她锻炼，希望她能独自打出一片天下，以致她没日没夜工作，生活没有任何规律……"

我为治疗未能成功内疚，也得到一个启示：年轻人患癌，不良生活方式的危害不容忽视！

"游戏害了他"

一次门诊，一对中年夫妇搀扶着一位稚气未脱的年轻人来到我面前。这是一位年仅 18 岁的胃癌患者，瘦骨嶙峋。翻阅病史，肿瘤已是晚期，未能开刀。我检查他的腹部，腹壁硬邦邦，典型的腹腔广泛转移。一旁的母亲怨气冲冲地说"都是游戏害了他"。她说，这 5 年来，她的儿子几乎每天都是"关在房内，玩游戏玩到深夜"，吃饭不定时，作息无规律，"肚子饿了叫外卖"。

"熬夜害了我"

无独有偶。同一天下午，我去医院查房，见到一位年轻的男性胃癌患者，26 岁。我问："幽门螺杆菌是否是阳性？" 住院医生报告"阴性"。我问患者是"干什么的"。他说："熬夜害了我。"随后泪流满面，说："天天加班，昼夜颠倒，没日没夜。"他从事互联网产品开发工作多年，一直以来都是到凌晨三四点睡觉。

癌症患者年轻化

虽然大多数癌症发生于 40 岁以后，但近年来癌症发生有低龄化趋势，尤其是胃癌。韩国曾报告 3000 例手术治疗的胃癌患者，其中 30 岁以下者 350 例。2020 年《柳叶刀 · 肿瘤学》报告中国一份关于 10254 例胃癌患者的调查，发现不良生活方式是主要风险因素。2021 年《营养学前沿》报告中国一份关于 870 例胃癌患者的调查，34% 的病例可归因于不良的生活方式。年轻胃癌患者往往有不良生活方式史，这些患者的癌症常常更具侵袭性，预后恶劣。

不仅胃癌，其他癌症的发生风险也与生活方式有关。熬夜、生活节律紊乱等是导致癌症发生和进展的重要因素。

生物钟

2006 年 1 月，当我被诊断出癌症以后，我就一直思考：是否与年轻时没日没夜地看书和写作有关？因为那时根本不知道生物钟这一概念，而昼夜节律紊乱已被确定为癌症的独立危险因素，被归类为致癌物。

生物钟是一种进化保守的分子计时机制，其作用是调节生物过程和行为的日常振荡。有两种时钟，一种是中央时钟，存在于下丘脑的视交叉上核（SCN）中，另一种是外周从属时钟，由细胞自主管理，存在于外周组织（例如肝脏、肾脏、皮肤、肠、肺、胰腺、卵巢和心脏）中。光为中央时钟提供夹带信号，而食物摄入主要刺激外周从属时钟。中央时钟和外周从属时钟共同调节人体的昼夜循环代谢节律。

相关研究发现夜班工作的人患癌概率会增加。在细胞内，一个被称为 Bmal1 的基因负责打开其他控制生理活动的基因，包括一个叫 Per2 的基因。由这些基因编码的蛋白质会在整整一天内摆动不定，但当正常的明暗周期中断时这些摆动就会消失。控制细胞昼夜规律的两个基因 Bmal1 与 Per2 对肿瘤有抑制作用，这两种基因缺失，中断正常的明暗交替周期，可导致其肿瘤抑制功能下降，促进肿瘤不断发展。

有研究将两组荷瘤小鼠暴露于两种明暗时间表不同的环境下。一组小鼠按正常时间表，经历 12 小时的白天再经历 12 小时的黑暗，而另一组小鼠模仿人类夜班工作或穿越多个时区的情况，经历时差计划表，每隔 2 ~ 3 天，它们就被暴露于额外的 8 小时的光亮中。结果发现，相比正常时间表组的小鼠，经历时差计划表组的小鼠肿瘤的增长速度加快。研究人员又把一组小鼠放置在明暗时间表正常的环境中，但是消除它们的 Bmal1 与 Per2 基因，结果显示这组小鼠的肿瘤增长速度与经历时差计划表组的小鼠相似。

流行病学研究表明，昼夜节律紊乱（例如时差、轮班工作、睡眠中断和夜间暴露于光照下）易引起一系列疾病，包括糖尿病前期、2 型糖尿病、肥胖、高血压、脂肪肝、动脉粥样硬化、心脏病、慢性肾脏疾病和癌症。已发现许多癌症诸如前列腺癌、乳腺癌、结肠癌、肝癌、胰腺癌、卵巢癌和肺癌，在导致其发生和加重的因素中均可找到患者昼夜节律紊乱。昼夜节律紊乱的癌症患者，抗癌治疗效果差。相关研究证明，昼夜节律过程会影响癌症进展的多个关键途径，包括细胞周期控制、细胞凋亡、代谢调节和 DNA 损伤反应。

免疫细胞分化和免疫细胞运转存在昼夜节律，这两者都是免疫监视的重要组成部分。昼夜节律紊乱会引起免疫系统稳态失常，降低免疫屏障功能。在肌体遭到损伤时，生物钟会控制适度的免疫反应，确保急性炎症不继续发展成为慢性炎症，从而促进损伤的消退。

重置生物钟，对癌症康复殊为重要。这类干预措施包括在进食—禁食、睡眠—觉醒或明暗循环（训练时钟）中保持稳健的昼夜节律；优化药物的给予时机，以提高疗效并减少不良作用（时辰化疗），以及适当地给予药物，例如外源性褪黑激素。

○ 控癌理念

癌症康复不只是单纯的医疗技术，更需要人文关怀，这涉及心理干预、环境重设等。癌症患者在生活中要注重保持平衡，包括动静平衡、食物平衡、喜怒哀乐平衡、人际平衡等。著名肿瘤专家汤钊猷采用中华哲学思维剖析癌症的治疗。他认为，医学主要是干预导致重大失衡的“变”（例如癌症），干预的目标是复衡，既要顺其自然，又要对重大失衡予以适度干预，总的目标是回归正常生活，做健康人。

汤钊猷首创“中国式控癌”概念，提出治疗的策略是“控癌”而非“抗癌”。癌细胞来自正常细胞。癌细胞与产生它的宿主之间的矛盾，既有对抗性，也有非对抗性，因此干预既要消灭，也要改造，目标是减瘤和改善，如果不能完全消灭，就让患者有较高生活质量，带瘤生存。汤钊猷呼吁，治疗肿瘤的医生既要“治病”，又要“治人”，不把病人当作机器来修理，而是把病人看作有思想、有情感的社会人。

让癌症患者过健康人的生活，是控癌的目标，也是“与癌共存”的真谛。

第五篇

与癌共存：103例报告

1. 肺和胸腔肿瘤（20例）
2. 食管肿瘤（5例）
3. 胃肠腹腔肿瘤（12例）
4. 肝胆肿瘤（14例）
5. 胰腺肿瘤（9例）
6. 泌尿系统肿瘤（8例）
7. 内分泌系统肿瘤（3例）
8. 妇科肿瘤（9例）
9. 乳腺肿瘤（8例）
10. 头颈部肿瘤（10例）
11. 骨和软组织肿瘤（5例）

癌症治疗的最终目标是让患者生存下来，过有质量的生活。在此选择20年来曾在广州复大肿瘤医院治疗，并符合以下条件的癌症患者103例：

①诊断明确，一般有病理组织学证实；②进展期癌症，包括失去手术切除机会，或手术后复发、已有转移者；③生存期超过5年，或预期生命不超过半年，经治疗生存期明显延长1～2年以上者；④曾被误诊，来本院后获得确诊，由此获得正确治疗，生命被挽救者。

这些患者均接受了我和广州复大肿瘤医院同事的长期随访，随访方法包括亲自登门访问、门诊接诊复查和电话寻访（图5–1、图5–2）。

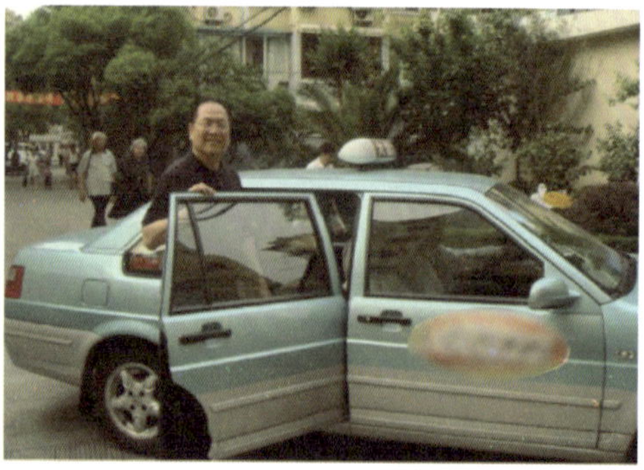

图5-1 作者在上海乘出租车，去患者家中拜访

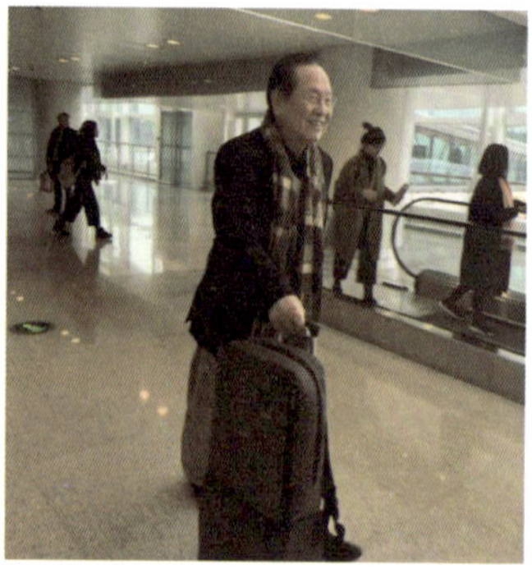

图5-2 作者乘飞机到浙江绍兴看望患者

随访的103例患者病种包括各系统肿瘤（表5–1），将治疗经过和效果，以及我和同事的经验与感想，记录于后。

表5–1 103例接受随访的肿瘤患者分类总表

系统	肿瘤	例数
肺和胸腔肿瘤	肺癌、胸腔癌	20

续表

系统	肿瘤	例数
食管肿瘤	食管癌	5
胃肠腹腔肿瘤	胃癌、小肠肉瘤、结肠癌	12
肝胆肿瘤	肝细胞癌、胆管细胞性肝癌	14
胰腺肿瘤	胰腺导管腺癌、胰腺鳞状细胞癌、胰腺神经内分泌肿瘤	9
泌尿系统肿瘤	肾癌、肾盂癌	8
内分泌系统肿瘤	肾上腺皮质癌	3
妇科肿瘤	宫颈癌、子宫癌、卵巢癌	9
乳腺肿瘤	乳腺癌	8
头颈部肿瘤	扁桃体癌、舌癌	10
骨和软组织肿瘤	骨肉瘤、软骨肉瘤、脂肪肉瘤	5
合计		103

说明：

在后述的患者治疗方法中，非特异性免疫治疗包括免疫调节剂（白介素 -2、胸腺肽）、细菌类免疫增强剂（例如高聚金葡素）、当时条件下使用的免疫细胞过继免疫（例如 DC-CIK、NK、γδ-T 细胞）以及复合免疫治疗法（ACCV）。

年龄为患者起病时年龄；肿瘤无进展时间指患者进入本院后到患者出现肿瘤进展或死亡的时间，不包括入院前的时间。患者至今未进展的，则至最后一次随访时间；部分患者治疗期间反复进展，肿瘤无进展时间为空缺。总生存时间指从患者起病至最后一次随访或死亡的时间。

1. 肺和胸腔肿瘤（20例） 案例 1

性别 / 年龄 国家或地区	男 / 72 岁 / 中国江苏
诊断	左肺非小细胞肺癌伴骨、淋巴结转移
治疗	冷冻消融、手术、靶向治疗、非特异性免疫治疗
肿瘤无进展时间	22 个月（2016 年 7 月— 2018 年 5 月）
总生存时间	108 个月（2010 年 1 月— 2019 年 1 月）
简要病史	2010 年年初，患者被诊断为左上外周性肺癌与左髂骨转移；病理学：未分化腺癌，有 EGFR 突变。患者接受了化疗和左髂骨转移瘤的放射治疗。2016 年 5 月，CT 显示肿瘤进展，接受靶向药盐酸厄洛替尼（Tarceva）口服治疗。一个月后 CT 显示肿瘤再次进展，左上肺的瘤块增大为 8.2cm×4.8cm，出现纵隔淋巴结转移；两肺有粟粒状阴影和微结节转移，评价为肿瘤进展（PD）。2016 年 7 月住进广州复大肿瘤医院。2016 年 8 月和 9 月，先后两次对左上肺肿瘤进行了经皮冷冻消融治疗。2 周后在肿瘤内消融部位形成空洞，有间歇性咳血。2016 年 10 月 21 日，突然发生大量咳血，接受了胸腔镜下左上肺叶切除术和纵隔淋巴结清扫。术后病理检查显示手术切除边缘阳性，复查肿瘤标志物 CA125、CEA（癌胚抗原）和 CA19-9 较前升高。自 2016 年 10 月 24 日起，患者接受非特异性免疫治疗，2016 年 12 月 25 日，CT 检查显示肺部没有癌症证据。血清肿瘤标志物检查显示 CA125、CEA 和 CA19-9 均降至正常范围。治疗结果被评定为完全缓解（CR）。2018 年 5 月，患者的左颈部出现淋巴结肿大，初期黄豆大小，1 个月后增大到核桃大小，伴随着局部潮红和发热，进而皮肤溃破。分泌物细菌培养阴性，局部组织病理检查显示腺癌，无 EGFR 突变，提示与原发性肺部肿瘤不同，为异质性生长。直到那时，仍然没有证据表明肺部癌肿复发。2019 年 1 月，患者本人决定接受 PD-1 抑制剂治疗。第一次注射后，很快出现咳嗽和呼吸急促；CT 显示全肺间质性肺炎，不久因呼吸衰竭而去世

续表

感想和经验	这是一个成功的治疗案例。患者肺肿瘤冷冻消融后，肿瘤坏死，大量出血；在紧急情况下，接受了肺叶切除治疗。出血停止，但残余癌肿组织仍然存在，复发是不可避免的。在这种情况下，患者仅接受了非特异性免疫治疗，2 个月后，CT 显示肺部没有癌症证据，肿瘤标志物完全降低到正常范围内。患者从发现肺癌到进展为 6 年多。从病理检查证明手术切除边缘有大量癌细胞，并开始非特异性免疫治疗，到左颈部淋巴结转移出现，为 19 个月，这一段无癌生存期可以假定为肿瘤休眠，但如果以肺部无癌症证据计算，则肺部肿瘤休眠时间为 26 个月。患者后来出现颈部淋巴结转移，病理检查显示为腺癌，但 EGFR 无突变，提示异质性生长，对原有治疗有抗性，也说明休眠有异质性。遗憾的是，患者最后因抗 PD-1 治疗的并发症而去世，否则他的生存期可能更长

代表性影像资料

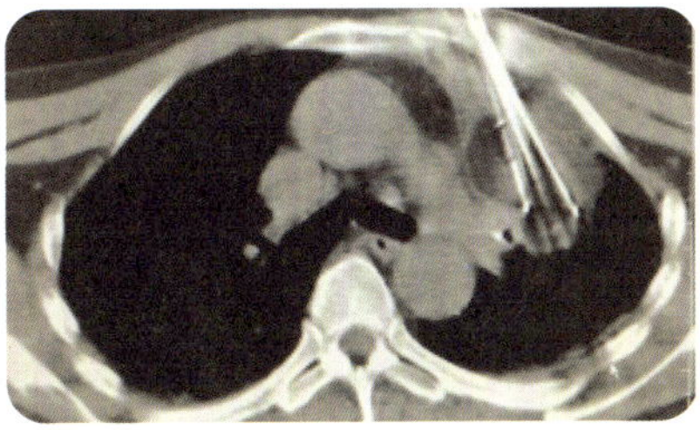

图 5-3 2016 年 8、9 月，患者左肺肿瘤冷冻消融

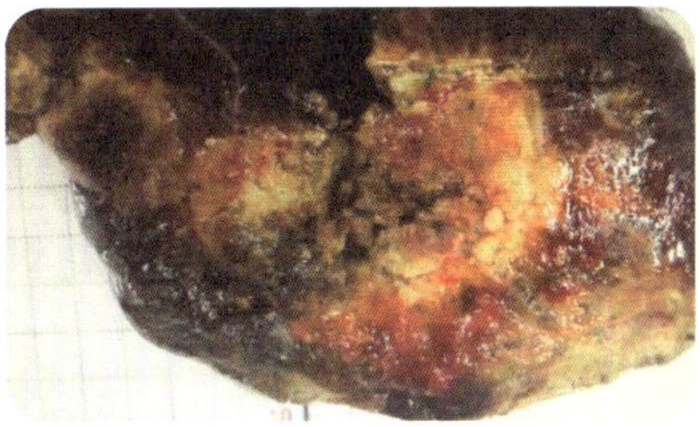

图 5-4 2016 年 10 月，肺叶切除止血（图为切下的肺标本）

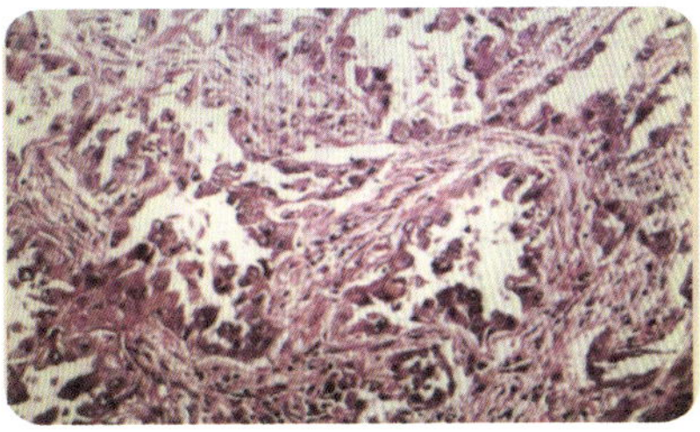

图 5-5 2016 年 10 月，病理切片显示切除的患者肺癌标本切缘有大量癌细胞

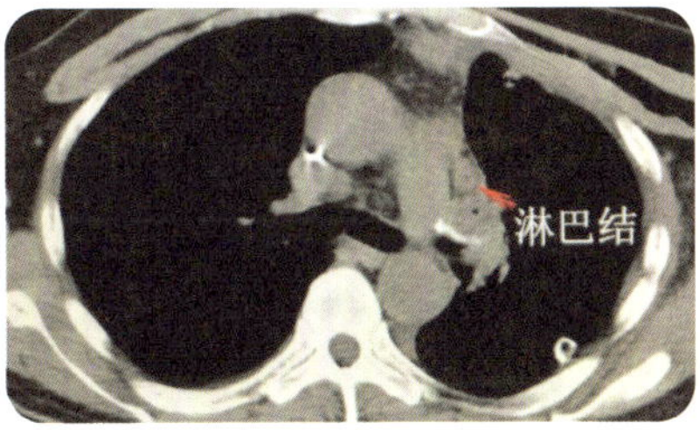

图 5-6 2016 年 12 月，非特异性免疫治疗后 CT 显示患者肺部没有癌症证据

1. 肺和胸腔肿瘤（20 例） 案例 2

性别 / 年龄 国家或地区	女 /38 岁 / 马来西亚
诊断	非小细胞肺癌伴多发性转移Ⅳ期
治疗	靶向治疗、放射治疗、非特异性免疫治疗
肿瘤无进展时间	7 个月（2016 年 8 月— 2017 年 3 月）
总生存时间	95 个月（2016 年 7 月— 2024 年 6 月）
简要病史	2016 年 7 月，患者感到呼吸急促和咳嗽，接受 CT 检查，被诊断为肺癌第Ⅳ期。肺活检显示腺癌。2016 年 8 月 14 日，患者住进广州复大肿瘤医院。CT 检查显示两肺播散性癌性结节，伴淋巴结、肝脏和骨骼多发性转移。患者呼吸困难。血氧饱和度为 90% 左右，活动后降至 80%。对肺肿瘤穿刺组织进行基因测试，发现 ROS1 易位突变。接受了克唑替尼口服治疗。1 周后，患者呼吸急促明显改善，血氧饱和度上升到 95% 以上。1 个月后 CT 显示原发性肺内病变和肺外转移均显著退缩。2017 年 3 月，患者出现头痛，MRI 检查显示脑转移。患者接受了颅脑放射治疗。自 2016 年 12 月 20 日起，患者接受非特异性免疫治疗。随访至 2024 年 6 月，病人自我感觉良好，坚持整天工作。定期 CT 和 MRI 检查显示肺部病变稳定，肝、骨和脑转移减少
感想和经验	患者入院时，病情十分严重，两肺播散性癌瘤，呼吸困难，轻微的运动即导致血氧饱和度显著下降。在发现 ROS1 易位突变之后，接受了克唑替尼治疗。但 7 个月后，患者出现脑转移。虽然接受放射治疗，但显然很难长时间存活。2024 年 6 月最后随访时，患者已经无进展存活了近 8 年。显然，综合治疗，包括靶向治疗和非特异性免疫治疗给患者带来了生存受益

代表性影像资料

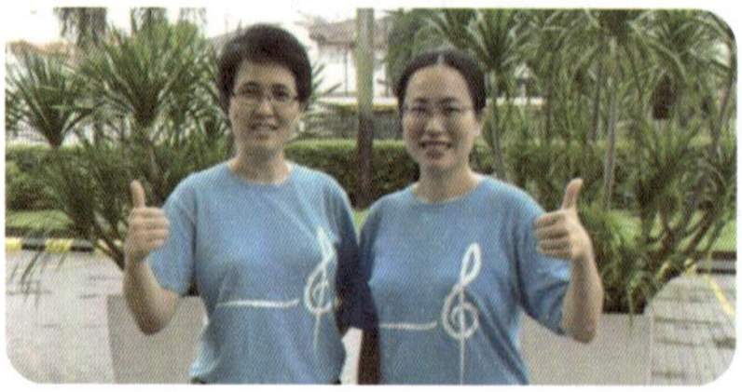

图 5-7 2020 年患者（左 1）和姐姐

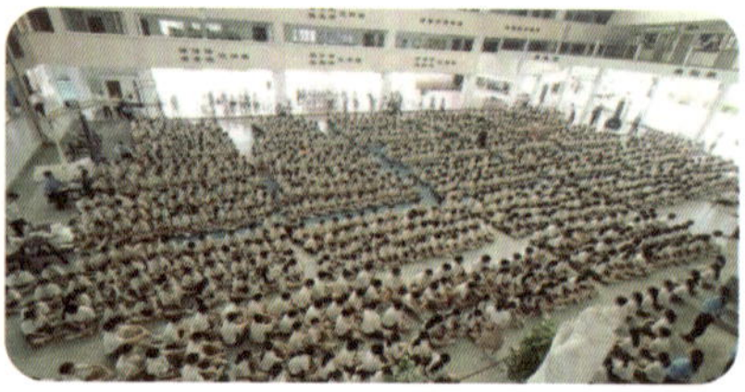

图 5-8 2020 年患者和姐姐在马来西亚巡回演出，鼓励武汉人民战胜疫情

1. 肺和胸腔肿瘤（20 例） 案例 3

性别 / 年龄 国家或地区	女 /89 岁 / 中国香港
诊断	右肺腺癌伴肺门淋巴结转移
治疗	非特异性免疫治疗
肿瘤无进展时间	28 个月（2008 年 2 月— 2010 年 6 月）
总生存时间	32 个月（2008 年 2 月— 2010 年 10 月）
简要病史	2008 年 2 月初，患者因咳嗽接受 CT 检查，显示右肺门有 3cm×4cm 大小的肿块，伴纵隔多个淋巴结转移，右胸腔有大量液体。肺活检显示分化不良腺癌。从胸腔抽出了 300 多毫升的血性液体。由于年纪太大，身体虚弱，她的家人拒绝接受化疗和放疗，除了胸腔放液等对症治疗外，只接受非特异性免疫治疗。11 个月后，CT 扫描显示胸腔积液和淋巴结转移消失，右肺门肿瘤不能清晰显示。患者自我感觉良好，直到 2010 年 6 月，出现头痛，CT 显示脑转移。患者于 2010 年 10 月因严重的肺部感染去世
感想和经验	这是一位 89 岁的高龄患者，在发病时已经有胸膜和纵隔淋巴结转移。手术绝对不可能，因为体质弱，也不能接受放疗和化疗。预期生命不会超过 1 年。幸运的是，该患者存活了 32 个月，在脑转移发生前的 28 个月内，患者没有任何痛苦，全身状况很好，体重增加了 5 公斤

代表性影像资料

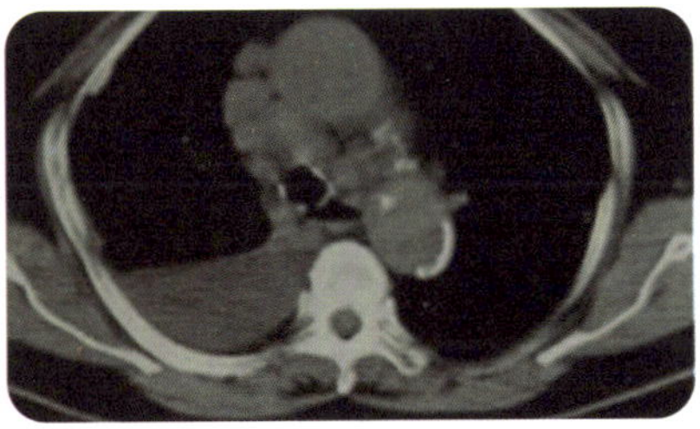

图 5-9 2008 年 2 月，CT 显示患者右肺门肿瘤，伴淋巴结转移和胸腔积液

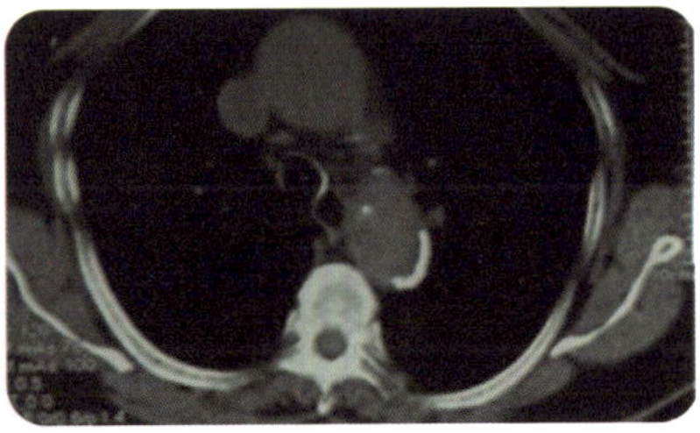

图 5-10 2009 年 1 月，治疗 11 个月后 CT 显示患者肺部无明显病变

1. 肺和胸腔肿瘤（20 例） 案例 4

性别 / 年龄 国家或地区	男 /65 岁 / 中国香港
诊断	左肺低分化腺癌 T3N0M1a Ⅳ A 期、双瓣膜修补术后心力衰竭、心功能III 级、高血压病
治疗	冷冻消融、氢氧气吸入
肿瘤无进展时间	37 个月（2020 年 11 月— 2023 年 12 月）
总生存时间	53 个月（2020 年 1 月— 2024 年 6 月）
简要病史	患者于 2020 年 1 月出现间断咳嗽、咳痰、气促，活动后加重。2020 年 10 月，体检发现左肺下叶背段结节、右肺上叶前段磨玻璃小结节、纵隔多发肿大淋巴结；心脏增大，主动脉瓣钙化，心包少量积液；双侧胸腔少量积液。2020 年 11 月 18 日，在广州复大肿瘤医院行左肺肿瘤穿刺活检 + 冷冻消融术。术后病理检查显示低分化腺癌。免疫组化 EGFR 无突变。患者因有双瓣膜手术史，心功能差，无法接受进一步治疗。术后自行氢氧气吸入，3000mL/min，3 ～ 4h/d。2021 年后定期复查，肿瘤缩小、纤维化，其他病变包括磨玻璃小结节、纵隔多发肿大淋巴结、心包和胸腔积液相继消失。随访至 2024 年 6 月，患者一直工作和正常生活，心功能也明显改善
感想和经验	该患者因合并严重的心功能不全，不可能接受手术，也拒绝接受化疗、放疗，又因无靶点，无法接受分子靶向治疗，仅接受了左肺肿瘤冷冻消融术，术后自行氢氧气吸入。看来，是冷冻消融和氢氧气吸入发挥了作用

代表性影像资料

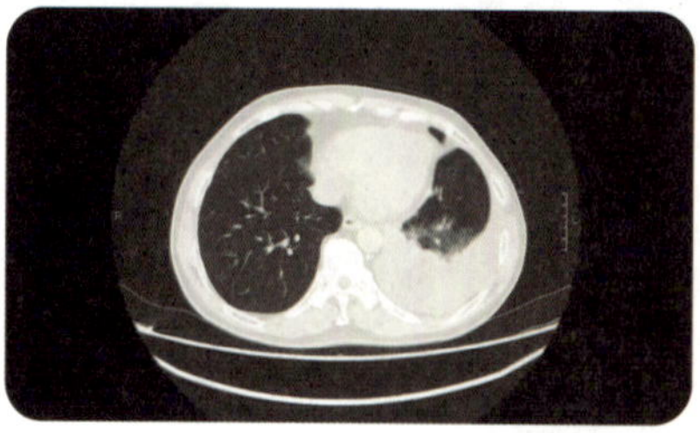

图 5-11 2020 年 11 月，CT 显示冷冻消融前患者左肺占位性病变

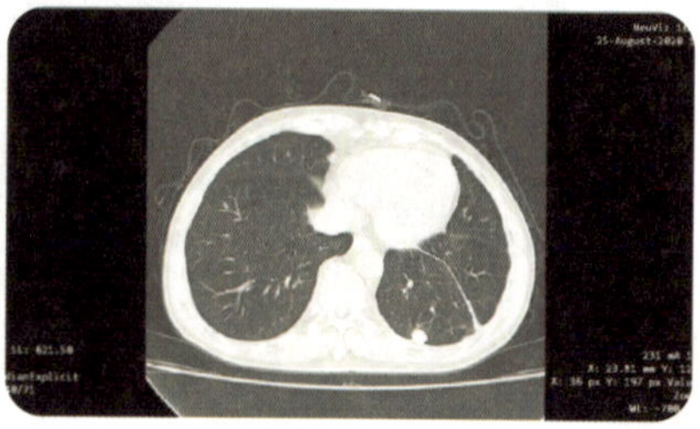

图 5-12 2021 年 11 月，CT 显示冷冻消融后 1 年复查，患者肿瘤缩小、有纤维化

（施娟娟提供）

1. 肺和胸腔肿瘤（20 例） 案例 5

性别 / 年龄 国家或地区	男 /65 岁 / 马来西亚
诊断	右肺中分化腺癌术后复发ⅣA 期 T1bN0M1a、肺内多发性转移
治疗	手术切除—冷冻、经皮冷冻消融、氢氧气吸入
肿瘤无进展时间	39 个月（2012 年 12 月— 2016 年 3 月）
总生存时间	138 个月（2012 年 12 月— 2024 年 6 月）
简要病史	患者于 2012 年 12 月进行气管镜检查，提示右肺上叶气管内肿块，病理活检提示中分化腺癌，未检测到突变靶点。PET-CT 提示：右肺恶性肿瘤，肿瘤最大径 11cm。患者先接受 2 周期血管介入化疗（培美曲塞、顺铂）。2013 年 2 月剖胸探查，进行右上中肺叶切除、纵隔淋巴结切除手术，术中配合冷冻。术后行 4 周期血管介入化疗。术后给予区域性灌注化疗 6 次。2016 年 3 月，PET-CT 检查发现右肺两结节，给予经皮冷冻消融，2 个月后 PET-CT 提示右肺两结节消失。2 年后 PET-CT 提示右肺复发性高代谢病灶，肿瘤最大径约 1.5cm。给予冷冻消融治疗。从 2020 年开始患者一直自行吸入氢氧气（66%H_2+33%O_2，3000mL/min，3 ～ 4h/d）。此后病情稳定，随访至 2024 年 6 月，患者一直带瘤生存
感想和经验	该例患者确诊有肺腺癌，无靶点。从 2013 年患者接受手术、冷冻和区域性灌注化疗，至 2018 年，期间 2 次复发。近几年病情稳定。患者自行吸入氢氧气，这可能是患者近几年病情稳定的原因

代表性影像资料

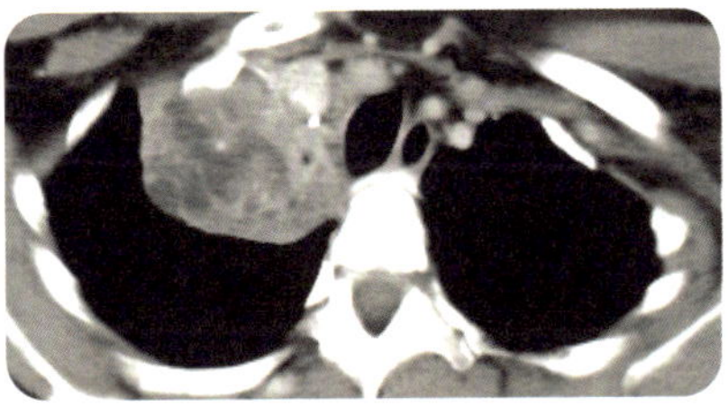

图 5-13 2013 年，CT 显示患者右肺前叶巨大占位性病变

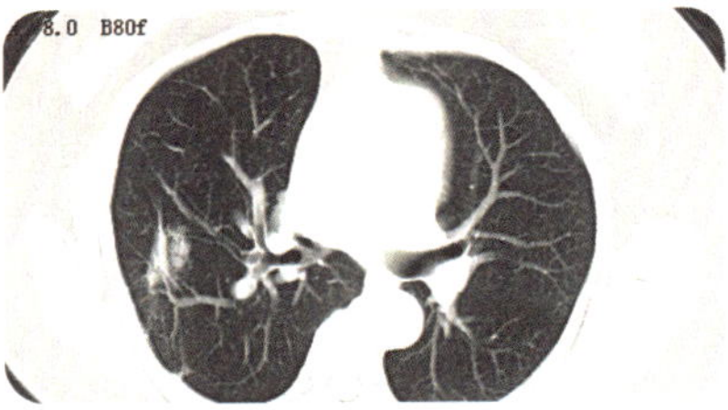

图 5-14 患者 2018 年复发的右肺中叶病灶，成功接受了冷冻消融治疗后肿瘤稳定（2019 年 1 月患者复查 CT 影像）

（徐炯源提供）

1. 肺和胸腔肿瘤（20例） 案例6

性别 / 年龄 国家或地区	女 /52 岁 / 中国深圳
诊断	左肺腺癌伴纵隔淋巴结、肋骨和脑转移
治疗	化疗、非特异性免疫治疗
肿瘤无进展时间	72 个月（2009 年 3 月— 2015 年 3 月）
总生存时间	108 个月（2008 年 6 月— 2017 年 6 月）
简要病史	患者于 2008 年 6 月被诊断出非小细胞肺癌，活检确认为未分化腺癌，接受 6 周期化疗，过程顺利。2009 年 2 月，CT 和 MRI 检查显示：左肺门有 4cm×3cm 大小的肿块，边缘不规则；纵隔有多个肿大淋巴结；多根肋骨破坏；全脑多个转移性肿瘤。患者头痛呕吐，拒绝继续化疗和全脑照射。从 2009 年 3 月初起，接受复合免疫治疗法；1 个月后，病人的头痛完全消失；2 个月后，MRI 检查显示，脑和肋骨大部分转移已经消失。此后，除继续进行非特异性免疫治疗，直到 2014 年未接受任何其他治疗。在此期间，患者享受着正常的生活。定期 CT 和 MRI 检查表明肺肿瘤变小，未显示脑和骨转移。2015 年患者遭受心理创伤，不久之后出现脑转移。患者于 2017 年 6 月因脑衰竭而去世
感想和经验	患者是一名大学教师。2009 年 2 月，当时中国没有分子靶向治疗，治疗方法只有化疗和放疗。患者化疗期间发生脑转移。患者拒绝接受放射治疗，仅仅接受了非特异性免疫治疗。其后，患者病情逐步好转，并在此后多年保持良好的生活状态。如果她后来没有遭受心理创伤，也许疾病（脑转移）复发会推迟。从接受非特异性免疫治疗至脑转移，患者的肿瘤无进展时间长达 6 年。而且，在脑转移复发后，患者又继续生存了 2 年多

1. 肺和胸腔肿瘤（20 例） 案例 7

性别 / 年龄 **国家或地区**	女 /45 岁 / 中国江苏
诊断	右肺腺癌伴纵隔淋巴结、肋骨和脑转移
治疗	靶向药物、局部介入化疗、冷冻消融、氢氧气吸入
肿瘤无进展时间	72 个月（2016 年 8 月— 2022 年 8 月）
总生存时间	78 个月（2016 年 8 月— 2023 年 2 月）
简要病史	患者于 2016 年 8 月 30 日至当地医院体检，CT 提示右肺肿物（大小 2.7cm×2.5cm）伴纵隔淋巴结增大。来广州复大肿瘤医院细针穿刺活检提示：中分化腺癌；基因检测结果：EGFR19 外显子缺失。给予口服厄洛替尼行靶向治疗，同时接受 4 次局部介入化疗（培美曲赛 0.8g+ 顺铂 80mg），后接受右肺肿瘤冷冻消融。定期复查病变稳定。2022 年 8 月 PET-CT 检查见右上肺结节灶（大小 1.7cm×2.6cm×1.5cm），活检显示为局部复发，后接受冷冻消融治疗。患者曾接受三氧免疫自血治疗和免疫细胞回输。从 2020 年至 2023 年，3 年一直自行氢氧气吸入（67%H_2+33%O_2，3000mL/min，3 ～ 4h/d）
感想和经验	该患者入院时肺癌处于 PT3N0M0 Ⅱ B 期，不能接受常规手术治疗，仅接受了冷冻消融、介入化疗（局部）等治疗，存活至最后随访时，身体状况良好。这是一位典型的与癌共存患者。冷冻消融对肿瘤免疫有调控作用，冷冻可以有效摧毁肿瘤细胞，冷冻引起的肿瘤细胞坏死伴随着肿瘤抗原的释放，后者可激活免疫细胞，刺激抗肿瘤免疫反应

代表性影像资料

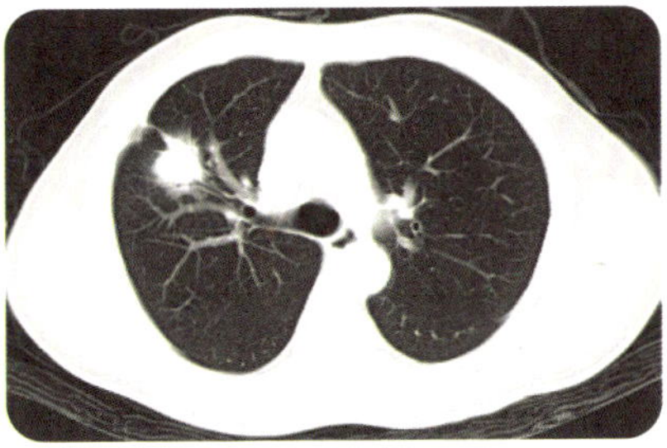

图 5-15 2016 年 10 月，治疗前 CT 显示患者右肺肿瘤

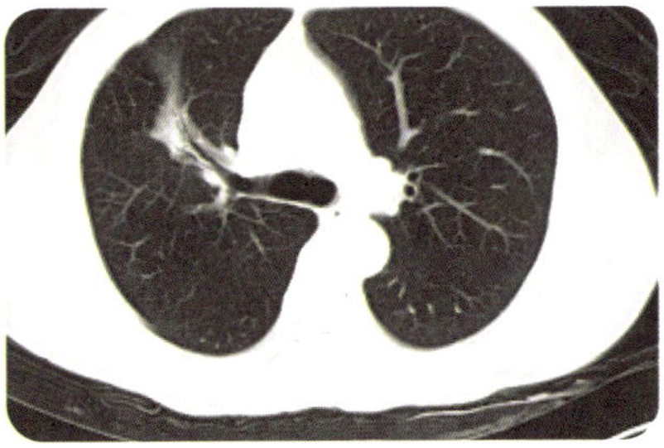

图 5-16 2017 年 10 月，治疗后 CT 显示患者右肺肿瘤病变缩小、稳定

（陈雪霞提供）

1. 肺和胸腔肿瘤（20 例） 案例 8

性别 / 年龄 国家或地区	男 / 59 岁 / 中国湖南
诊断	右肺中低分化腺癌（T4N3M1 ⅣB 期）伴右后肋和腹膜后淋巴结转移
治疗	手术、化疗、^{125}I 粒子植入、免疫治疗
肿瘤无进展时间	11 个月（2017 年 9 月— 2018 年 8 月）
总生存时间	102 个月（2015 年 12 月— 2024 年 6 月）
简要病史	患者于 2015 年在当地体检发现右肺占位，未予处理，肿瘤逐渐增大。2016 年 11 月，接受右肺癌根治术，术后病理：肺中低分化腺癌，肿瘤侵达脏层胸膜；免疫组化：ALK(-)、EGFR 无突变、ki67（+40%）。术后诊断：右肺中低分化腺癌。术后行化疗 4 程（培美曲塞 + 洛铂），过程顺利。2017 年 8 月，出现咳嗽、气促，PET-CT 检查提示右侧胸膜多发结节转移（大小约 19mm×13mm 及 11mm×7mm）；右肺门及纵隔多发淋巴结转移，右侧胸腔中量积液。2017 年 9 月至 2018 年 1 月，给予化疗（紫杉醇酯质体 + 卡铂联合贝伐珠单抗）6 个周期，随后行右侧胸膜转移灶 ^{125}I 粒子植入术。2018 年 8 月复查显示，原病灶增大并出现右肺门新病灶。2019 年 3 月，行抗 PD-1 联合紫杉醇化疗。2021 年 4 月，CT 显示右侧第 7 后肋、纵隔、肝门区、腹膜后多发淋巴结转移；给予右后肋及胸膜肿瘤 ^{125}I 粒子植入术，同时予卡瑞利珠单抗加白蛋白紫杉醇。随访至 2024 年 6 月，患者病情稳定
感想和经验	据《美国医学会杂志》2019 年一篇综述报告，转移性非小细胞肺癌 5 年生存率小于 5%。本例患者已生存 8 年。主要接受了免疫加化疗作为全身性治疗，结合局部消除（^{125}I 粒子植入）治疗。近距离放射治疗具有远隔效应，这在本例中可以得到证明

代表性影像资料

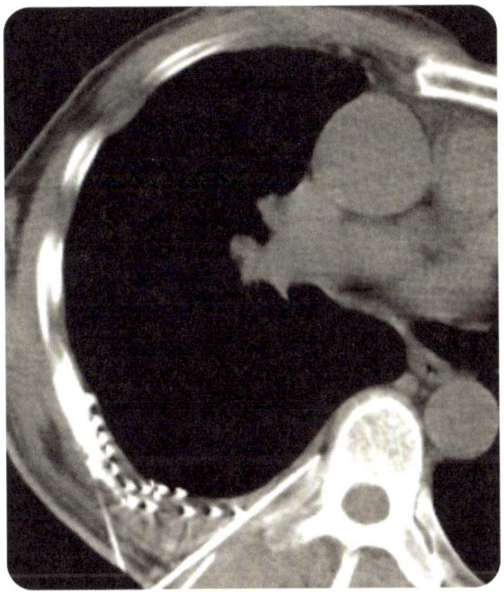

图 5-17 2018 年 8 月，CT 显示患者右肺门部肿瘤

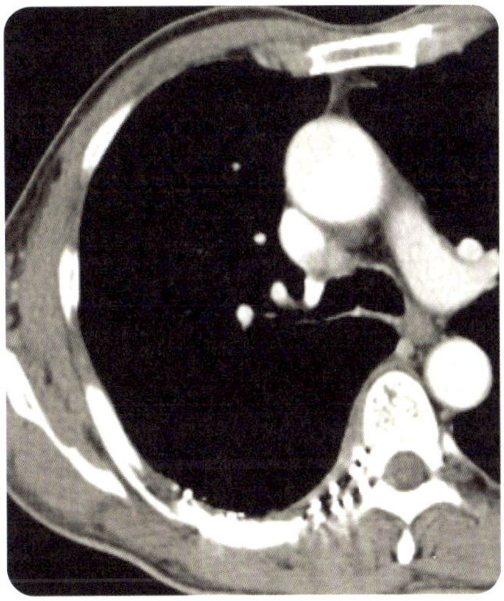

图 5-18 2019 年 3 月，CT 显示患者治疗后肿瘤退缩

（刘树鹏提供）

1. 肺和胸腔肿瘤（20 例） 案例 9

性别 / 年龄 国家或地区	女 / 78 岁 / 中国广东
诊断	右肺腺癌术后复发
治疗	靶向治疗、冷冻消融
肿瘤无进展时间	24 个月（2020 年 9 月— 2022 年 9 月）
总生存时间	100 个月（2014 年 8 月— 2022 年 12 月）
简要病史	患者于 2014 年 8 月因“右肺癌ⅢB 期”在当地医院行右肺癌根治术，病理检查提示中分化腺癌，EGFR19 外显子突变；术后口服凯美纳靶向治疗，病情控制稳定。直到 2019 年 5 月复查，CT 提示右肺门区软组织影，考虑肿瘤复发，查血 T790M 突变，改服奥希替尼靶向治疗。2020 年 7 月血清癌胚抗原逐渐升高，2020 年 9 月入广州复大肿瘤医院，在 CT 引导下接受经皮右肺肿瘤冷冻消融术，术后继续口服奥希替尼。2 年后，患者再次入住广州复大肿瘤医院，血清癌胚抗原明显升高 ,CT 提示右肺下叶转移，纵隔淋巴结较前稍增大，再次接受肿瘤冷冻消融术。随访至 2022 年 12 月，肺部无明显肿瘤复发征象，血清癌胚抗原下降
感想和经验	这是肺癌手术后复发患者，除了接受靶向治疗外，主要接受经皮冷冻消融治疗。冷冻消融既能消除瘤块，还能产生冷冻免疫，从某种意义上说，优于手术切除。对于手术后复发的患者，冷冻可能是最好的选择

代表性影像资料

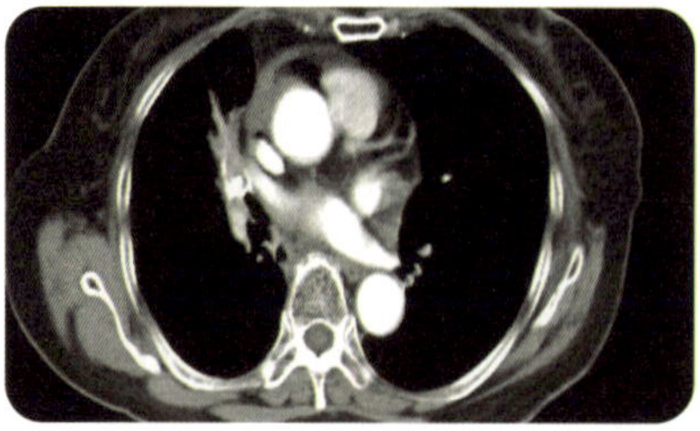

图 5-19 2020 年 9 月，CT 显示患者右肺肿瘤

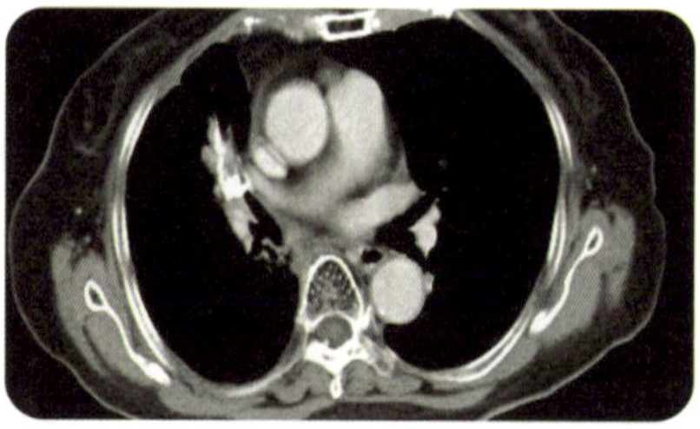

图 5-20 2021 年 9 月，胸部 CT 随访显示患者肿瘤退缩

（石海燕提供）

1. 肺和胸腔肿瘤（20 例） 案例 10

性别 / 年龄 国家或地区	男 /67 岁 / 中国云南
诊断	右肺鳞状细胞癌ⅢB 期（T4N3M0）
治疗	冷冻消融、^{125}I 粒子植入、携药微球血管介入、非特异性免疫治疗
肿瘤无进展时间	168 个月（2009 年 12 月— 2023 年 12 月）
总生存时间	191 个月（2008 年 7 月— 2024 年 6 月）
简要病史	患者于 2008 年 7 月出现痰中带血，胸部 CT 检查显示右肺部占位性病变，大小约 2.8cm×2.8cm；PET-CT 显示右上肺尖区见肿块影、气管前腔静脉后间隙肿大淋巴结、右肺内小结节转移。考虑肺癌，接受化疗 7 周期。肿瘤未出现退缩。2009 年 5 月，PET-CT 显示右肺上叶包块、颈部淋巴结、纵隔淋巴结转移。2009 年 12 月，胸部 CT 检查显示右纵隔淋巴结肿大伴右侧胸腔积液。右肺肿块活检显示肺鳞状细胞癌。给予瘤组织冷冻消融 +^{125}I 粒子植入。同时给予携药微球血管介入化疗。3 个月后，PET-CT 显示右肺上叶肿块代谢降低，肿瘤活性已受抑，但纵隔淋巴结增大，右侧胸膜增厚，胸腔积液增加，活检提示胸膜转移。给予纵隔转移淋巴结和胸膜 ^{125}I 粒子植入。2014 年 4 月 29 日，PET-CT 显示右肺上叶肿瘤和纵隔转移代谢降低，肿瘤活性处于受抑状态，残留右侧胸腔积液（包括叶间裂）。给予胸腔置管引流半个月，胸腔内反复注入化疗药物和白介素 -2。其后，患者接受胸腺肽类非特异性免疫治疗和小剂量化疗（节奏化疗）。随访至 2024 年 6 月，未见复发
感想和经验	肺鳞状细胞癌是非小细胞肺癌的一种独特的组织学亚型，由于其特定的临床病理特征（包括年龄较大、诊断时为疾病晚期、共存性疾病和肿瘤的中心位置），治疗具有挑战性，使得患者的中位生存期比其他非小细胞肺癌亚型患者短约 30%。获得批准的治疗方案有耐昔妥珠单抗（Necitumumab）、阿法替尼（Afatinib）、纳武利尤单抗（Nivolumab）、帕博利珠单抗（Pembrolizumab）和阿替利珠单抗（Atezolizumab），都未显示能有效延长患者生存期。该例被诊断时，已经有纵隔和胸腔转移，显然不适宜手术，接受化疗，未能遏制疾病进展。出乎意料的是，患者生存 15 年多，且一直保持正常生活和工作，是为奇迹，其原因主要是采用“消灭 + 改造”与癌共存的策略，实施非严酷性综合治疗手段

1. 肺和胸腔肿瘤（20 例） 案例 11

性别 / 年龄 国家或地区	女 /56 岁 / 中国广东
诊断	左肺鳞状细胞癌
治疗	手术、介入化疗、冷冻治疗、^{125}I 粒子植入
肿瘤无进展时间	12 个月（2016 年 3 月— 2017 年 3 月）
总生存时间	96 个月（2014 年 12 月— 2022 年 12 月）
简要病史	患者于 2014 年 12 月行全身 PET-CT 检查，提示左肺下叶后基底段高代谢结节，大小约 1.9cm×2.4cm，考虑为周围型肺癌，接受胸腔镜下左下肺癌根治术，术后病理结果：肺中分化鳞状细胞癌，病理分期 T2aN0M0 ⅠB 期。术后未给予放化疗。2016 年 3 月，CT 显示左侧胸膜转移、膈肌脚及腹膜后多发肿大淋巴结转移，部分相互融合，较大的位于脊柱左侧旁，大小约 5.4cm×3.5cm，给予左胸膜肿瘤冷冻消融和腹膜后转移 ^{125}I 粒子植入治疗。之后给予区域性血管介入化疗 6 周期。一年后复查，MRI 显示全身多发性淋巴结转移，涉及左锁骨上、双侧颈部、纵隔、胸 12 椎体、双侧腋窝及腹膜后。从 2017 年 3 月至 2021 年 3 月，反复接受 ^{125}I 粒子植入、药物局部注射，同时接受小剂量节奏化疗。其后定期复查，至 2022 年 12 月，病情稳定
感想和经验	该例肺鳞状细胞癌虽然在获诊时为“小癌”，并予手术切除，但仅稳定 15 个月，便发生全身多发性转移。这说明手术切除仅仅是一种“消灭”手段，患者要生存下来，尚需接受全身性治疗。该患者接受了 ^{125}I 粒子植入和小剂量节奏化疗。尽管转移范围广，但患者存活至最后随访时，已 8 年。^{125}I 粒子近距离照射有免疫促进作用，节奏化疗具有促进免疫和抑制血管新生的全身性效应，这些均可能发挥了作用

代表性影像资料

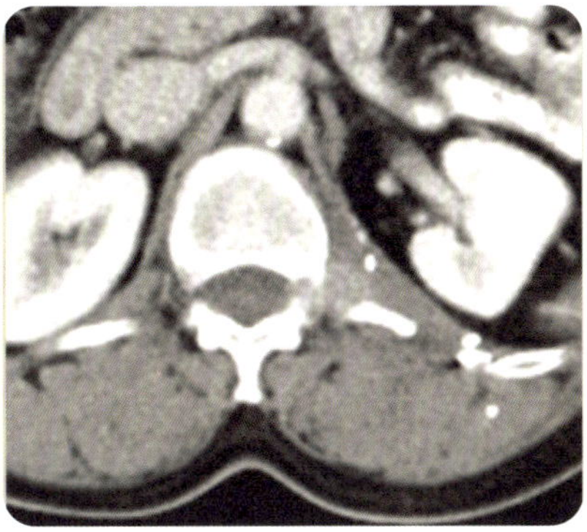

图 5-21 2020 年 5 月，CT 显示左侧膈肌脚间隙转移淋巴结

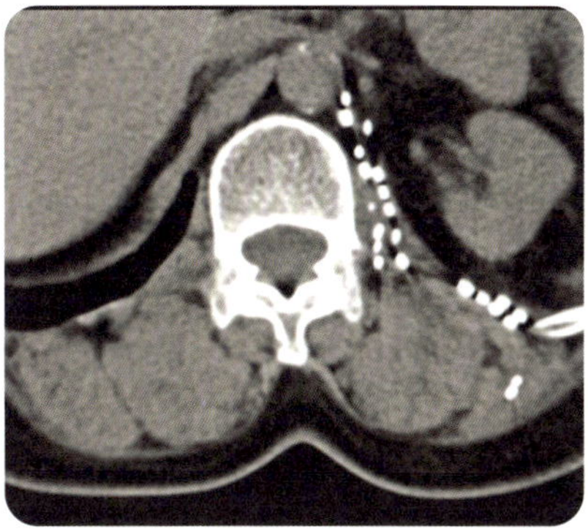

图 5-22 2022 年 6 月，接受 ^{125}I 粒子植入后，患者左侧膈肌脚间隙转移淋巴结缩小

（王杰夫提供）

1. 肺和胸腔肿瘤（20 例） 案例 12

性别 / 年龄 国家或地区	男 /94 岁 / 中国广东
诊断	右肺鳞状细胞癌
治疗	冷冻消融
肿瘤无进展时间	84 个月（2004 年 7 月— 2011 年 7 月）
总生存时间	84 个月（2004 年 7 月— 2011 年 7 月）
简要病史	患者于 2004 年 7 月出现右侧胸壁剧烈疼痛。活检显示为右肺鳞状细胞癌。给予经皮冷冻消融，术后疼痛消失。未再接受任何治疗。肿瘤逐步退缩，直到几乎完全消失。患者健存至 101 岁去世
感想和经验	该患者高龄，系肺鳞状细胞癌。主要症状是胸痛。给予经皮冷冻消融后，疼痛消失，肿瘤被遏制，无病生存 7 年，堪称奇迹

代表性影像资料

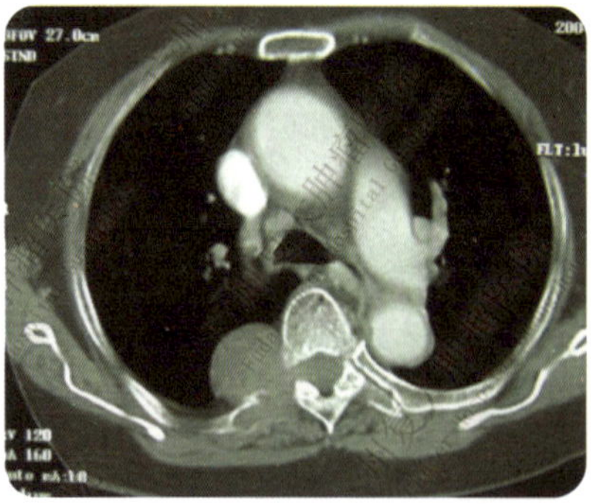

图 5-23 2004 年 7 月，冷冻治疗前 CT 显示患者右后肺癌，侵犯胸膜

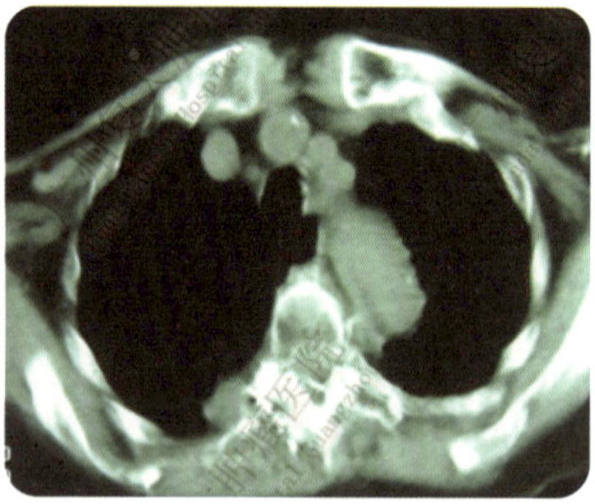

图 5-24 2008 年，治疗后第 4 年复查，CT 显示患者肿瘤几乎全部消失

1. 肺和胸腔肿瘤（20 例） 案例 13

性别 / 年龄 国家或地区	男 /76 岁 / 新加坡
诊断	左肺癌（腺癌）
治疗	冷冻消融
肿瘤无进展时间	168 个月（2002 年 6 月— 2016 年 6 月）
总生存时间	171 个月（2002 年 3 月— 2016 年 6 月）
简要病史	患者于 2002 年因咳嗽至当地医院检查，发现左后肺肿瘤，肿瘤最大径 3cm，活检显示腺癌。患者年事已高，心功能不全，拒绝手术和放化疗。给予 CT 引导下经皮冷冻消融，随后未做任何治疗。至最后随访，患者一直健康生存。复查 CT，未显示肿瘤证据
感想和经验	对于小的肺肿瘤，尤其是肿瘤最大径小于 2cm 的肺肿瘤，单纯冷冻即可消除。冷冻是通过微创方法进行的，相当于手术切除，这种微创疗法非常适合高龄、伴有基础疾病的患者

代表性影像资料

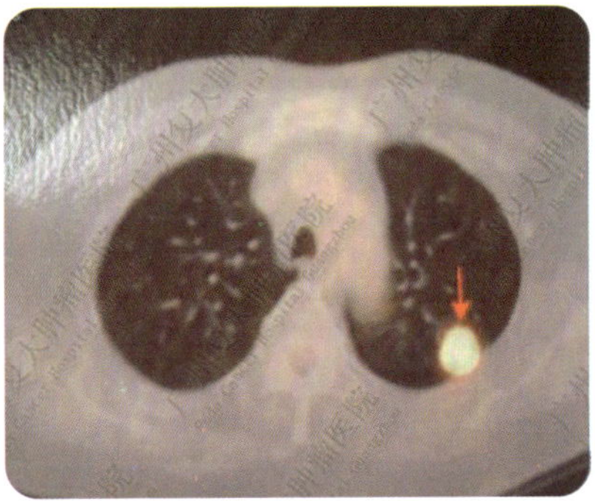

图 5-25 2002 年 6 月， PET-CT 显示患者肺癌

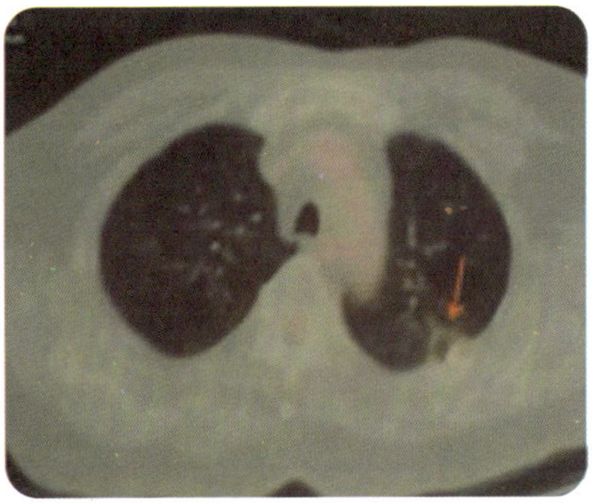

图 5-26 2007 年，冷冻消融后第 5 年，PET-CT 显示患者肺部占位性病变几乎消失

1. 肺和胸腔肿瘤（20 例） 案例 14

性别 / 年龄 国家或地区	女 /46 岁 / 印度尼西亚
诊断	左肺腺癌伴多发性转移
治疗	冷冻消融、区域性血管介入化疗、非特异性免疫治疗
肿瘤无进展时间	26 个月（2010 年 10 月— 2012 年 12 月）
总生存时间	34 个月（2010 年 10 月— 2013 年 8 月）
简要病史	患者于 2010 年 10 月发现左肺多发性病变，伴颈部多发性淋巴结肿大。活检显示腺癌，低分化。给予肺原发肿瘤和颈部转移淋巴结逐个经皮冷冻消融。同时给予区域性血管介入化疗、非特异性免疫治疗。病情得到控制。3 个月后肺内病变大部分消失。疾病稳定长达 26 个月，2012 年 12 月出现脑转移
感想和经验	该例肺癌被诊断时已经处于进展状态。接受以冷冻消融为主的综合治疗后，肺部病变基本消失。这在当时（无靶向药和抗 PD-1）实属罕见。患者后来出现脑转移。近年来应用氢氧气吸入，发现对脑转移有控制作用，可惜当时患者未能使用到此项治疗方法

代表性影像资料

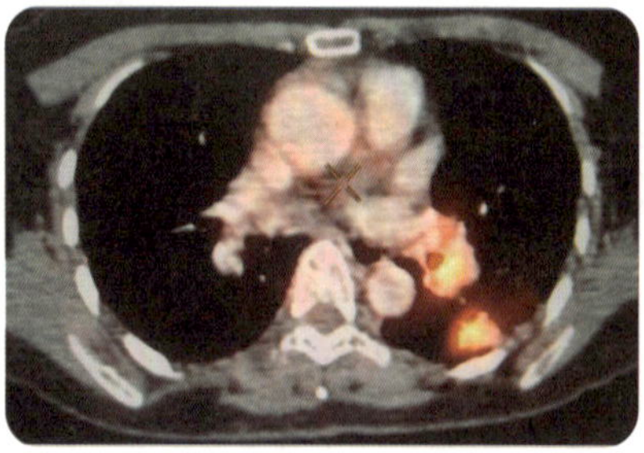

图 5-27 2010 年 10 月，PET-CT 显示患者左肺多发性占位性病变

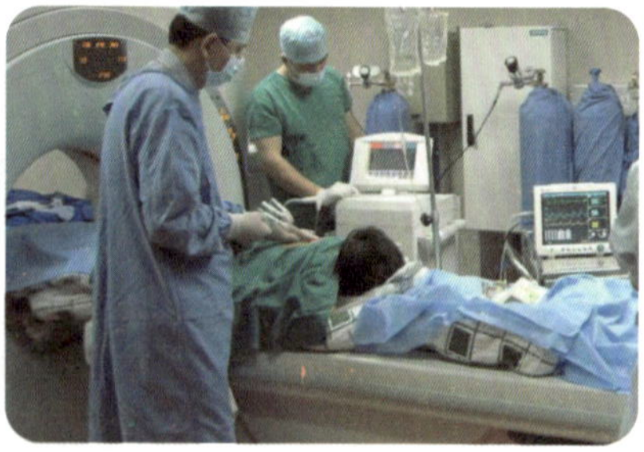

图 5-28 2010 年 10 月，患者接受经皮冷冻消融治疗

1. 肺和胸腔肿瘤（20 例） 案例 15

性别 / 年龄 国家或地区	女 /46 岁 / 印度尼西亚
诊断	右肺腺癌
治疗	冷冻消融、区域性血管介入化疗
肿瘤无进展时间	60 个月（2009 年 7 月— 2014 年 7 月）
总生存时间	60 个月（2009 年 7 月— 2014 年 7 月）
简要病史	患者于 2009 年 7 月出现呼吸困难。支气管镜检查发现气管隆嵴处狭窄。CT 显示右肺门肿瘤压迫隆突部气管。活检显示腺癌，低分化。给予 CT 下冷冻消融。同时给予区域性血管介入化疗 4 次。患者呼吸困难消失。5 年后随访，未见肿瘤复发
感想和经验	气管附近的中央型肺癌治疗十分困难，手术难以进行，主要依靠化疗和放疗。冷冻消融是可选择的治疗手段，但由于肿瘤位置临近心脏和大血管，经皮插入冷冻探针对医生的技艺要求很高。本例冷冻治疗后取得十分良好的效果，医生技艺的精湛对治疗发挥了重要的作用

代表性影像资料

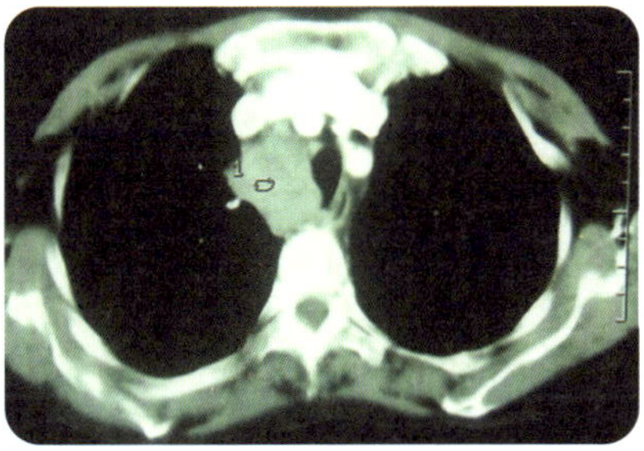

图 5-29 2009 年 7 月，CT 显示患者右肺肿瘤压迫气管

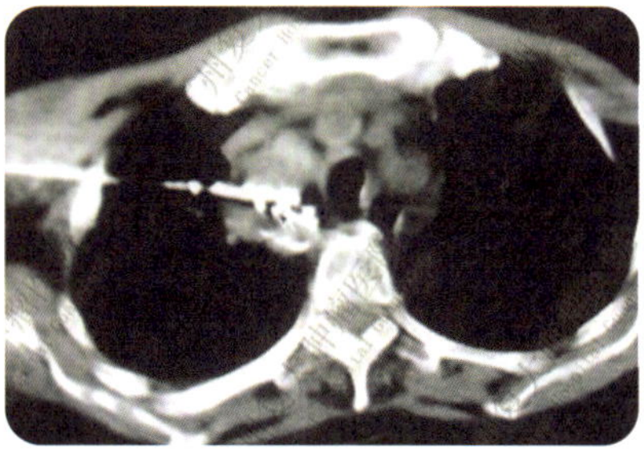

图 5-30 2009 年 7 月，CT 显示正在给予患者经皮冷冻消融治疗

1. 肺和胸腔肿瘤（20 例） 案例 16

性别 / 年龄 国家或地区	女 /64 岁 / 中国山东
诊断	右肺腺癌伴多发性转移
治疗	化疗、放疗、非特异性免疫治疗
肿瘤无进展时间	空缺
总生存时间	108 个月（2013 年 7 月— 2022 年 7 月）
简要病史	患者于 2013 年 7 月 25 日因咳嗽、咳痰、痰中带血，被诊断为右下肺周围型肺癌，接受了肺下叶切除 + 淋巴结清扫术。术后病理显示肺高分化腺癌，EGFR/ALK 基因无突变。2015 年 4 月，CT 显示左肺出现肿瘤，活检显示中分化腺癌。2015 年 5 月进入广州复大肿瘤医院，接受 CT 下左肺肿瘤冷冻消融，同时接受区域性血管介入化疗共 4 次。其后，患者肿瘤多次复发，遍及两肺。至 2021 年，先后共接受 7 次冷冻消融治疗，同时接受血管介入化疗 16 次。其间，患者在其他医院曾接受肿瘤微波消融、热疗及栓塞治疗，以及纳武利尤单抗和赫赛汀等治疗，病情均未获得改善。至 2022 年 7 月最后随访时，患者肺部转移仍有残留，但进展相对缓慢，生活能够自理，对这一结果，患者感觉满意
感想和经验	EGFR/ALK 基因无突变的肺腺癌，除了早期可手术切除外，主要依靠化疗。虽然大约 16.8% 的肺癌患者在诊断后能生存 5 年，但根据美国监测、流行病学和最终结果数据库的资料，Ⅳ期患者的中位生存期仅为 4 个月。本例患者手术后两肺多发性反复转移，疾病属于Ⅳ期，却能存活 9 年以上，从发生转移起，也已经生存 5 年。这表明综合治疗，尤其是采用冷冻消融与癌瘤打运动战，让患者长期与癌共存，是首选的治疗策略

（王峰提供）

1. 肺和胸腔肿瘤（20 例） 案例 17

性别 / 年龄 国家或地区	女 /46 岁 / 中国浙江
诊断	左肺小细胞肺癌伴多发性转移
治疗	化疗、放疗、非特异性免疫治疗
肿瘤无进展时间	13 个月（2016 年 11 月— 2017 年 12 月）
总生存时间	24 个月（2015 年 12 月— 2017 年 12 月）
简要病史	2015 年 12 月，患者被诊断出患有左肺小细胞肺癌，伴纵隔淋巴结转移。接受同期放化疗后，肺肿瘤消失，转移性淋巴结缩小。8 个月后，患者出现剧烈腰痛，PET-CT 检查显示左胸腔出现新的肿瘤，伴 T11 胸椎转移、胸腔大量积液，MRI 显示多个脑转移，血液肿瘤标志物 CA125 显著升高。自 2016 年 11 月 11 日起，接受非特异性免疫治疗注射，以及脑伽马刀治疗。2016 年 12 月底，CT 复查显示胸腔积液消失，患者疼痛完全消失，可以正常享受生活，CA125 下降到正常范围。肿瘤反应被评估为 CR。2017 年 12 月，患者因疾病进展而死亡
感想和经验	几乎所有小细胞肺癌患者在诊断后都有全身播散的趋势。虽然此种肺癌对放疗和化疗敏感，但很快会产生耐药性。一般在化疗后几个月内复发，并出现多发性转移。迄今为止，还没有针对小细胞肺癌的有效靶向药物。该患者接受复合免疫治疗后，出现良好效果，可以评估为 CR。癌症处于休眠状态，持续 12 个月，这是令人鼓舞的

代表性影像资料

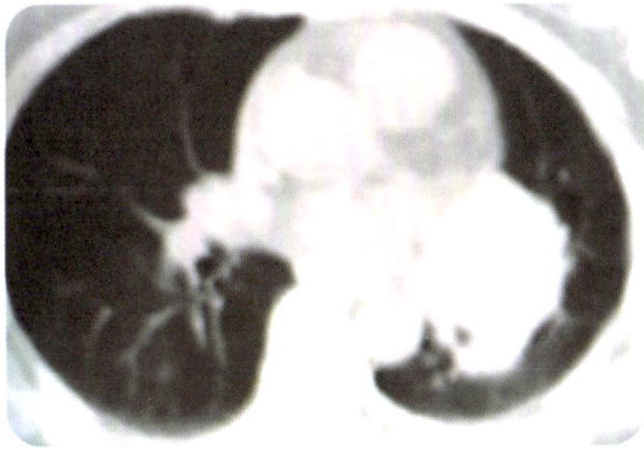

图 5-31 2016 年 8 月，患者肿瘤复发，PET-CT 检查显示患者左肺大块肿瘤

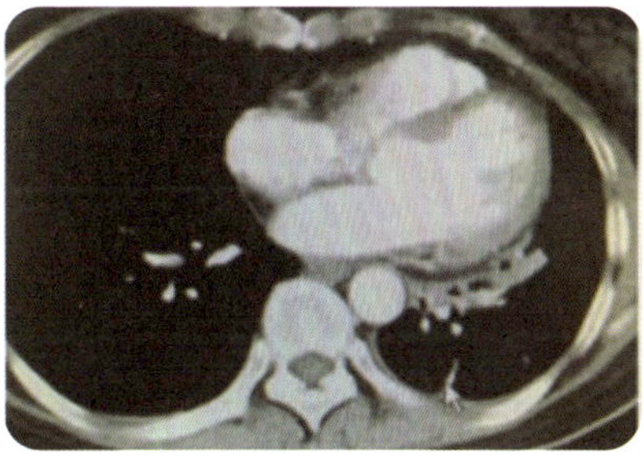

图 5-32 2016 年 12 月，CT 复查显示患者左肺肿瘤大部分消失

1. 肺和胸腔肿瘤（20 例） 案例 18

性别 / 年龄 国家或地区	女 /82 岁 / 菲律宾
诊断	左肺小细胞肺癌伴多发性转移
治疗	支气管腔内冷冻治疗、射频消融、^{125}I 粒子植入、血管介入化疗、非特异性免疫治疗
肿瘤无进展时间	23 个月（2013 年 6 月— 2015 年 5 月）
总生存时间	84 个月（2012 年 10 月— 2019 年 10 月）
简要病史	患者于 2012 年 10 月出现咳嗽，胸部 X 线和 CT 显示：左肺心脏旁占位性病变，大小约 5.8cm×5.2cm，局部肺不张。未予进一步处理。至 2013 年 2 月，患者突然再次出现频繁咳嗽、左肩部疼痛，并间断咳痰带血。2013 年 3 月 CT 显示：左中下肺肿物较前增大，肿瘤最大径约 6.5cm，局部肺血管受侵，双肺上叶多发结节，左肺门可见肿大淋巴结；2013 年 6 月 PET-CT 检查显示：左下肺癌并阻塞性肺炎，纵隔淋巴结转移；纤维支气管镜检查显示：左下支气管开口处新生物阻塞。于 2013 年 6 月行左肺下叶支气管腔内冷冻和射频消融加活检术。术后病理显示左下肺小细胞肺癌。其后，又行左肺癌 ^{125}I 粒子植入术，植入 ^{125}I 粒子 30 粒，再行 6 周期左肺血管介入化疗（顺铂 + 依托泊苷）。2014 年 1 月复查，PET-CT 检查显示肿瘤活性受抑。继续行 2 周期左肺血管介入化疗。2014 年 10 月，PET-CT 检查示肿瘤活性受抑。2015 年 5 月，PET-CT 检查显示：右肺中叶斑片影，代谢异常活跃，左侧肾上腺体部类结节，代谢稍活跃。行右肺和左侧肾上腺肿瘤冷冻消融术。其后行 3 周期左肺左肾上腺区域性血管介入化疗。2015 年 7 月，骨扫描显示胸骨、左第 4 前肋骨转移，左肾上腺肿瘤残留。其后，患者相继接受冷冻消融、^{125}I 粒子植入和区域血管介入化疗和非特异性免疫治疗。2019 年 10 月最后随访时，患者各个病变稳定，全身状况良好

续表

感想和经验	尽管有大量的小细胞肺癌临床试验，包括自 20 世纪 70 年代以来至少 40 个III期试验，但在过去几十年里，小细胞肺癌患者的全身治疗没有显著进步。小细胞肺癌患者的 5 年生存率总体小于 7%，大多数患者在诊断后仅存活 1 年或更短时间。与非小细胞肺癌不同，小细胞肺癌迄今没有被批准的靶向药物。本例患者已经有多发性转移，却能在治疗后生存 6 年多，显然是综合治疗的结果。冷冻消融和 ^{125}I 粒子近距离放疗除了能减少瘤负荷外，还能诱导全身免疫

代表性影像资料

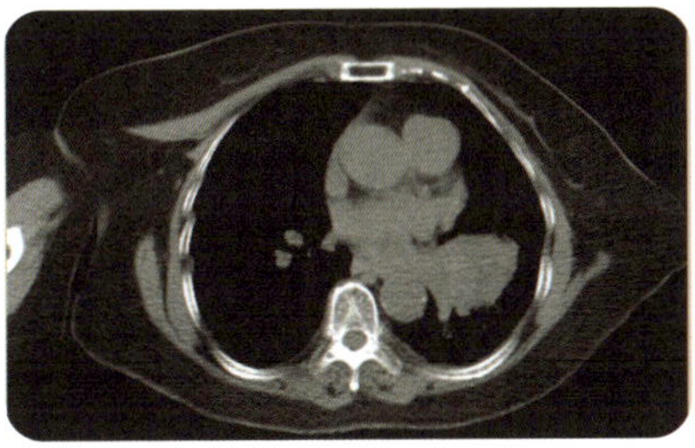

图 5-33 2013 年 6 月 29 日，患者肺肿瘤治疗前胸部 CT 显示左下肺肿物

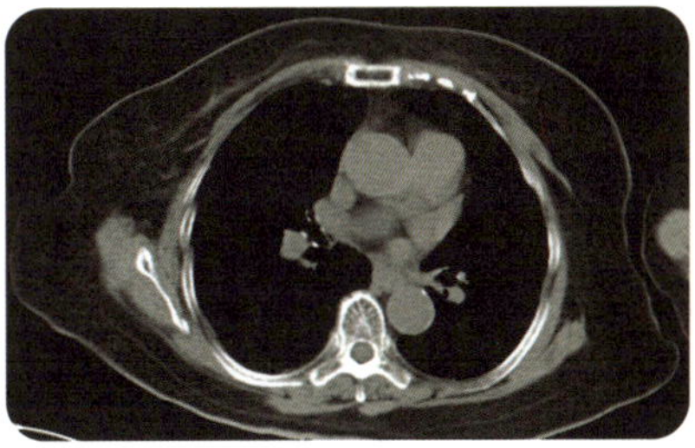

图 5-34 2014 年 4 月 18 日，患者肺肿瘤治疗后胸部 CT 显示左下肺肿物消失

（行艳丽提供）

1. 肺和胸腔肿瘤（20 例） 案例 19

性别 / 年龄 国家或地区	女 /37 岁 / 中国安徽
诊断	右肺神经内分泌癌，伴纵隔淋巴结转移
治疗	冷冻消融、^{125}I 粒子植入
肿瘤无进展时间	8 个月（2019 年 9 月— 2020 年 5 月）
总生存时间	41 个月（2019 年 6 月— 2022 年 11 月）
简要病史	患者于 2019 年 6 月反复咳嗽，经胸部 CT 检查，发现右肺门占位性病变，伴右肺下叶支气管狭窄及少许阻塞性改变，右肺门、纵隔淋巴结肿大，行气管镜活检，提示为神经内分泌肿瘤（非典型类癌）。给予 EP 方案（依托泊苷 + 顺铂）化疗 3 周期，未显示肿瘤退缩，咳嗽加重。于 2019 年 9 月至本院就诊，接受 CT 引导下经皮右肺肿瘤冷冻消融术 +^{125}I 粒子植入术、纵隔淋巴结 ^{125}I 粒子植入术，术后恢复顺利，后接受抗 PD-1 免疫和区域性介入化疗。2 个月后血清转氨酶升高，停止抗 PD-1 免疫治疗。其后 2 年内，针对残存和复发的癌瘤以及转移淋巴结，先后 2 次在本院接受 ^{125}I 粒子植入术，并接受 2 次区域性血管灌注化疗。2022 年 11 月随访 CT，显示肿瘤明显退缩，无明显症状，患者恢复正常生活
感想和经验	肺神经内分泌肿瘤包括低级别典型类癌（TC）、中等级别非典型类癌（AC）、高级别大细胞神经内分泌癌（LCNEC）和小细胞肺癌。美国学者分析了 200 例肺神经内分泌肿瘤，发现低级别典型类癌患者的 5 年和 10 年生存率最高，分别为 87% 和 87%，中等级别非典型类癌患者为 56% 和 35%，高级别大细胞神经内分泌癌患者为 27% 和 9%，小细胞肺癌患者最低，为 9% 和 5%。本例的病理类型为中等级别非典型类癌，现在已经生存 3 年以上，无进展生存 8 个月。其治疗主要采用微创冷冻消融和 ^{125}I 粒子植入。这两种治疗均有远隔效应。该患者仍有疾病复发可能，因此密切监护十分重要

代表性影像资料

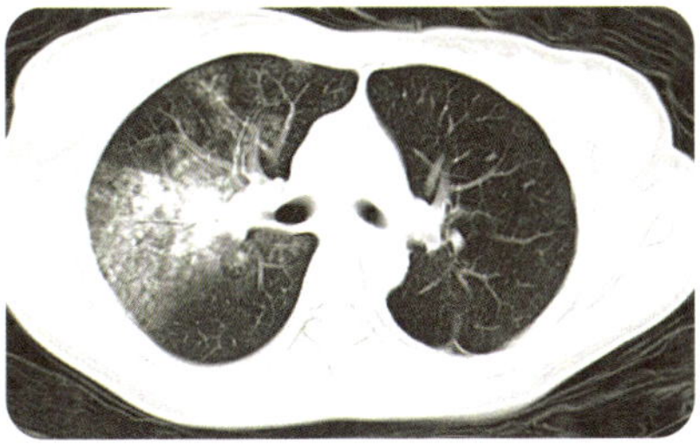

图 5-35 2019 年 6 月，治疗前 CT 显示患者右肺肿瘤伴炎症

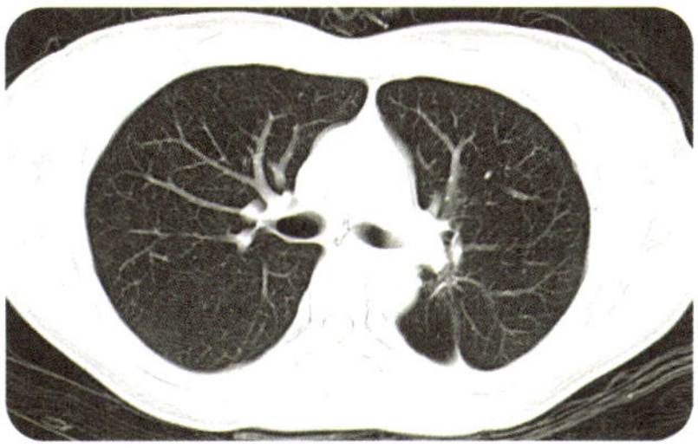

图 5-36 2022 年 5 月，CT 显示患者右肺肿瘤和炎症基本消失

1. 肺和胸腔肿瘤（20 例） 案例 20

性别 / 年龄 国家或地区	女 /37 岁 / 中国安徽
诊断	左肺腺癌伴纵隔淋巴结、胸膜转移
治疗	冷冻消融、^{125}I 粒子植入
肿瘤无进展时间	53 个月（2018 年 6 月— 2022 年 11 月）
总生存时间	138 个月（2011 年 5 月— 2022 年 11 月）
简要病史	患者于 2011 年 5 月被诊断出周围型肺癌，接受了左下肺叶切除 + 纵隔淋巴结清扫术，术后病理显示为（左下肺）肺腺癌Ⅱ级，混合性。术后未行辅助性放化疗。2016 年 5 月，发现血清 CEA 升高，未予特殊处理。2018 年 5 月，肺部 CT 显示左侧胸腔大量积液，伴左胸膜及第 7 肋骨转移。左侧胸腔穿刺胸腔积液涂片可见腺癌细胞，考虑肺癌来源。2018 年 6 月，患者因剧烈胸痛至广州复大肿瘤医院就诊。入院后留置左侧胸腔引流管，胸腔内灌注顺铂，同时给予区域性血管介入化疗（顺铂 + 培美曲塞），胸腔积液有所减少。3 个月后，给予左侧胸膜转移瘤冷冻消融术。治疗后胸痛明显减轻，胸腔积液减少。其后，患者恢复工作和正常生活。至 2022 年 11 月，返院复诊，CT 提示双肺小结节灶和胸膜结节较前稍增多，但无明显症状，患者情况良好
感想和经验	该患者从最初被发现肺癌至最后随访，已经生存 11 年多。其首次治疗 7 年后肿瘤复发，主要表现为胸膜转移，引起大量胸腔积液和剧烈胸痛，这种情况一般会给予化疗，包括胸腔内给药，但效果常常有限。胸膜转移瘤冷冻消融后胸腔积液获得明显改善。冷冻消融治疗胸膜转移的方法是一种创新，值得进一步实践

（李春丽提供）

2. 食管肿瘤（5 例） 案例 1

性别 / 年龄 国家或地区	女 /83 岁 / 中国浙江
诊断	食管癌伴区域淋巴结转移
治疗	非特异性免疫治疗
肿瘤无进展时间	78 个月（2017 年 6 月— 2023 年 12 月）
总生存时间	78 个月（2017 年 6 月— 2023 年 12 月）
简要病史	2017 年 6 月，患者逐渐出现吞咽困难。内窥镜检查发现食道中段壁变厚，有不规则的凸起、表面溃疡，管腔变窄，活检证实为食管鳞状细胞癌。患者因高龄拒绝手术、化疗及放射治疗。自 2017 年 6 月 17 日起，患者接受了复合免疫治疗，接受此种治疗半个月后，患者的吞咽困难逐渐好转，2 个月后，进食已无困难。此后，定期的内窥镜检查显示食道内的肿瘤逐渐变小。2023 年 12 月进行内窥镜检查，未发现明显的瘤块。患者可以照顾自己，没有任何特别的不适
感想和经验	由于高龄，该患者没有接受手术或化疗、放射治疗。当地医生唯一的建议就是放置食管扩张管，解决患者进食困难，但也被患者和家属拒绝。患者接受的唯一治疗就是复合免疫治疗。幸运的是，这种治疗给她带来了非常显著的效果，不仅消除了食道肿瘤，而且患者全身状况良好，享受正常生活。该患者没有来医院住院，但一直在医院的监护之下。我曾经专程到浙江看望病人，该患者没有接受任何其他治疗，但肿瘤奇迹般消失。可能的解释是在这种非特异性免疫治疗后，免疫监护功能被激活，引发肿瘤退缩和休眠

2. 食管肿瘤（5 例） 案例 2

性别 / 年龄 国家或地区	男 /72 岁 / 中国辽宁
诊断	食管鳞状细胞癌
治疗	光动力治疗、介入化疗、免疫治疗
肿瘤无进展时间	94 个月（2014 年 7 月— 2022 年 5 月）
总生存时间	104 个月（2014 年 5 月— 2023 年 1 月）
简要病史	患者于 2014 年 5 月接受胃镜检查，发现食管下段一处黏膜不平，活检显示食管原位鳞状细胞癌。无症状，患者拒绝手术治疗。2014 年 7 月入广州复大肿瘤医院，接受了食管癌光动力治疗（PDT）。后定期复查，病情稳定，无症状，先后多次内镜复查，未见肿瘤复发。直到 2022 年 5 月，患者出现吞咽困难，胃镜显示食管距门齿 28cm ～ 35cm 处见一隆起性病变，表面粗糙不平，质脆，触之易出血，活检显示鳞状细胞癌。其后，患者接受 4 次食管血管介入治疗，注射药物包括多西他赛、顺铂。同时接受卡瑞利珠单抗免疫治疗。患者吞咽困难消失，2023 年 1 月，内镜显示食管内肿瘤明显退缩
感想和经验	这是一例早期食管癌患者，手术切除和内镜下治疗为首选。但患者年龄较大，有不少基础疾病，仅接受了光动力治疗。光动力治疗系给予光敏药物，定位于肿瘤内，然后用激光将其激活，以诱导光化学反应，达到破坏癌细胞的目的。在有的国家，光动力治疗已被批准为治疗浅表性食管癌的方法，并可作为放化疗后局部失败的挽救性治疗手段。本例患者光动力治疗后病情稳定近 8 年，这一效果相当于手术切除和内镜下黏膜剥离术。光动力治疗不良反应极小，为其优越之处

代表性影像资料

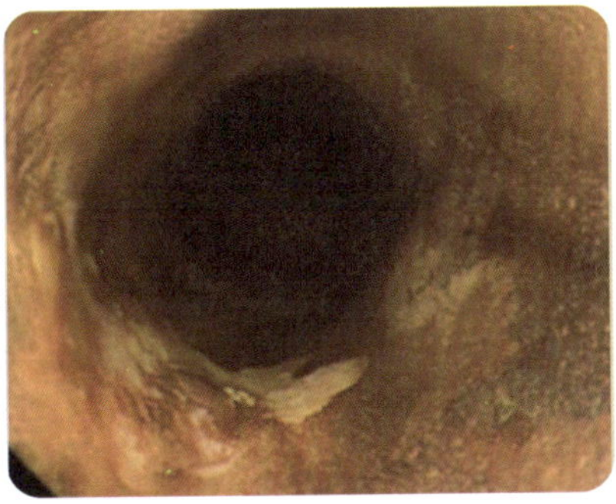

图 5-37 2014 年 7 月，内镜下显示患者食管癌

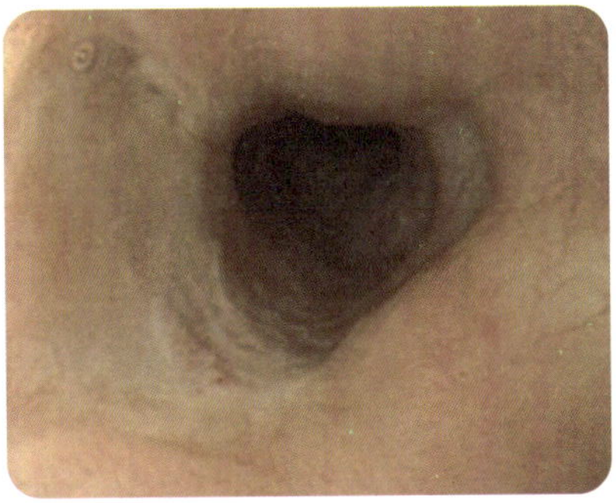

图 5-38 2015 年 7 月，光动力治疗 1 年后内镜复查显示患者食管内病变消失

（袁婷提供）

2. 食管肿瘤（5 例） 案例 3

性别 / 年龄 国家或地区	男 /71 岁 / 中国内蒙古
诊断	食管鳞状细胞癌
治疗	光动力治疗、介入化疗、免疫治疗
肿瘤无进展时间	72 个月（2015 年 8 月— 2021 年 8 月）
总生存时间	76 个月（2015 年 7 月— 2021 年 11 月）
简要病史	患者于 2015 年 7 月体检发现腹腔淋巴结肿大，进一步行胃镜检查，显示距门齿 27cm 食道中下段黏膜后壁可见 2cm×3cm 大小盘状隆起，中央凹陷，质脆，易出血，食管壁僵硬、管腔变窄、扩张度受限。活检显示低分化鳞状细胞癌。患者拒绝手术。2015 年 8 月 21 日入广州复大肿瘤医院，胸部及上腹部 CT 显示气管隆嵴下水平段食管壁增厚，长约 2.5cm，食管下段胃底贲门部多发肿大淋巴结，较大者约 2.6cm×2.0cm，考虑转移性淋巴结。给予食道癌光动力治疗，对转移淋巴结给予 ^{125}I 粒子植入术。2 个月后复查胃镜显示食管内癌肿仍存在，增强 CT 显示食管下段胃底贲门部淋巴结较前明显缩小，再次给予食管癌光动力治疗。一年后复查，胸部 CT 显示转移淋巴结缩小；胃镜检查显示食管距门齿 28cm ～ 30cm 处有微小瘢痕，未见新生物。直到 6 年后患者再次出现进行性吞咽困难，胃镜提示食管癌复发，再次给予光动力治疗。2021 年 11 月，胃镜复查显示肿瘤退缩，患者情况良好
感想和经验	该例食管癌患者属于局部晚期。先后接受 3 次光动力治疗，加上转移淋巴结的 ^{125}I 粒子近距离照射。患者获得长达 6 年的无进展生存期。光动力治疗是利用特殊波长激光激发预先注入体内并主要聚集于肿瘤细胞内的光敏剂，发生光化学反应，从而杀灭癌细胞。主要适用于管腔内癌肿，食管癌是适应证之一。其最大好处之一是无耐药性，反复应用仍然有效，这在本例中得到证明

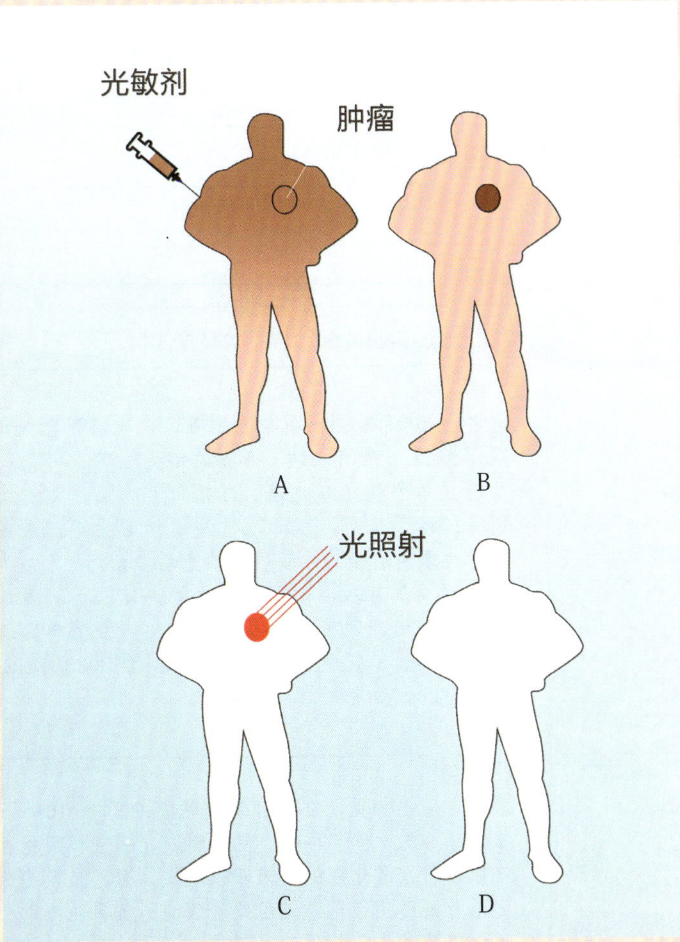

图 5-39 光动力治疗

注：A. 注射光敏剂；B. 光敏剂浓聚于肿瘤组织（细胞）；C. 用一定波长的光（激光）照射肿瘤部位；D. 光化反应产生单线态氧（$^1O_2$）等活性物质，破坏肿瘤细胞。

2. 食管肿瘤（5 例） 案例 4

性别 / 年龄 国家或地区	男 /62 岁 / 印度尼西亚
诊断	食管状细胞鳞癌（颈段）
治疗	光动力治疗
肿瘤无进展时间	197 个月（2007 年 7 月— 2023 年 12 月）
总生存时间	197 个月（2007 年 7 月— 2023 年 12 月）
简要病史	患者于 2007年7月出现吞咽困难，内镜检查发现食管颈段距门齿 21cm 处有长达 1.5cm 的白色隆起，伴有糜烂出血，活检显示为鳞状细胞癌。肿瘤位置太高，无法给予手术切除；给予化疗，仅一次，后遭患者拒绝，未再进行；放疗也遭患者拒绝；最后给予光动力治疗。术后半个月，吞咽困难改善，但颈部出现食管—皮肤瘘，瘘口在颈前偏右侧，进食时有食物从瘘口溢出。给予局部清创、包扎等处理。3 个月后，瘘口闭合。至 2023 年 12 月最后随访时，无复发
感想和经验	颈段食管癌少见，在所有食管癌中占 3% ～ 10%，5 年生存率低于 30%。治疗困难，因肿瘤靠近咽喉和甲状腺，手术难以进行，放化疗的效果难以确定，且不良反应大。光动力治疗最适用于这种部位的食管癌，如果肿瘤处于早期，可以临床治愈，如果为进展期，可作姑息性治疗，改善症状。我在印度尼西亚，曾专门驱车 300 公里去看望该患者。仅接受一次光动力治疗就取得临床治愈的效果，让我十分感动

（李春丽提供）

2. 食管肿瘤（5 例） 案例 5

性别 / 年龄 国家或地区	男 /68 岁 / 中国广东
诊断	食管鳞状细胞癌（颈段）
治疗	冷冻消融
肿瘤无进展时间	36 个月（2003 年 7 月— 2006 年 7 月）
总生存时间	48 个月（2003 年 7 月— 2007 年 7 月）
简要病史	患者于 2003 年 7 月出现吞咽困难，内镜检查发现食管颈段距门齿 20cm 处管腔狭窄，CT 显示局部食管壁增厚、隆起，考虑为外生性食管肿瘤。因无法手术切除，后在超声引导下对食管肿瘤给予局部冷冻消融，先做右侧，并行活检；证实为鳞状细胞癌，1 周后再做左侧，后未再做其他处理。2004 年 1 月，患者回院复查，钡餐检查神奇般地显示食管上段管腔基本正常，未见新生物，CT 显示原颈段外生性食管肿瘤基本退缩。患者无症状生存 3 年多，2007 年 7 月因心脏病发作而去世
感想和经验	该例的颈段食管癌呈外生性，十分罕见，治疗十分困难。我们创造性地使用经皮冷冻消融，取得很好的治疗效果，其原因可能是冷冻免疫发挥了作用。这个病例的治疗提示：①对看上去无法治疗的患者，不要轻易放弃，要想办法；②冷冻消融不是食管癌标准治疗方法，但生命至上，为了患者，可以尝试；③冷冻消融技术要求较高，医生的技艺非常重要

代表性影像资料

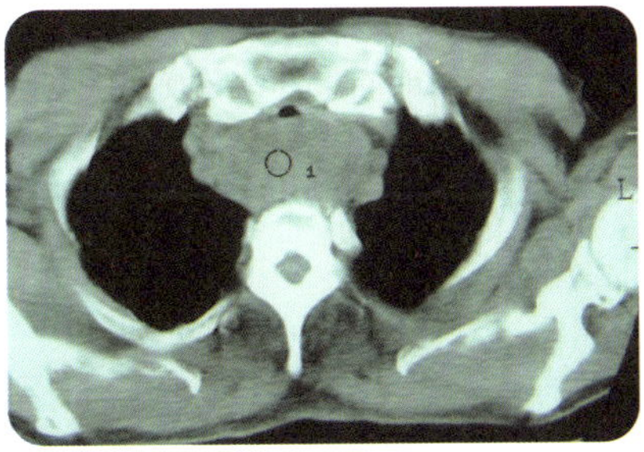

图 5-40 2003 年 7 月，CT 显示患者颈段食管癌，引起食管腔高度狭窄

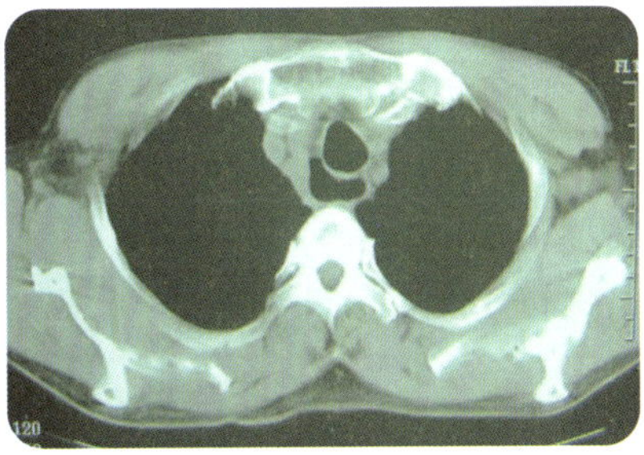

图 5-41 2004 年 1 月，冷冻治疗后 CT 显示患者食管腔开放

3. 胃肠腹腔肿瘤（12 例） 案例 1

性别 / 年龄 国家或地区	女 /46 岁 / 中国上海
诊断	胃癌
治疗	非特异性免疫治疗
肿瘤无进展时间	180 个月（1993 年 5 月— 2008 年 5 月）
总生存时间	181 个月（1993 年 4 月— 2008 年 5 月）
简要病史	患者于 1993 年 4 月 5 日在上海某医院接受手术，诊断为胃小弯侧溃疡型癌，病理显示低、中分化，部分未分化管状腺癌，侵及浆膜和多组区域淋巴结。术后化疗，因胃肠反应剧烈，于同年 7 月 5 日被迫停止。自 1993 年 5 月起接受复合免疫治疗，共 2 年。2008 年 5 月接受随访时，患者全身状态良好，能正常生活和工作
感想和经验	该例胃癌患者虽然接受了胃癌根治性手术切除，但术中发现已经有胃周淋巴结转移。胃癌的预后与肿瘤侵及的深度关系密切，早期胃癌系指肿瘤侵及黏膜和黏膜下层，手术后 5 年生存率在 70% 以上，一旦侵及浆膜层，则生存期会大大缩短。本例仅仅接受一种由多种细菌疫苗联合而成的免疫治疗法，能让患者长期无癌生存，效果罕见

3. 胃肠腹腔肿瘤（12 例） 案例 2

性别 / 年龄 国家或地区	男 /46 岁 / 中国上海
诊断	胃癌伴肝转移
治疗	非特异性免疫治疗
肿瘤无进展时间	187 个月（1992 年 10 月— 2008 年 5 月）
总生存时间	188 个月（1992 年 9 月— 2008 年 5 月）
简要病史	患者于 1992 年 9 月在上海某医院接受胃大部切除手术，术后诊断为胃角溃疡癌，病变涉及浆膜层，伴小弯淋巴结转移。当时未详述出院时肝脏情况。自 1992 年 10 月起用复合免疫治疗，症状日渐好转，1993 年 8 月发现肝占位 3.2cm×2.0cm，被诊断为肝转移，继续采用复合免疫治疗。1994 年 6 月发现肝病灶消失。此后，长期进行复合免疫治疗，至 1997 年 7 月止。2008 年 5 月随访时，患者全身情况良好，肝脏内转移消失
感想和经验	该例患者与上述案例 1 的病情相似，但已有肝转移，其预后更为严重。同样地，仅仅接受了复合免疫治疗就取得了很好的临床效果。这说明，癌症治疗有时用简单的方法却有不简单的效果

3. 胃肠腹腔肿瘤（12 例） 案例 3

性别 / 年龄 国家或地区	女 /28 岁 / 马来西亚
诊断	胃癌伴腹腔转移
治疗	腹腔热灌注化疗、非特异性免疫治疗
肿瘤无进展时间	231 个月（2004 年 9 月— 2023 年 12 月）
总生存时间	234 个月（2004 年 6 月— 2023 年 12 月）
简要病史	患者于 2004 年 6 月接受胃癌根治术，术中发现为胃窦肿瘤，肿瘤最大径 4cm 左右，腹腔内有血性腹水。手术切除标本病理显示为低分化腺癌，有印戒细胞存在，病变累及浆膜层；胃周淋巴结 11 个，其中 4 个有转移。当年 9 月入广州复大肿瘤医院治疗，入院后复查发现腹腔内中等量腹水，为血性，在腹水内找到癌细胞。患者拒绝常规化疗，后给予腹腔热灌注化疗（每周连续治疗 3 次，为 1 个疗程），每 2 个月进行一次，共完成了 3 个疗程；后每 4 个月进行一次，前后共治疗 2 年。其间，给予胸腺肽、白介素 -2 等皮下注射。随访至 2023 年 12 月，患者无癌生存
感想和经验	患者是一位马来西亚教师，接受胃切除手术后一度陷入无助状态。一般而言，这种进展期胃癌患者的预后恶劣，中位生存期为 20 个月左右。该患者已经健康生存 19 年多，可以判断为临床治愈。事实上，患者在广州复大肿瘤医院仅仅接受了最简单的腹腔热灌注化疗和非特异性免疫调节药物。这提示：癌症治疗不宜复杂，严酷的治疗可能会促进癌症进展。该患者拒绝全身化疗，如果该患者接受常规的最大耐受剂量化疗，也许会适得其反

代表性影像资料

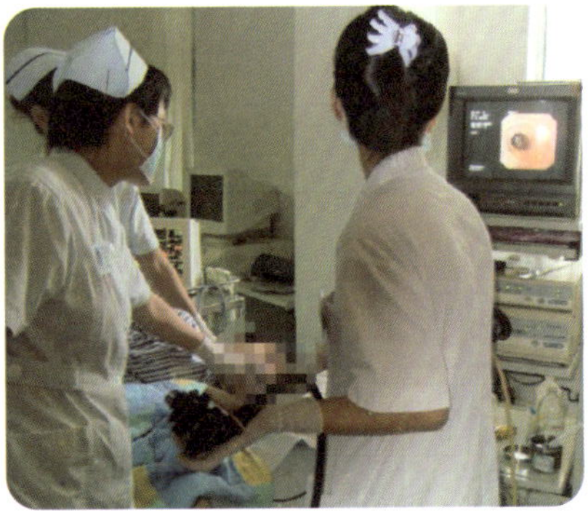

图 5-42 2004 年 9 月，患者入院后接受有关检查

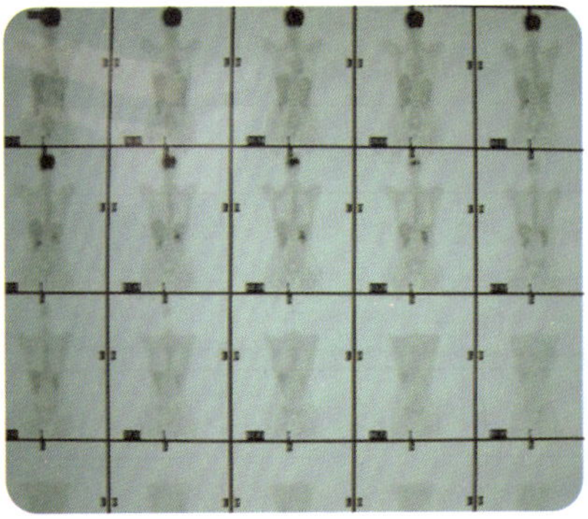

图 5-43 2016 年，PET-CT 显示患者“无癌症证据”存在

3. 胃肠腹腔肿瘤（12 例） 案例 4

性别 / 年龄 国家或地区	男 /45 岁 / 菲律宾
诊断	胃癌（早期）
治疗	光动力治疗
肿瘤无进展时间	96 个月（2010 年 4 月— 2018 年 4 月）
总生存时间	96 个月（2010 年 4 月— 2018 年 4 月）
简要病史	患者于 2010 年 4 月在当地进行胃镜检查，发现胃小弯有最大径为 2.5cm 的溃疡，边缘尚整，部分出血，活检未见恶性病变。进入广州复大肿瘤医院后，再做胃镜检查，显示类似病变，在溃疡底、周边多个地方活检，结果仅溃疡边缘一处显示腺癌，高分化；幽门螺杆菌（++）。患者拒绝手术治疗，接受了光动力治疗及抗幽门螺杆菌治疗。6、12、18 个月后复查，胃内病变消失，至 2018 年 4 月最后一次随访，患者仍存活
感想和经验	早期胃癌系指病变限于黏膜层和黏膜下层，一般手术后做病理检查才能确诊。该例患者虽然没有接受手术，但内镜下活检仅在溃疡边缘一处显示癌病变，看来属于早期癌。手术治疗为首选，但遭患者拒绝。光动力治疗可以根除这种病变。本例患者接受随访 8 年，未见复发，提示已经临床治愈

3. 胃肠腹腔肿瘤（12 例） 案例 5

性别 / 年龄 国家或地区	男 /75 岁 / 澳大利亚
诊断	贲门癌
治疗	光动力治疗、区域性血管介入化疗、非特异性免疫治疗
肿瘤无进展时间	28 个月（2010 年 3 月— 2012 年 7 月）
总生存时间	37 个月（2009 年 12 月— 2013 年 1 月）
简要病史	患者于 2009 年 12 月自感上腹不适，接受胃镜检查，发现贲门下有大片出血糜烂，其内不规则隆起，引起贲门狭窄，活检显示为腺癌，中低分化。患者被诊断为贲门癌，但拒绝手术和全身化疗。2010 年 3 月来广州复大肿瘤医院，内镜检查显示贲门部病变；CT 检查未见肝、肺等器官转移。患者接受了光动力治疗 1 次、区域性血管介入化疗共 6 次，以及非特异性免疫治疗（胸腺肽、白介素 -2、高聚金葡素）。后症状消失，内镜检查显示病变退缩。无进展生存 28 个月后，贲门处病变再发，再次行光动力治疗，其后病情再次稳定。2013 年 1 月因心脏病发作而去世
感想和经验	该患者主要接受了光动力治疗。该疗法对早期胃癌有临床治愈效果，对进展期胃癌主要作用是缓解症状，作为姑息性治疗。患者的贲门癌看来为进展期，光动力治疗先后应用 2 次，取得了较长时间的缓解效果

3. 胃肠腹腔肿瘤（12 例） 案例 6

性别 / 年龄 国家或地区	女 /63 岁 / 中国湖南
诊断	胃黏膜相关淋巴组织（MALT）淋巴瘤，伴肺转移
治疗	化疗、冷冻消融、^{125}I 粒子植入
肿瘤无进展时间	6 个月（2017 年 11 月— 2018 年 5 月）
总生存时间	94 个月（2015 年 4 月— 2023 年 2 月）
简要病史	患者于 2015 年 4 月因反复上腹部不适伴烧灼感接受胃镜检查，发现胃体隆起糜烂性病变，活检证实为胃 MALT 淋巴瘤。患者接受化疗 6 周期，疾病缓解，复查胃镜并活检，未再发现肿瘤证据。2 年后，患者主诉咳嗽、咳血，并于 2017 年 11 月住入广州复大肿瘤医院。入院后 CT 检查显示左肺肿瘤性病变，穿刺活检显示黏膜相关淋巴组织结外边缘区 B 细胞淋巴瘤，给予美罗华 +CVP 方案化疗，病灶明显缩小。半年后，肺转移再度增大增多，给予 ^{125}I 粒子植入和冷冻消融治疗。直到 2021 年 9 月，PET-CT 复查，未发现明确肿瘤残余或复发。2022 年 2 月，CT 检查显示左肺下叶转移较前稍增大，给予穿刺活检，病理报告“未见癌的证据”。至 2023 年 2 月最后随访时，患者病情稳定，状况良好
感想和经验	黏膜相关淋巴组织（MALT）淋巴瘤为起源于淋巴结外 MALT 的低度恶性 B 细胞淋巴瘤，是非霍奇金淋巴瘤中边缘区 B 细胞淋巴瘤最常见类型。MALT 淋巴瘤常发生于胃、唾液腺、甲状腺及眼附属器等部位，其中发生于胃肠道的病例占全部 MALT 淋巴瘤的 50%。胃肠道 MALT 淋巴瘤已被证实与幽门螺杆菌感染有关，其主要机制为异常免疫反应。该患者的胃内病变经过化疗后很快得到控制，但仅维持 2 年，其后出现肺转移。虽再次给予化疗，但未能全部控制，遂给予 ^{125}I 粒子植入和冷冻消融治疗，最后达到较好的临床效果。这一病例的治疗结果提示，即使对于淋巴瘤这样首选全身治疗的恶性肿瘤，局部治疗也不可忽视

代表性影像资料

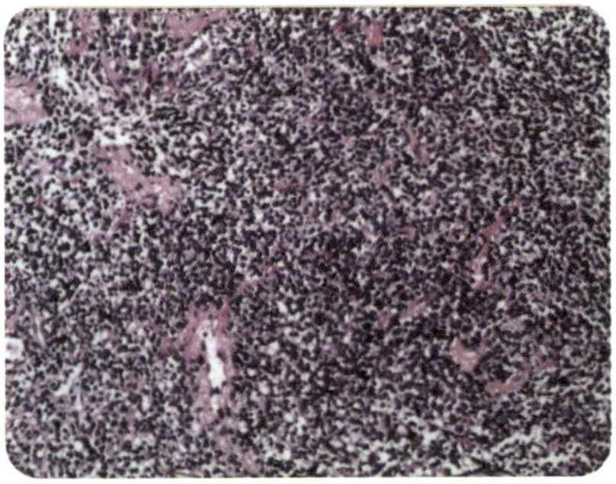

图 5-44 2017 年 11 月，活检显示患者肺转移性结外 MALT 淋巴瘤病理组织学表现

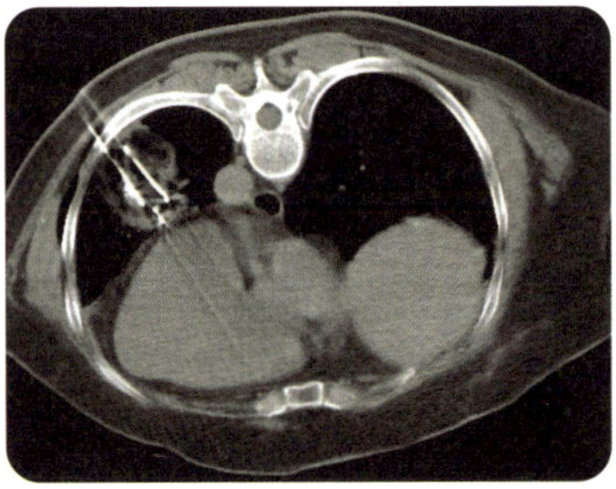

图 5-45 2018 年 5 月，对患者左下肺内转移进行冷冻消融

（陈志贤提供）

3. 胃肠腹腔肿瘤（12 例） 案例 7

性别 / 年龄 国家或地区	女 /45 岁 / 中国广东
诊断	恶性胃肠间质瘤
治疗	手术、靶向药物、非特异性免疫治疗
肿瘤无进展时间	49 个月（2018 年 10 月— 2022 年 11 月）
总生存时间	50 个月（2018 年 9 月— 2022 年 11 月）
简要病史	患者于 2018 年 9 月无明显诱因出现腹胀，腹部超声显示腹腔少量积液，CT 显示腹腔、盆腔及腹膜后弥漫性病变及腹腔积液。当地医院考虑感染可能，予以抗感染治疗，病情无改善。2018 年 10 月来广州复大肿瘤医院就诊，入院后给予腹腔肿物部分切除，术后病理检查提示（腹膜）恶性胃肠间质瘤。遂于 2018 年 10 月开始口服伊马替尼靶向治疗及非特异性免疫治疗，无明显不良反应。其间患者多次返院复查，均显示肿瘤得到控制，未见复发征象。至 2022 年 11 月最后随访时，仍继续用靶向药物等治疗
感想和经验	胃肠间质瘤患者是目前肿瘤学发展的最大获益者，口服靶向药物伊马替尼可使 90% 以上患者长期存活至 10 年甚至 20 年以上。但早期诊断不易。腹膜间质瘤常被误诊为结核、腹腔转移等。活检和免疫组化是诊断金标准

代表性影像资料

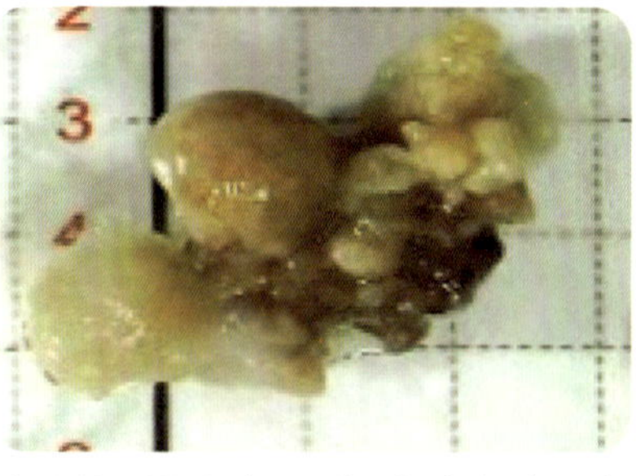

图 5-46 2018 年 10 月，部分切除下来的腹腔肿块

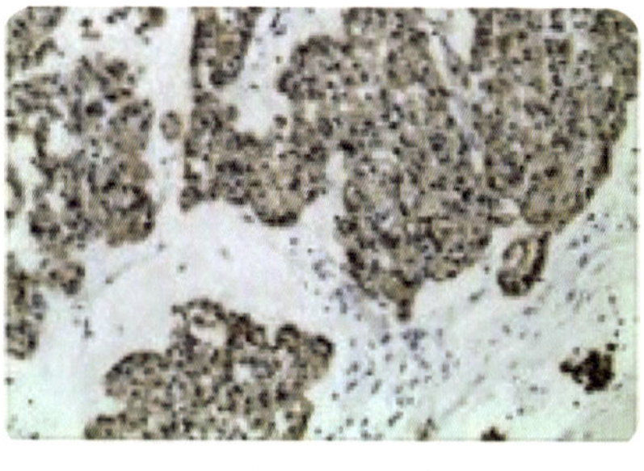

图 5-47 2018 年 10 月，免疫组化检查显示为间质瘤

3. 胃肠腹腔肿瘤（12 例） 案例 8

性别 / 年龄 国家或地区	男 /62 岁 / 中国湖北
诊断	小肠间质瘤术后复发和转移
治疗	手术、靶向药物、^{125}I 粒子植入、非特异性免疫治疗
肿瘤无进展时间	82 个月（2011 年 12 月— 2018 年 10 月）
总生存时间	176 个月（2007 年 3 月— 2021 年 11 月）
简要病史	患者于 2007 年 3 月体检发现左腹部包块，剖腹探查发现空肠系膜肿块（肿瘤最大径约 11 ～ 12cm），予以切除。术后病理提示恶性间质瘤，后予以口服格列卫(伊马替尼)。4 年后，患者出现腹痛，腹部超声显示左上腹混合性回声包块。再次接受手术，切除小肠系膜间质瘤。2 个月后，腹部 CT 提示左中腹系膜区软组织密度结节影。2011 年 12 月至广州复大肿瘤医院就诊，进一步检查证实小肠系膜间质瘤复发，伴腹腔多发淋巴结转移。在 CT 引导下，对复发的间质瘤和转移淋巴结先后做 7 次 ^{125}I 粒子植入，同时给予非特异性免疫治疗（胸腺肽等）。治疗后 CT 显示 ^{125}I 粒子植入的转移瘤明显缩小。2018 年 10 月出现小肠腹壁瘘，经手术等综合治疗后愈合。2020 年 12 月，形成前腹壁—肠系膜肿瘤—乙状结肠瘘，并发腹腔感染，患者于 2021 年 11 月去世
感想和经验	胃肠间质瘤首选手术切除，术后给予伊马替尼作为辅助治疗。对于不能手术切除的患者，伊马替尼可以使疾病长期缓解。接受标准剂量伊马替尼出现进展的患者可改用舒尼替尼或瑞戈非尼。对于药物无效，出现多发性转移的患者，微创局部治疗例如 ^{125}I 粒子植入均可应用。该例患者即得益于此

（王峰提供）

3. 胃肠腹腔肿瘤（12例）

案例9

性别 / 年龄 国家或地区	男 /78 岁 / 中国香港
诊断	乙状结肠癌肝转移
治疗	不可逆性电穿孔消融、冷冻消融
肿瘤无进展时间	12 个月（2014 年 12 月— 2015 年 12 月）
总生存时间	204 个月（2006 年 12 月— 2023 年 12 月）
简要病史	患者于 2006 年因结肠癌接受手术治疗，术后病理显示结肠腺癌，中分化，病变达浆膜层。术后接受过 8 周期化疗，过程顺利，恢复好。2014 年体检发现肝内占位性病变，肿瘤最大径约 2cm；血清 CEA 大于正常值的 3 倍。入广州复大肿瘤医院后接受肝穿刺活检，证实为结肠癌转移瘤，后在 CT 引导下给予肝转移不可逆性电穿孔消融。术后 CEA 降到正常范围。一年后再次出现肝内占位性病变，肿瘤最大径 2cm，在 CT 引导下给予经皮冷冻消融。随访至 2023 年 12 月，患者病情一直稳定
感想和经验	结直肠癌复发的常见形式是肝转移。该患者在乙状结肠癌手术 8 年后出现肝转移。虽然手术切除是一种治疗选择，但患者年龄已大，难以承受手术创伤。不可逆性电穿孔消融和冷冻消融以微创方式进行，适用于肝内转移数目较少（不超过 5 个）的患者，其效果不亚于手术切除

3. 胃肠腹腔肿瘤（12 例） 案例 10

性别 / 年龄 国家或地区	男 /51 岁 / 中国湖北
诊断	结肠癌
治疗	化疗、氢氧气吸入
肿瘤无进展时间	69 个月（2018 年 3 月— 2023 年 12 月）
总生存时间	69 个月（2018 年 3 月— 2023 年 12 月）
简要病史	患者于 2018 年 3 月腹痛、大便出血，在当地医院接受结肠镜检查，发现降结肠有长达 5cm 的不规则隆起，糜烂出血。活检显示为腺癌，低分化；CT 检查发现肝和盆腔内多发性转移；血清癌胚抗原升高，达正常上界的 24 倍。给予常规化疗，2 个周期后，患者出现严重不良反应，血白细胞和血小板降低，无法继续化疗。患者自行购买氢氧气发生仪进行氢氧气吸入（66%H_2+34%O_2，3000mL/min，4 ～ 6h/d）。2 周后，化疗的不良反应改善。后继续进行化疗，同时每天吸入氢氧气，顺利完成 8 个周期化疗。治疗后复查，结肠镜显示原结肠内癌瘤基本消失，CT 检查显示肝转移和盆腔转移大部分不复见到，血清癌胚抗原降至正常范围内。随访至 2023 年 12 月，患者病情无进展
感想和经验	这是一例初治的Ⅳ期结肠癌患者。仅仅接受了化疗，原发瘤和肝、盆腔转移呈现完全退缩。回顾该患者治疗过程，有一事实不容忽视，即患者坚持吸入高浓度和高流量氢氧混合气。患者在 2 个周期后即因严重不良反应而中止化疗，吸入氢氧气后，不良反应得到改善。虽然无法证明氢气纠正了这些不良反应，但在继续化疗中，同时吸入氢氧气，再未发生严重不良作用。氢气能减轻化疗 / 放疗的不良反应已经得到证实。对于癌细胞，氢气有抑制其生长、增殖及侵袭等作用。该例患者之所以有如此好的转归，看来是氢气吸入起了一定作用。缺氧会促进癌转移，肿瘤内常缺氧，因此氢氧气混合吸入远较单纯氢气吸入好

代表性影像资料

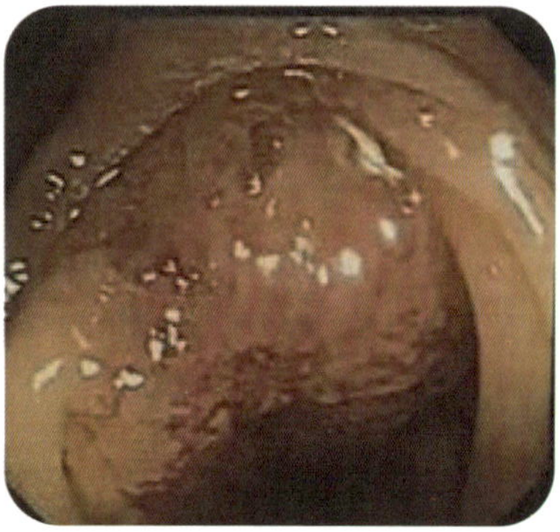

图 5-48 2018 年 3 月，治疗前肠镜下的患者降结肠肿物

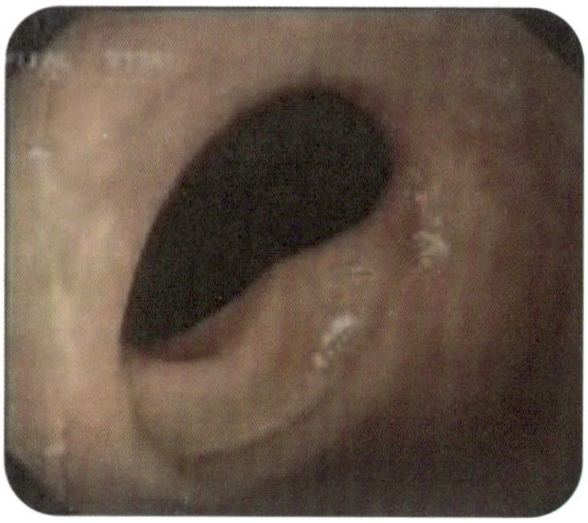

图 5-49 2018 年 9 月，治疗半年后复查肠镜，患者降结肠肿瘤已消失

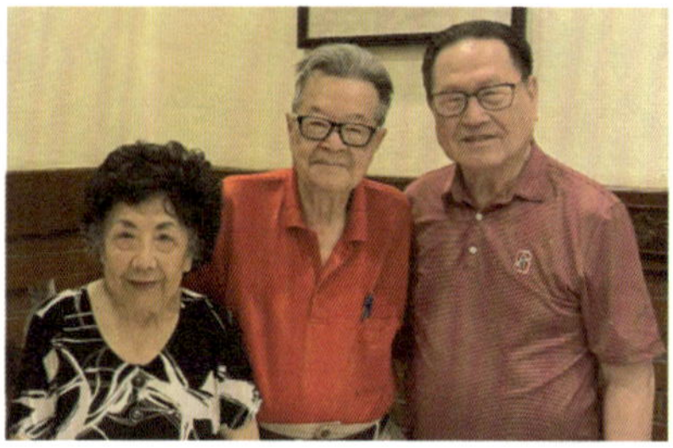

图 5-50 著名内科胃肠专家巫协宁（中）教授与作者交流氢气控癌

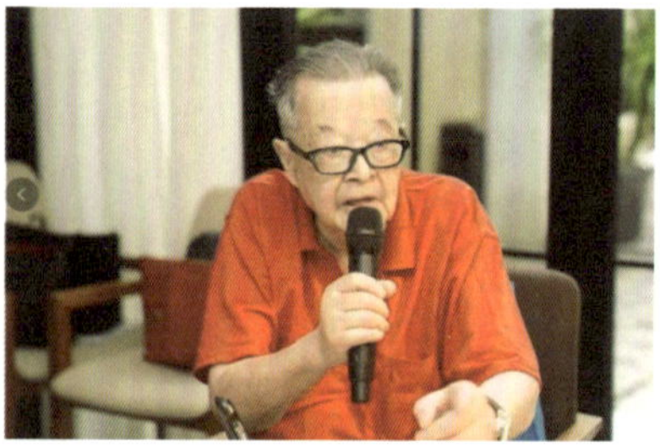

图 5-51 巫协宁教授正在畅谈自己的体会，并对上述病例做了评价

3. 胃肠腹腔肿瘤（12 例） 案例 11

性别 / 年龄 国家或地区	男 /21 岁 / 印度尼西亚
诊断	腹腔结核
治疗	抗结核治疗
肿瘤无进展时间	142 个月（2012 年 2 月— 2023 年 12 月）
总生存时间	145 个月（2011 年 11 月— 2023 年 12 月）
简要病史	患者于 2011 年 11 月腹痛，在当地医院进行 CT 和超声检查，提示腹腔肿瘤，淋巴瘤和转移癌可能，接受化疗 4 个周期，无效，于 2012 年 2 月住入广州复大肿瘤医院。给予超声、CT/MRI 等进一步检查，发现肿块累及多个淋巴结。活检显示干酪样坏死和肉芽肿。按结核治疗，半年后复查，病变消失
感想和经验	肺外结核仍是较常见的疾病，不一定有结核症状，以致常被误诊。确诊的金标准是做腹腔组织活检。常采取腹腔镜取相应的组织进行病理活检，如果找到结核分枝杆菌或者有典型的干酪样肉芽肿，就可以确诊。鉴别结核和恶性肿瘤十分重要，因为治疗完全不同。本例就曾因为误诊为淋巴瘤、转移癌而接受化疗。所幸最后得到正确诊断，否则后果不堪设想

3. 胃肠腹腔肿瘤（12 例） 案例 12

性别 / 年龄 国家或地区	男 /73 岁 / 中国江苏
诊断	结肠癌肝转移
治疗	冷冻消融、非特异性免疫治疗
肿瘤无进展时间	72 个月（2010 年 3 月— 2016 年 3 月）
总生存时间	81 个月（2009 年 6 月— 2016 年 3 月）
简要病史	2009 年 6 月，患者接受了乙状结肠癌切除术，手术中发现多发性肝脏转移，大者直径 3cm。术后接受了 3 个周期化疗，因为难以忍受化疗不良反应而停止。当时，患者身体虚弱，经常呕吐，无法独自行走。2010 年 3 月，患者住进广州复大肿瘤医院。入院后对肝内大的转移瘤，给予经皮冷冻消融；随后患者接受了复合免疫治疗法。2 周后，患者的精神状态明显好转，食欲增加，能够自由行走。3 个月后，CT 检查显示肝内转移显著减少。再过 3 个月，CT 检查显示原来的肝内转移大部分消失，患者完全恢复正常生活。患者于 2016 年 3 月因心脏病发作而去世
感想和经验	这是一位老年患者，肝转移来自结肠癌。常规治疗是化疗，但很难确定是否能延长存活期。意大利报告 656 例结肠癌肝转移病例，放疗、化疗后无进展生存期和总生存期中位数分别为 11.5 个月和 31.5 个月。该例患者接受了以减瘤为目的的冷冻消融和全身性非特异性免疫治疗，最后肝转移几乎完全消失。更重要的是，在最后 6 年中肿瘤保持休眠，患者与癌共存，生活质量良好

代表性影像资料

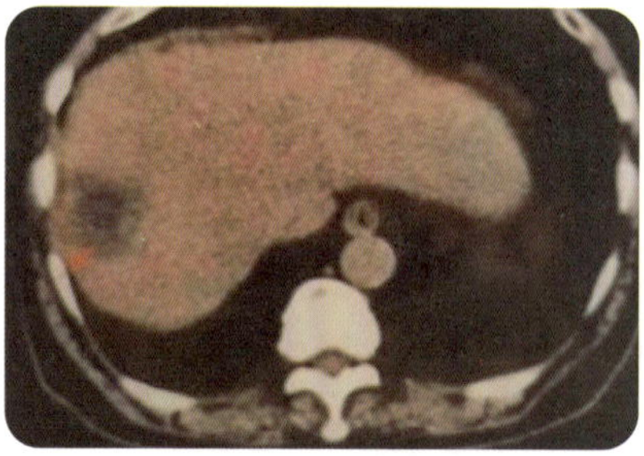

图 5-52 2010 年 3 月，冷冻消融和非特异性免疫治疗前，PET-CT 显示患者肝内占位性病变

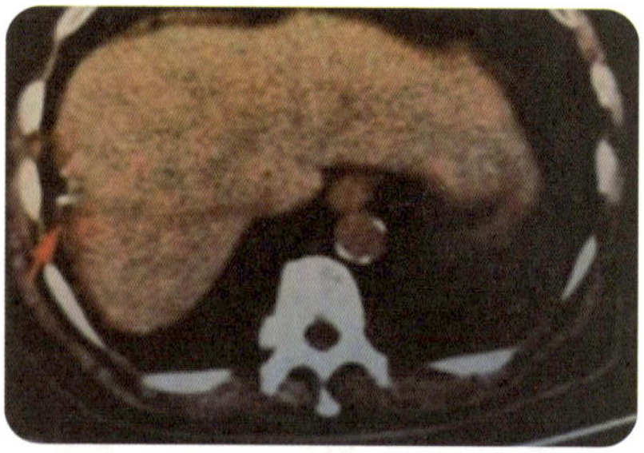

图 5-53 2011 年 3 月，治疗 1 年后，PET-CT 显示患者肝右叶占位性病变基本消失

4. 肝胆肿瘤（14 例） 案例 1

性别 / 年龄 国家或地区	男 /36 岁 / 中国广东
诊断	肝癌（Ⅳ期）
治疗	经动脉化学栓塞、冷冻消融
肿瘤无进展时间	156 个月（2002 年 12 月— 2015 年 12 月）
总生存时间	159 个月（2002 年 12 月— 2016 年 3 月）
简要病史	患者原有乙型肝炎—肝硬化病史多年，2002 年出现腹胀，超声检查显示腹水及肝右叶巨大肿块，CT 检查证实肝右叶巨大占位性病变（肿瘤最大径 12cm×13cm），合并门脉右支癌栓形成；血液检查显示甲胎蛋白（AFP）在 1000ng/mL 以上，血浆白蛋白 31g/L，血清胆红素 41μmol/L，谷丙转氨酶 150u/L；活检显示肝细胞癌。给予经动脉化疗栓塞（TACE），术后患者即发热，38 ～ 39.5°C，查无感染证据。继续每 2 周进行一次该治疗，共 4 次。治疗后复查，示肿瘤缩小至最大径 10cm 左右，给予超声引导下经皮冷冻消融，共 2 次，相隔 3 周。半年后，复查示肿瘤进一步缩小；AFP 下降至正常范围内，肝功能相应得到改善，腹水消失。直到 13 年后，患者肝脏出现 3 个最大径 4 ～ 5cm 大小的复发性瘤块，再给予冷冻消融，同时给予靶向药物多吉美口服，3 个月后，出现多发性肺转移。患者于 2016 年 3 月因全身器官衰竭而去世
感想和经验	该患者的肝癌在给予经动脉化学栓塞和冷冻消融后，逐步缩小，最后几乎全部消失，呈现完全反应。更重要的是，患者与癌共存无进展长达 13 年。这一效果堪称神奇，从该患者的治疗过程得到如下经验：①患者获得诊断时已有门静脉癌栓，未做特殊处理，但在随访中消失，提示门静脉癌栓并非给予经动脉化疗栓塞禁忌证，冷冻消融可能有远隔效应。②患者在给予经动脉化学栓塞和冷冻消融后发热长达 3 个月，但发热期间全身情况尚好，提示肿瘤坏死所致，是临床有效的标志。③该例患者后来接受了靶向药物治疗，未产生疗效，反而出现肺转移。有研究认为针对肝肿瘤的靶向药物可能有反作用，促进肺转移，这在临床上值得注意

代表性影像资料

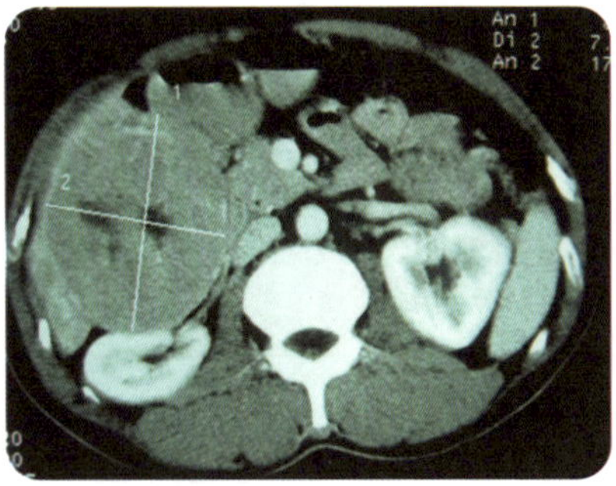

图 5-54 2002 年 12 月，肝 CT 显示患者右叶巨大占位性病变

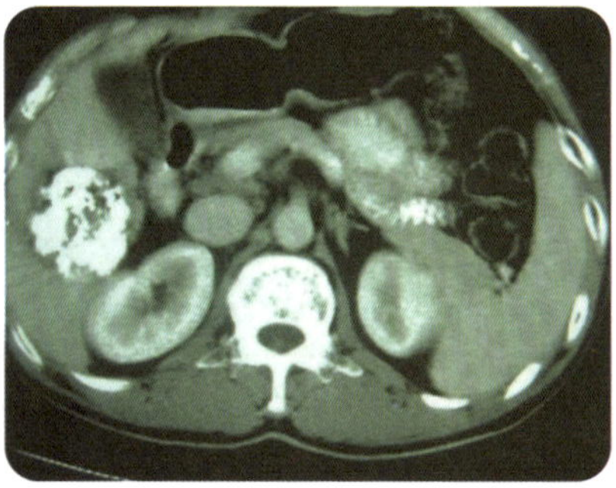

图 5-55 2003 年 8 月，给予经动脉化疗栓塞和冷冻消融后，肿瘤坏死

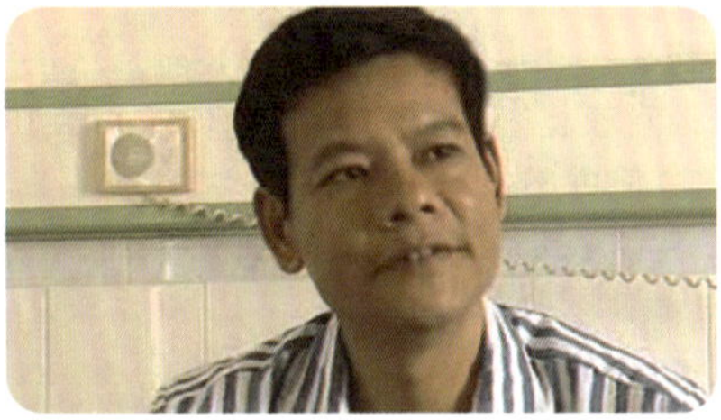

图 5-56 2008 年，CCTV-2 专门为患者录制专题片《太阳升起的地方》

4. 肝胆肿瘤（14 例） 案例 2

性别 / 年龄 国家或地区	女 /45 岁 / 中国广东
诊断	肝癌广泛转移
治疗	经动脉化学栓塞、非特异性免疫治疗
肿瘤无进展时间	8 个月（2008 年 12 月— 2009 年 8 月）
总生存时间	20 个月（2007 年 12 月— 2009 年 8 月）
简要病史	患者原有乙型肝炎 - 肝硬化病史多年，2007 年因为肝癌进行了肝切除术，病理学确认为肝细胞癌。2008 年肝癌复发，出现严重的黄疸，腹壁皮下多个结节性转移，超声和 CT 显示肝脏、肝门、脊椎、后腹腔淋巴结多处转移。患者下背部和下肢剧烈疼痛，无法行走，多次企图自杀，不得不整天依靠吗啡来缓解疼痛。患者仅仅接受了复合免疫治疗。第一剂注射后，患者感到背痛减轻 50%，下肢变得有力。给予第二次注射，且剂量增加，一周后，病人的疼痛进一步减轻，可以自己下床行走。超声显示，肝内肿瘤缩小，周围出现“暗光环”，腹壁皮下结节消失。2 个月后，患者疼痛完全消失，肝内肿瘤缩小 80%，肝门和后腹腔淋巴结变小，部分消失。患者无进展生存 8 个月，于 2009 年 8 月因食管静脉曲张破裂引起的大出血而去世
感想和经验	该患者接受复合免疫治疗后虽然只存活了 8 个月，但治疗显著改善了患者的身体状况。让人印象深刻的是，2008 年 12 月的一天，患者由三个人抬着，从深圳来到广州复大肿瘤医院，因疼痛无法坐在椅子上，蜷曲在地上不停地呻吟。看了患者的资料，了解到病人系肝癌术后复发，已经多发性转移。在她的腹壁上能清楚地看到皮下凸起的肿瘤转移结节。当天患者进行复合免疫治疗后回家，第三天，患者的疼痛开始减轻。患者继续接受复合免疫治疗，疼痛渐渐消失。几周后，我到患者家中探视，发现这名曾多次试图自杀的晚期肝癌患者几乎完全恢复正常生活。她开玩笑说“我现在可以走 2 公里”

续表

感想和经验	该患者的治疗经过表明，复合免疫治疗能控制癌症的进展，同时能产生镇痛作用。然而，由于患者突然食管静脉曲张破裂导致出血，不幸离开了人世。这是患者已患肝硬化的并发症。如果不是这种并发症，病人的生命将会继续延长

代表性影像资料

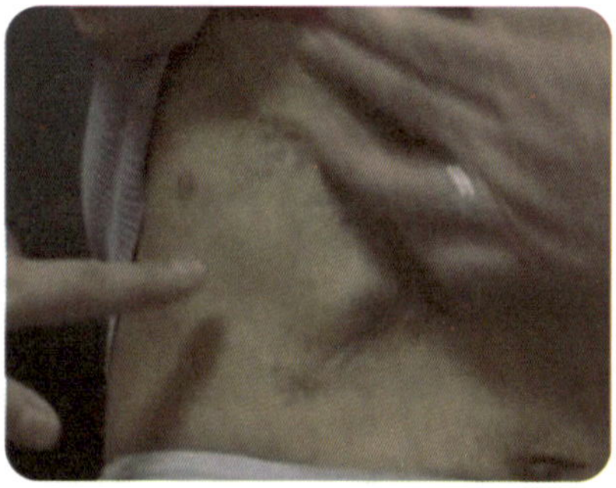

图 5-57 2008 年 12 月，患者肝癌皮下转移性结节

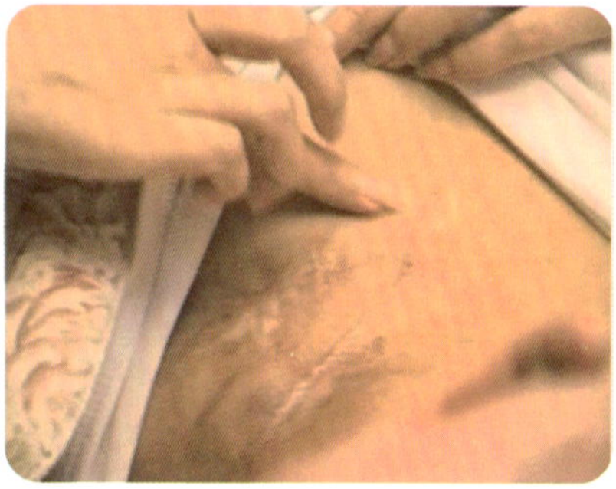

图 5-58 2009 年 2 月，复合免疫治疗 2 个月后，患者皮下结节消失

4. 肝胆肿瘤（14 例） 案例 3

性别 / 年龄 国家或地区	男 /71 岁 / 中国浙江
诊断	肝细胞癌
治疗	射频消融、冷冻消融、非特异性免疫治疗
肿瘤无进展时间	48 个月（2014 年 5 月— 2018 年 5 月）
总生存时间	144 个月（2007 年 8 月— 2019 年 8 月）
简要病史	患者于 2007 年被诊断出患肝细胞癌，接受了经皮射频消融。2014 年，因肝部疼痛接受了 CT 检查，结果表明，右肝存在多发性低回声区，较大的直径 5cm；活检显示肝细胞癌复发。患者拒绝化疗，接受了经皮冷冻消融，消融掉较大的肝内肿瘤，留存数个小肿瘤。术后，患者接受非特异性免疫治疗。6 个月后 CT 检查发现，肝脏中已没有可识别的瘤块。病人自我感觉良好，恢复正常生活。直到 2018 年，患者主诉腹痛。检查显示腹腔多个转移，但肝脏里无新的肿瘤。2019 年，患者因腹部肿瘤引起的肠梗阻去世
感想和经验	患者的肝细胞癌在第一次经皮射频消融治疗 7 年后复发。肝内肿瘤多发性，接受了冷冻消融，后来主要接受了非特异性免疫治疗。治疗后，残存的肝内转移瘤全部消失。虽然患者最终出现腹腔转移，但他的无癌存活期长达 4 年，冷冻免疫和复合免疫治疗的免疫促进作用不容忽视

4. 肝胆肿瘤（14 例） 案例 4

性别 / 年龄 国家或地区	男 /58 岁 / 中国广东
诊断	肝细胞癌
治疗	冷冻消融、射频消融、不可逆性电穿孔、^{125}I 粒子植入、无水酒精消融，以及经动脉化疗栓塞和灌注，非特异性免疫治疗
肿瘤无进展时间	4 个月（2014 年 12 月— 2015 年 4 月）
总生存时间	264 个月（2001 年 12 月— 2023 年 12 月）
简要病史	2001 年 12 月患者体检，发现肝脏占位性病变，接受肝右叶切除术，术后病理报告：中分化肝细胞癌。13 年后肝癌复发，MRI 显示肝内多发性转移瘤，肝左叶及肝右叶后上段（右侧肾上腺区）肿块示活性较强，肝右叶前上段病灶呈凝固性坏死改变；门静脉左支癌栓形成。遂行活性区冷冻消融并门静脉癌栓 ^{125}I 粒子植入术，在随后的复诊 MRI 中显示，原肝脏转移瘤活性基本被抑制，门静脉癌栓活性逐渐减弱并最终被抑制。2015 年 4 月的复查 MRI 显示，肝 S6 段新增转移瘤。2015 年 8 月复查显示肝 S6 段转移瘤较前增大，随后行肝 S6 段转移瘤不可逆性电穿孔消融，术后复查显示肿瘤活性被抑制。在往后的 8 年多里，多次发现新增肝内转移瘤，并因其位置的不同而运用多种消融手段，均取得局部控制的治疗效果。在整个病程中，应用了非特异性免疫增强药物
感想和经验	本例患者从患病起，已经生存 22 年，复发以后至最后随访已生存 9 年。重要的是，这些年患者基本处于正常工作和生活状态。何以有如此良好的效果？可能因为：①患者有良好心态。一旦发现自己有复发迹象，即来到广州复大肿瘤医院，接受消融等治疗，一般住院 5～7 天。②及时发现微小复发灶。一般采用 MRI-DWI（类似 PET-CT）给以复查，这种技术能检出一般的影像不能发现的微小病变。③精准局部消融。根据病变位置、大小及与邻近器官关系，因地制宜地选择治疗手段，从而发挥多种消融技术相辅相成的作用。④医者的信心和认真的态度。患者与医护人员做了朋友，从而使得每次治疗均及时、快速和有效

代表性影像资料

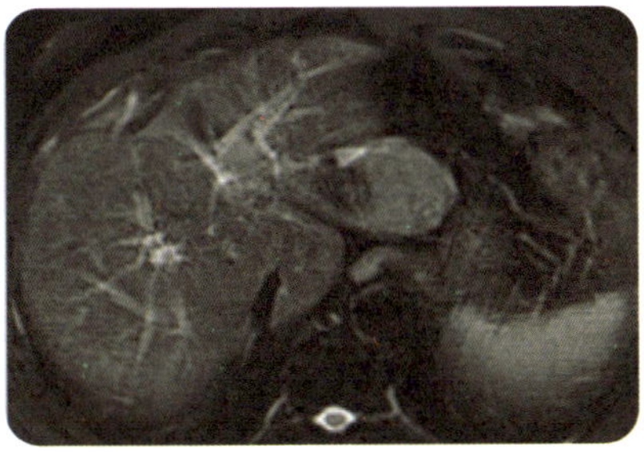

图 5-59 2014 年 11 月，MRI 显示患者 T2WI 轴位脂肪抑制图像

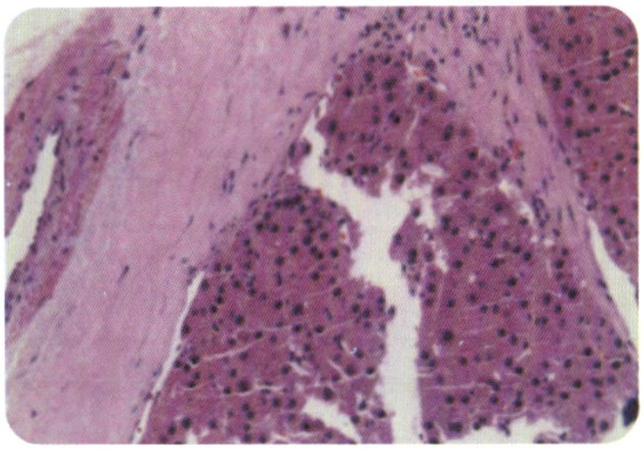

图 5-60 2014 年 11 月，病理切片显示患者肝细胞癌

（王横、李忠海提供）

4. 肝胆肿瘤（14 例） 案例 5

性别 / 年龄 国家或地区	男 /46 岁 / 中国广州
诊断	肝细胞癌、门静脉癌栓、肝门淋巴结转移、门脉高压
治疗	非特异性免疫治疗、中药诱导分化
肿瘤无进展时间	25 个月（2016 年 11 月— 2018 年 12 月）
总生存时间	25 个月（2016 年 11 月— 2018 年 12 月）
简要病史	患者于 2016 年 11 月 9 日来广州复大肿瘤医院门诊，诉腹部饱胀、皮肤发黄、疲劳 1 个月。体格检查：皮肤和硬膜严重黄染，腹部凸起，肝脏下缘可触到在季肋下 5cm 处，质地坚硬，下肢严重水肿。CT 显示肝脏弥漫性多发性占位性病变，最大的直径 8cm ～ 10cm；肝门部淋巴结肿大、门静脉癌栓、脾肿大、胃底静脉曲张、大量腹水。总胆汁酸 234μmol/L，直接胆红素 219μmol/L，谷丙转氨酶 520u/L，白蛋白 27g/L，甲胎蛋白 29000μg/L。患者拒绝任何常规治疗，给予非特异性免疫治疗，同时给予中药（黄芪、丹参、山楂、枸杞、鳖甲）口服。4 个月后，患者返院检查，此时患者外表如同常人，肤色清朗，腹部平坦，精神良好，已恢复了工作，每天能驾车 100 公里。血液测试：总胆汁酸 27μmol/L，白蛋白 40.1g/L，谷丙转氨酶 80u/L，甲胎蛋白 82μg/L。与 4 个月前相比，CT 显示肝内肿瘤无显著进展，肝门静脉癌栓不再见到，腹水消失。患者一直坚持上述治疗，直到 2018 年 12 月，因食管静脉曲张破裂导致的大出血而去世。患者无进展生存超过 2 年
感想和经验	该患者的康复十分令人意外。他是晚期肝癌患者，肝和肝门部有多发性播散性转移，又有门静脉癌栓、肝衰竭、严重黄疸和腹水。当时预期寿命不会超过 3 个月。但他无进展生存期竟达 2 年，后突然因食管静脉曲张导致的大出血而去世，而非肝癌本身。患者 2 年内没有接受其他治疗，除得益于非特异性免疫药物的免疫调节作用外，中药的疗效不可忽视。有多项研究表明由上述这 5 味中药组成的方剂具有调节免疫、诱导癌细胞分化、降低癌细胞侵袭性等多靶点作用

4. 肝胆肿瘤（14 例） 案例 6

性别 / 年龄 国家或地区	男 /73 岁 / 中国广东
诊断	肝细胞癌
治疗	不可逆性电穿孔消融，携药微球肝动脉介入
肿瘤无进展时间	52 个月（2015 年 8 月— 2019 年 12 月）
总生存时间	57 个月（2015 年 7 月— 2020 年 4 月）
简要病史	患者原有乙型肝炎 - 肝硬化病史多年，2015 年 7 月腹部 MRI 显示肝 S4 段占位性病变，门静脉左内支远端显影欠佳，可疑癌栓形成。2015 年 8 月 27 日进入广州复大肿瘤医院，接受携药微球肝动脉介入治疗；1 周后，在 CT 引导下，给予肝肿瘤不可逆性电穿孔消融（纳米刀）治疗。其后 4 年内，患者自感良好，多次于门诊复诊，未见复发。直到 2019 年 12 月突然消瘦，CT 检查发现肝脏、双肺、胸膜多发性转移。后再接受携药微球肝动脉、膈动脉灌注，以及靶向治疗（口服仑伐替尼）。患者于 2020 年 4 月因重症肺炎而去世
感想和经验	该例患者主要接受了不可逆性电穿孔消融治疗。不可逆性电穿孔消融适用于冷冻消融无法进行（靠近大血管、重要脏器）的肝癌病例，其最大优点是不会破坏大血管、神经、胃肠管、胆管、胆囊、输尿管等重要脏器和组织。该病例的肿瘤发生在肝的 S4 段（左内叶），靠近大血管和胆囊，显然最适合不可逆性电穿孔消融治疗

代表性影像资料

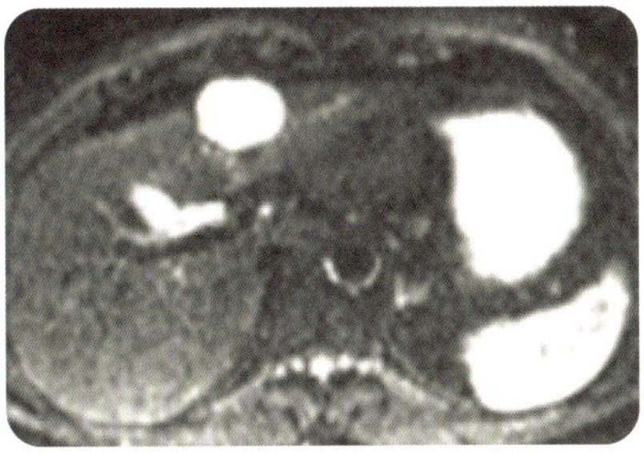

图 5-61 2015 年 8 月，不可逆性电穿孔消融治疗前，MRI 显示患者肝左叶占位性病变

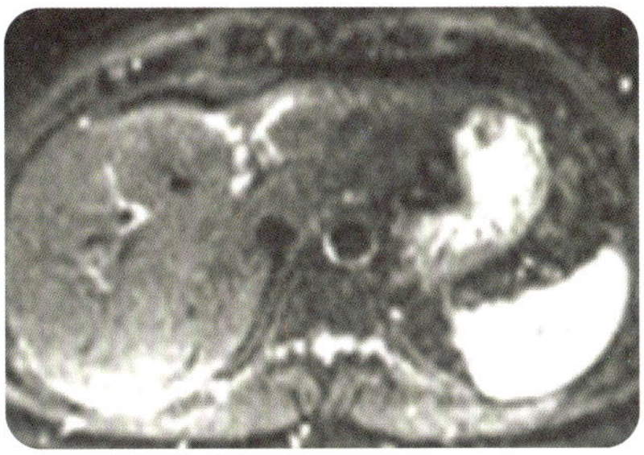

图 5-62 2016 年 3 月，治疗半年后 MRI 复查，显示患者原先肝肿瘤基本消失

（樊丽苹提供）

4. 肝胆肿瘤（14 例） 案例 7

性别 / 年龄 国家或地区	男 /73 岁 / 印度尼西亚
诊断	肝细胞癌
治疗	冷冻消融、经动脉化学栓塞、^{125}I 粒子植入、无水酒精消融
肿瘤无进展时间	空缺
总生存时间	132 个月（2008 年 5 月— 2019 年 5 月）
简要病史	患者于 2008 年 5 月经 CT 检查发现肝右叶巨大占位性病变，诊断为原发性肝癌，接受经动脉化学栓塞治疗。2 年后复查，发现肝内肿瘤仍然存在，且增大至 8cm。活检证实为肝细胞癌。给予超声 /CT 引导下经皮冷冻消融，同时给予经动脉化学栓塞。其后直到 2016 年，6 年期间，患者先后接受 7 次经动脉化学栓塞、8 次冷冻消融、1 次 ^{125}I 粒子植入和 1 次无水酒精消融。相应地，肝肿瘤经历退缩—复发—退缩过程，但全身情况良好，呈典型与癌共存状态。直到 2017 年年底，患者体重急剧下降，同时出现鼻腔流血，进一步检查发现除肝内肿瘤复发、扩散外，还出现胸骨转移、鼻腔新生物，活检显示为转移癌，来源于肝脏。再给予冷冻消融治疗。患者于 2019 年 5 月因肺部感染而去世
感想和经验	进展期肝癌预后很差，中位生存期在 6 个月左右。对于不能手术的肝癌患者，治疗应包括局部治疗（例如经动脉化学栓塞，局部消融尤其是冷冻消融、纳米刀、^{125}I 粒子植入、无水酒精消融）和全身治疗（靶向治疗或非特异性免疫治疗）。该患者正是因为接受了局部 + 全身的联合治疗，才获得了较长的生存期和较好的生活质量（与癌共存）

代表性影像资料

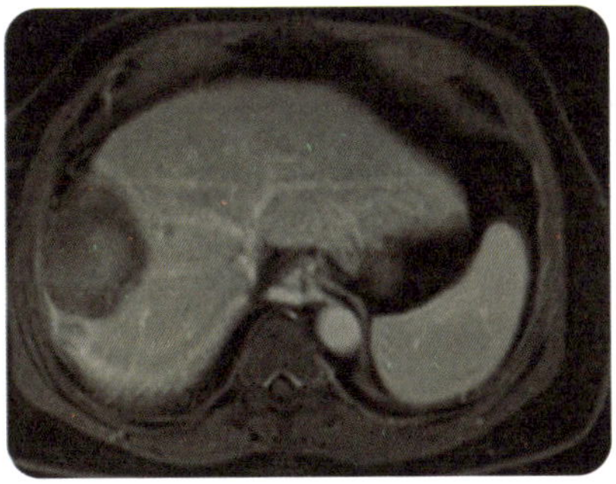

图 5-63 2008 年 5 月，MRI 显示患者的右肝占位性病变

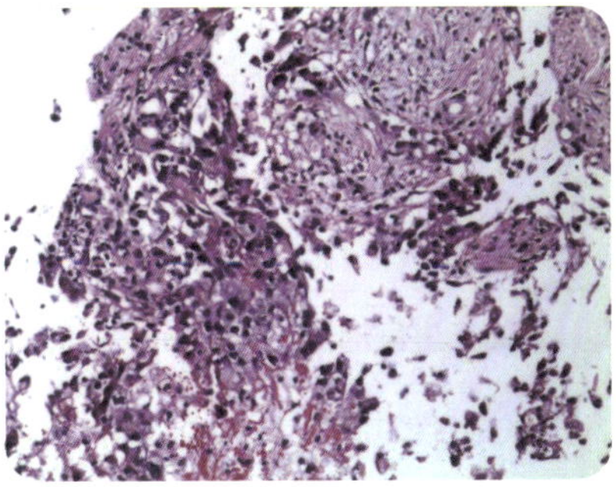

图 5-64 2010 年 5 月，肝肿瘤活检显示患者为肝细胞癌

（王峰提供）

4. 肝胆肿瘤（14 例） 案例 8

性别 / 年龄 国家或地区	男 /65 岁 / 中国广东
诊断	肝细胞癌
治疗	经动脉化疗栓塞、非特异性免疫治疗
肿瘤无进展时间	30 个月（2008 年 4 月— 2010 年 10 月）
总生存时间	31 个月（2008 年 4 月— 2010 年 11 月）
简要病史	2008 年 4 月，患者感到全身乏力、右上腹部疼痛，CT 检查发现肝脏多发性占位性病变，肿瘤最大径 4cm；血液甲胎蛋白 150ng/mL；血清转氨酶、胆红素均升高，白蛋白降低。病人接受了经动脉化疗栓塞，但肿瘤内几乎没有碘油充填。患者住进广州复大肿瘤医院，接受肝肿瘤活检，证实为肝细胞癌及肝硬化。其后，患者只接受非特异性免疫治疗。2 个月后，患者右上腹部疼痛和全身乏力均得到改善；血清 AFP、转氨酶及胆红素下降到正常范围，白蛋白上升到正常范围；CT 复查表明，原来的肝内肿瘤几乎看不见。直到 2010 年 10 月，患者突发上消化道出血，1 个月后因肝衰竭而去世
感想和经验	患者的肝细胞癌为Ⅲ A 期，治疗难度很大，因为：①肝内肿瘤多发，肝功能明显异常，不能手术切除或接受局部消融治疗；②虽然接受了经动脉化学栓塞，但肿瘤内没有碘油沉积；③患者伴有肝硬化，肝储备功能差。患者的预期寿命约为 3 个月，然而，在接受非特异性免疫治疗后，患者病情明显好转，多发性肝肿瘤一度几乎消失，表现出完全缓解，肝功能恢复正常。患者无病生存超过 2 年，远长于预计的存活期。很可能是非特异性免疫治疗促使肿瘤休眠，从而延长了患者生存期

代表性影像资料

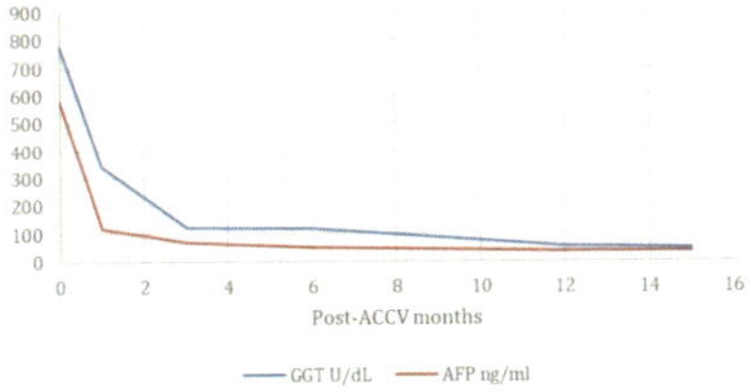

图 5-65 患者 γ 谷氨酰转移酶（γGGT）和甲胎蛋白在非特异性免疫治疗后的变化

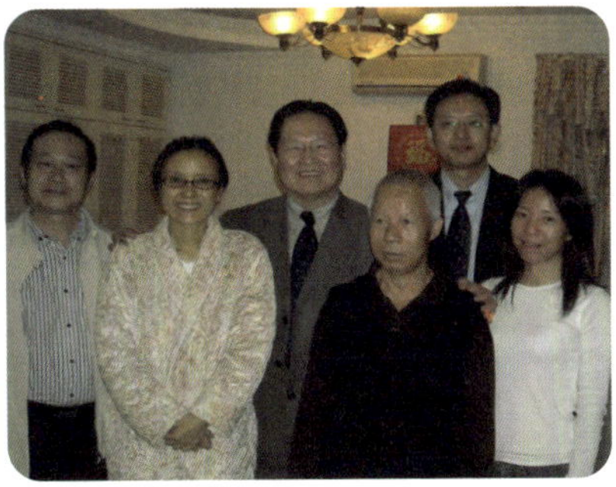

图 5-66 2008 年 12 月，作者和同事专赴患者（前右 2）家中访问，前左 2 为肝胆肿瘤案例 2 患者

4. 肝胆肿瘤（14 例） 案例 9

性别 / 年龄 国家或地区	女 /66 岁 / 中国广东
诊断	肝细胞性肝癌
治疗	纳米刀消融、靶向药物、^{125}I 粒子植入、微波消融、免疫治疗
肿瘤无进展时间	35 个月（2018 年 6 月— 2021 年 5 月）
总生存时间	60 个月（2018 年 5 月— 2023 年 5 月）
简要病史	患者于 2018 年 5 月出现上腹部剑突下钝痛，1 个月后出现巩膜、全身皮肤黄染。CT 检查显示：肝脏肿瘤，肿瘤最大径 6cm，伴门静脉右支癌栓和肝内胆管扩张。穿刺活检结果显示：肝细胞性肝癌。对扩张的胆管行胆道穿刺引流，黄疸逐渐好转，肝功能改善。2018 年 6 月，行肝肿瘤不可逆性电穿孔消融（纳米刀消融）。随后先后口服索拉菲尼和仑伐替尼。2018 年 11 月，B 超提示肝右叶胆管扩张，给予 PTCD 置管引流，后黄疸症状逐渐减轻；后行门静脉癌栓 ^{125}I 粒子植入术，1 个月后复查评价为肿瘤稳定。2021 年 5 月复查，MRI 提示肝脏病灶、门静脉癌栓进展，再给予肝肿瘤微波消融和门静脉癌栓 ^{125}I 粒子植入，术后一直给予抗 PD-1 治疗。随访至 2023 年 5 月，患者与癌共存
感想和经验	该患者被诊断为肝细胞性肝癌时，病情已很复杂，除肝肿瘤较大外，已出现门静脉右支癌栓和胆管扩张，这给治疗带来极大困难，单一治疗不可能解决问题。我们采取“消灭 + 改造”策略，一方面局部消除肿瘤（纳米刀、^{125}I 粒子植入），另一方面提高全身免疫功能（抗 PD-1），最后，患者病情稳定，与癌共存 5 年之久，至最后随访时仍生存

代表性影像资料

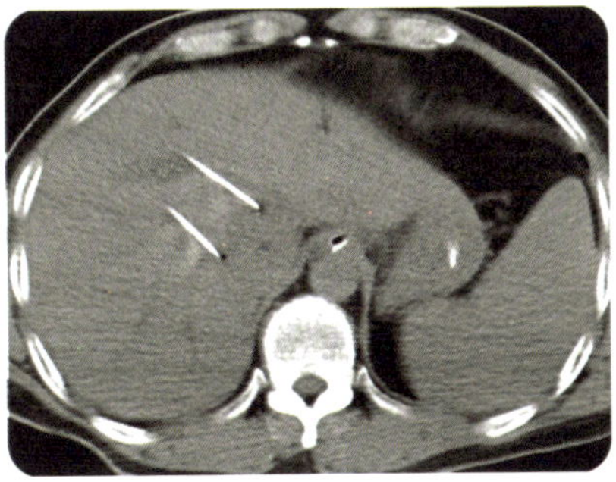

图 5-67 2018 年 6 月，CT 显示患者肝肿瘤接受纳米刀消融（见两根白色的针）

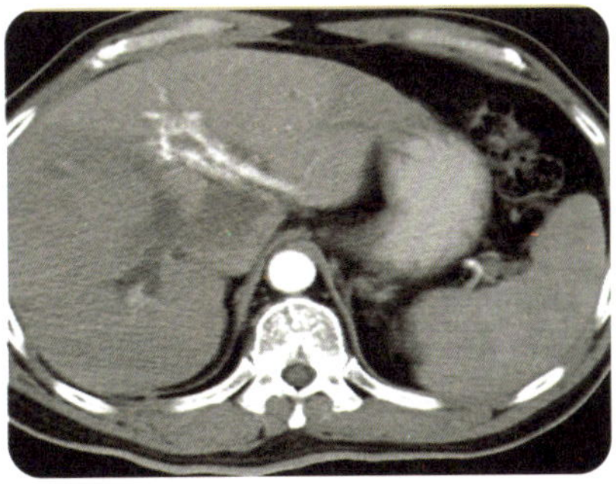

图 5-68 2019 年 6 月，治疗 1 年后复查，CT 显示患者原肿瘤处留下疤痕

（徐炯源提供）

4. 肝胆肿瘤（14 例） 案例 10

性别 / 年龄 国家或地区	女 /66 岁 / 中国安徽
诊断	肝细胞性肝癌
治疗	经动脉化学栓塞、手术切除、冷冻消融、无水酒精消融、靶向药物
肿瘤无进展时间	5 个月（2005 年 3 月— 2005 年 8 月）
总生存时间	219 个月（2005 年 3 月— 2023 年 6 月）
简要病史	患者于 2005 年 3 月因上腹饱胀、隐痛不适半年来医院检查，检查结果是：甲胎蛋白 120ng/mL；行超声和 CT 检查发现肝脏占位性病变，肿瘤最大径约 11cm；活检显示低分化性肝细胞癌。诊断为原发性肝癌，给予经动脉化学栓塞治疗。2 个月后接受肝 S6/7 段切除 + 术中残余瘤氩氦冷冻消融 + 脐静脉化疗药盒植入 + 肝右动脉化学灌注。术后 3 个月，肝内有新转移瘤出现，给予无水酒精消融。2006 年 3 月，肝内又出现转移，再次给予无水酒精消融和经动脉化学栓塞治疗。其后，多次复查，一直显示肿瘤稳定。2022 年 4 月 CT 检查，提示肝右叶占位性病变，血甲胎蛋白高达 4137ng/mL。予氟尿嘧啶持续动脉泵入，再给予抗 PD-1 治疗（替雷利珠静脉滴注），2 个月后，对肝肿瘤做冷冻消融治疗；其后，给患者口服靶向药物（仑伐替尼）维持治疗。继续随访至 2023 年 6 月，患者病情稳定
感想和经验	该患者的肝癌在首次治疗 17 年多后复发。经过再次冷冻消融等治疗后肿瘤又退缩。这例患者给我们的经验是：①对巨大肝癌，应该进行综合治疗，这例患者在接受肝动脉化学栓塞治疗后肿瘤缩小，后进行了手术切除；②手术切除加上冷冻，是治疗大肝癌值得推荐的策略，冷冻有免疫促进作用；③全身常规化疗对肝细胞癌鲜有效果，但如果改变给药途径（例如肝动脉、门静脉）和方法（例如持续给药）可能有效；④肝细胞癌可呈现多中心生长，本例的血甲胎蛋白在初诊时很低，而在肿瘤复发时高达 4000ng/mL 以上，提示复发的肿瘤与原先的肿瘤不一定相同，因此在治疗方法上，应有所区别

代表性影像资料

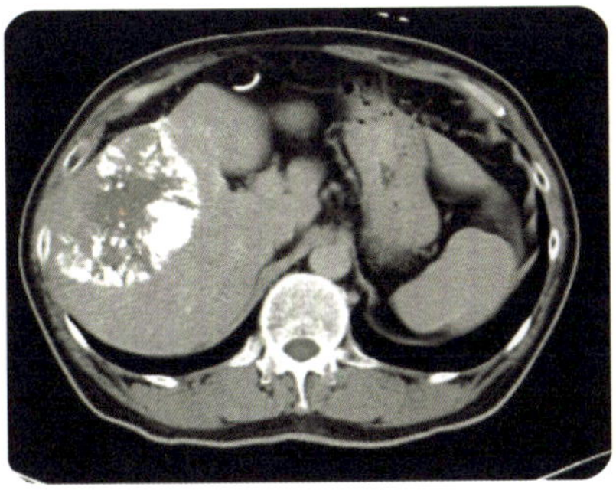

图 5-69 2022 年 6 月，CT 显示患者复发性肝右叶肿瘤

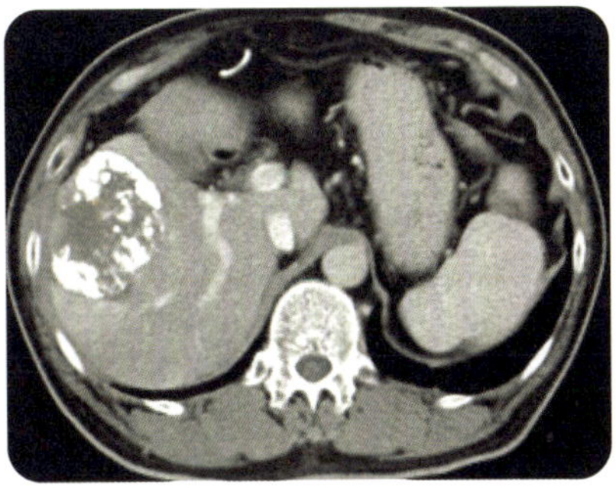

图 5-70 2022 年 8 月，经冷冻消融等治疗后，CT 显示患者肿瘤明显退缩

（王杰夫提供）

4. 肝胆肿瘤（14 例） 案例 11

性别 / 年龄 国家或地区	女 /66 岁 / 中国江苏
诊断	胆管细胞性肝癌
治疗	冷冻消融、非特异性免疫治疗
肿瘤无进展时间	60 个月（2012 年 12 月— 2017 年 12 月）
总生存时间	62 个月（2012 年 11 月— 2018 年 1 月）
简要病史	2012 年 11 月初，患者自感右上腹胀痛，CT 检查发现肝内占位性病变，PET-CT 检查显示肝左内叶及右后叶分别见 5.7cm×3.8cm 和 4.2cm×4.2cm 低密度影，代谢活性增高；肿瘤标志物 CA19-9 升高；肝活检提示胆管细胞性肝癌。2012 年 12 月 7 日患者进入广州复大肿瘤医院，接受了肝左内叶瘤块经皮冷冻消融治疗。其后，患者仅接受复合疫苗注射，共 2 年。在接受治疗 1 个月后，患者全身状态明显得到改善，恢复正常生活。之后多次超声、CT 检查，发现肝内肿瘤逐步缩小，一度在影像上“难以清晰看到病变”（当地医院报告）。患者无病生存 5 年，直至 2017 年 12 月，患者肝区疼痛再度发生，PET-CT 显示肝内有新的瘤块。1 个月后，患者因消化道大出血而去世
感想和经验	患者的母亲、舅舅及兄弟均患有肝胆管系统癌症。其母亲患肝癌后，仅存活 3 个月；其舅舅患胆管癌后，仅存活 4 个月。患者肝癌被发现时，已是晚期；虽然接受了冷冻消融，但只是减瘤治疗；其后，患者仅仅接受复合免疫治疗。患者无病生存近 5 年，这可能是非特异性免疫导致其肿瘤休眠；冷冻免疫也可能起了作用。 复合免疫治疗是一种综合治疗方法。其内含 10 多种微生物成分，包含革兰氏阴性菌的脂多糖和革兰氏阳性菌的鞭毛素，能使天生免疫细胞 [包括自然杀伤细胞（NK）

续表

感想和经验	树突细胞（DC）和 γδT 细胞］的细胞膜表面和内体上的 TOLL 样受体（TLRs）兴奋。人类的 10 种 TOLL 样受体中，至少 9 种受不同的微生物成分和佐剂激发，不同的 TOLL 样受体激发后又有相互促进效应。这可能是这种治疗方法具有广谱抗癌作用的原因

代表性影像资料

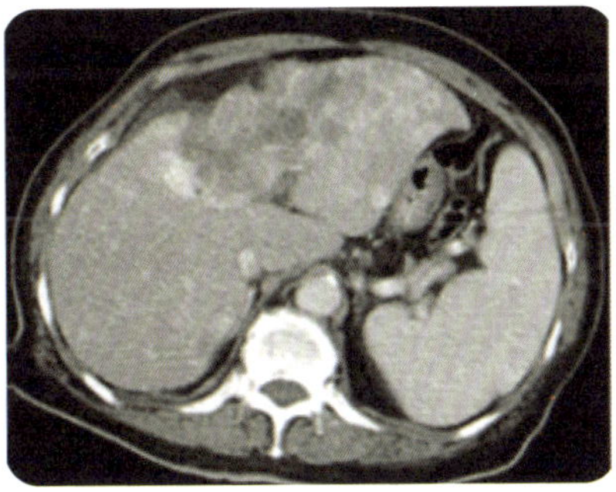

图 5-71 2012 年 11 月，治疗前肝 CT 显示患者肝内巨大占位性病变

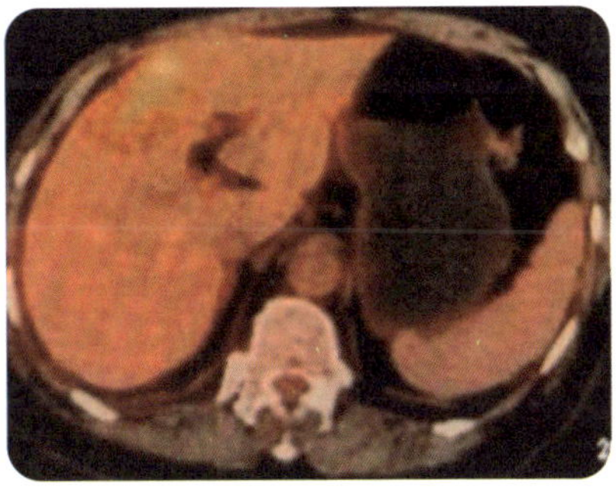

图 5-72 2017 年 12 月，5 年后 PET-CT 显示患者肿瘤复发

4. 肝胆肿瘤（14 例） 案例 12

性别 / 年龄 国家或地区	男 /66 岁 / 中国江苏
诊断	胆管细胞性肝癌
治疗	手术、非特异性免疫治疗
肿瘤无进展时间	215 个月（2006 年 1 月— 2023 年 12 月）
总生存时间	215 个月（2006 年 1 月— 2023 年 12 月）
简要病史	患者于 2006 年 1 月体检，PET-CT 发现肝左叶占位性病变，大小约 3cm×4cm。患者接受了肝左叶切除术，术后病理显示胆管细胞性肝癌，高分化，部分中分化。术后未接受化疗，仅仅接受复合免疫治疗法，起初每隔 1 周注射一次，后每隔 2 周注射一次，再后来每隔 4 周注射一次，共 2 年。至 2023 年 12 月最后随访时，患者仍无癌生存
感想和经验	胆管细胞性肝癌的中位生存期为 19 个月，手术后 5 年生存率约为 5%。本例患者手术后至最后随访生存 17 年以上，再次说明治疗方法不在于简单和复杂，最重要的是要适合患者

4. 肝胆肿瘤（14 例） 案例 13

性别 / 年龄 国家或地区	男 /34 岁 / 中国广东
诊断	阿米巴肝脓肿误诊为肝癌
治疗	抗阿米巴治疗
肿瘤无进展时间	空缺
总生存时间	34 个月（2021 年 2 月— 2023 年 12 月）
简要病史	患者于 2021 年 2 月感右上腹痛、发热，无腹泻，入当地医院诊治；超声和 CT 检查显示肝右叶有 6cm×8cm 占位性病变，内有液化，呈空腔。患者被诊断为“肝癌，伴坏死液化和感染”，给予化疗 2 次，无效果。于 2021 年 4 月住入广州复大肿瘤医院，CT 检查仍显示肝内占位性病变，空腔较前增大；肝穿刺活检显示炎症；外周血白细胞及其中性粒细胞轻度升高。入院诊断为细菌性肝脓肿，给予肝脓肿引流，引出黄色黏稠脓液，但是细菌涂片和培养结果呈阴性；入院后同时给予抗感染治疗（针对常见细菌的抗生素）。半个月后发热加重，引流出的液体增加，考虑感染的病原体是阿米巴原虫，后改为抗阿米巴治疗，采用甲硝唑 1.2g/d 静脉输注，1 周后改为 0.8g/d，1 天 3 次口服。经治疗后体温迅速下降，肝脓肿缩小，进而闭合，最后出院诊断为阿米巴肝脓肿。随访至 2023 年 12 月，患者仍无症状生存
感想和经验	在几十年前，阿米巴肝病甚为常见，目前由于公共卫生水平提高，此种疾病已很少见，以致临床上对此病不熟悉，巨块型肝占位表现者，常被误诊为肝癌，而脓腔液化，抽出的脓液为黄色时，又常被误诊为细菌性肝脓肿。本例即出现两次误诊，其原因有：①误认为阿米巴肝脓肿一定有阿米巴肠病史，本例无。事实上，阿米巴肝病者中有肠道感染史者仅占 1/3。②误认为阿米巴肝脓肿一定有巧克力色脓液，或找到阿米巴滋养体，其实，有此表现者所占比例少于 10%。③没有认识到细菌性肝脓肿的特点，例如一定有来源，包括来源于胆道感染、血源性感染及腹腔感染，肝内病变鲜有单发性。本例最后经甲硝唑单药治疗很快治愈，可以诊断为阿米巴病

4. 肝胆肿瘤（14 例） 案例 14

性别 / 年龄 国家或地区	男 /71 岁 / 中国香港
诊断	肝纤维化误诊为结肠癌肝转移
治疗	无特殊治疗
肿瘤无进展时间	空缺
总生存时间	96 个月（2014 年 10 月— 2022 年 10 月）
简要病史	患者 2012 年 6 月因乙状结肠癌接受肠切除手术，术后病理显示癌肿侵及肠壁肌层；术后曾接受辅助化疗。2014 年体检，CT 显示肝右叶有肿瘤最大径 6cm 的低密度占位性病变，当地医院诊断为结直肠癌肝转移，并已准备手术。患者于术前一周来广州复大肿瘤医院咨询，根据患者带来的影像资料，医生认为不可能是转移。CT 引导下肝活检显示为肝纤维化伴炎症。其后定期随访，未发现转移证据。至最后随访，患者一直无病生存
感想和经验	肝脏纤维化病因有很多，在临床上多见于病毒性肝炎、酒精肝、脂肪肝、自身免疫性疾病等，无特异性症状。虽然血液纤维化指标有助于诊断，但非特异性；肝组织学是诊断金标准。该例患者被诊断为结肠癌肝转移并准备手术治疗，所幸术前来广州复大肿瘤医院咨询，做了肝活检，才免除一刀，提示术前诊断极为重要

5. 胰腺肿瘤（9 例） 案例 1

性别 / 年龄 国家或地区	女 /16 岁 / 中国广东
诊断	胰腺实性假乳头状瘤伴多发性转移
治疗	冷冻消融、经动脉化学栓塞、非特异性免疫治疗
肿瘤无进展时间	114 个月（2014 年 6 月— 2023 年 12 月）
总生存时间	177 个月（2009 年 3 月— 2023 年 12 月）
简要病史	2009 年 3 月，患者因左中上腹腔大块实质性病变接受手术切除，术后病理检查结果显示胰腺实质性假乳头状瘤。直到 2014 年 1 月，患者出现上腹部饱胀、腹痛和食欲缺失，两下肢水肿，短期内体重减轻大约 5 公斤。2014 年 6 月 10 日住进广州复大肿瘤医院，腹部 CT 显示肝脏多发性结节状和块状转移性肿瘤、左右门静脉癌栓、脾脏明显肿大，以及左锁骨上、肝门部、后腹腔淋巴结肿大，盆腔底部少量液体存在;肝肿瘤活检显示转移性肝肿瘤，来自胰腺实性假乳头状瘤。患者接受经动脉化学栓塞和肝内较大转移瘤的经皮冷冻消融，以减少瘤负荷。半个月后，病情恶化，出现黄疸和腹水。血白细胞和血小板严重降低、凝血酶原时间延长 50%，病人处于昏睡状态。从 2014 年 8 月 25 日起，患者接受非特异性免疫治疗。1 周后，患者全身病情逐渐好转，白细胞和血小板升高至正常低水平。3 周后，黄疸和腹水完全消退。至 2023 年 12 月最后随访时，患者一直正常工作，没有特殊主诉。多次 CT 和超声波检查显示，肝内转移存在，但没有显著进展
感想和经验	胰腺实性假乳头状瘤非常罕见，在病理上，是一种低度恶性肿瘤。患者的肿瘤在手术 4 年多后出现肝脏转移，并涉及全身多个淋巴结。虽然接受了经动脉化学栓塞和冷冻消融，但没有出现任何改善，病情反而突然恶化，出现黄疸、腹水，血细胞减少，凝血酶原时间延长，呈现弥漫性血管内凝血样的变化。除了对症治疗外，没有给予抗肿瘤的特殊治疗。在无计可施的危急情况下，给患者进行了以复合疫苗为主的治疗。令人鼓舞的是，取得很好的效果。此后，患者没有接受过任何其他治疗，过着正常的生活，从事全职工作。但肿瘤仍然存在，显然处于休眠状态。这是典型的与癌共存

代表性影像资料

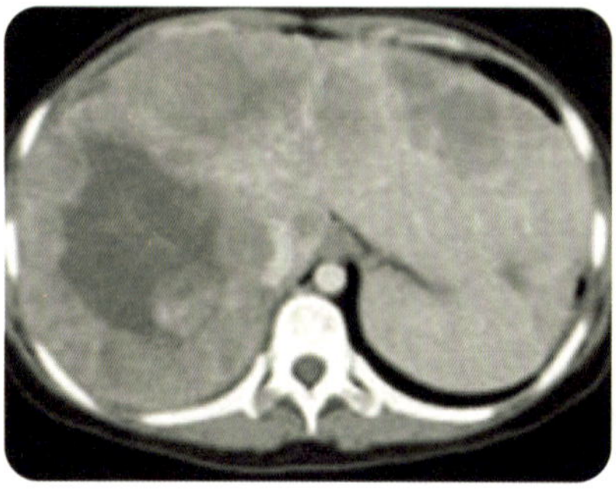

图 5-73 2014 年 6 月，CT 显示患者肝内多发性转移

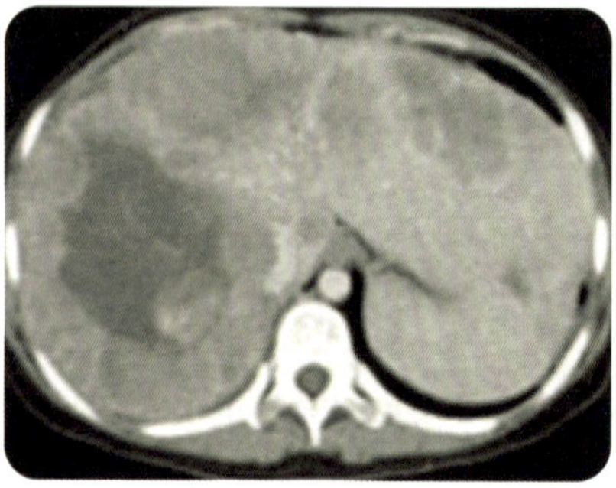

图 5-74 2021 年 6 月，CT 随访显示患者肝内转移仍然存在，处于稳定状态

5. 胰腺肿瘤（9 例） 案例 2

性别 / 年龄 国家或地区	女 /65 岁 / 丹麦
诊断	胰腺癌伴肝转移
治疗	胰腺癌伴肝转移
肿瘤无进展时间	91 个月（2008 年 3 月— 2015 年 10 月）
总生存时间	120 个月（2007 年 10 月— 2017 年 10 月）
简要病史	2007 年，患者因上腹部隐痛到当地医院行超声检查，发现胰腺占位性病变；后行 CT 检查及活检，诊断为胰腺导管腺癌。患者接受了 3 个周期的化疗，治疗后复查显示胰腺病变没有缩小，肝内也出现了多发性转移。2008 年 3 月，患者住进广州复大肿瘤医院，对胰腺肿瘤进行 CT 引导下经皮冷冻消融，同时接受了免疫细胞过继治疗。3 个月后，CT 检查表明，胰腺肿瘤缩小 1/3，肝转移未显示。其后接受了以抗肿瘤复合疫苗为主的非特异性免疫治疗。2015 年 10 月出现肝转移瘤进展，但胰腺病变稳定，接受了经皮肝脏肿瘤冷冻消融治疗；同时继续非特异性免疫治疗。2017 年患者接受随访，当时她身体状况良好
感想和经验	患者是一名教师。在发现胰腺癌伴肝转移后，她知道生命不会持续太久，在世界各地寻找治疗方法，最后来到广州复大肿瘤医院，主要接受了冷冻消融（局部治疗）和以复合疫苗为主的非特异性免疫治疗（全身治疗）。治疗后患者无病生存长达 7 年多。后肝转移复发，经再次冷冻消融后，患者又继续生存下来。2 年后随访，仍然生存，提示肿瘤处于休眠状态

代表性影像资料

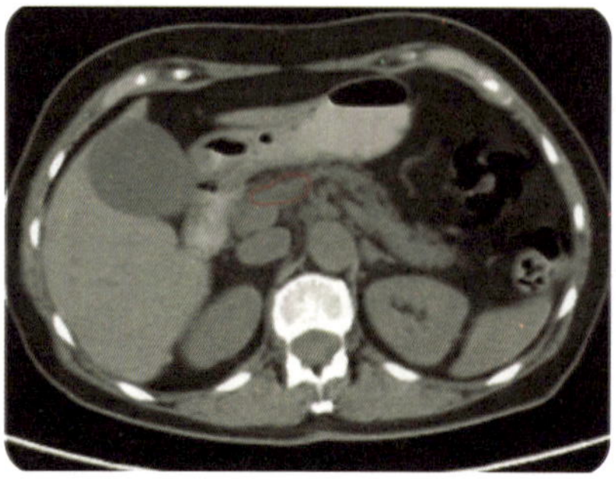

图 5-75 2008 年，CT 显示患者胰腺头部占位性病变

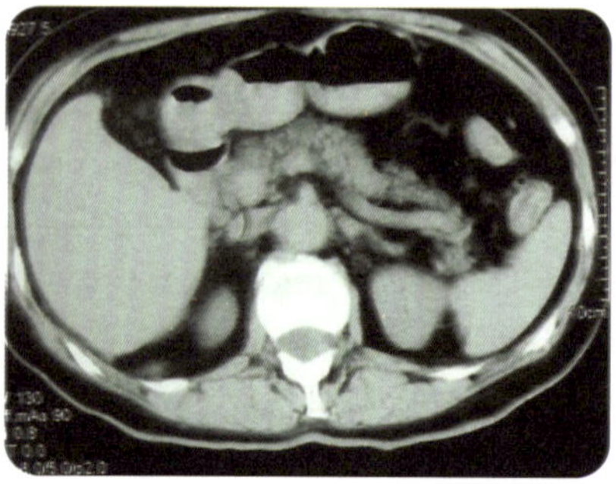

图 5-76 2009 年 7 月，冷冻治疗 16 个月后复查 CT，显示患者肿瘤退缩

5. 胰腺肿瘤（9 例） 案例 3

性别 / 年龄 国家或地区	男 /48 岁 / 马来西亚
诊断	胰腺导管腺癌
治疗	化疗、冷冻消融
肿瘤无进展时间	36 个月（2010 年 5 月— 2013 年 5 月）
总生存时间	44 个月（2009 年 12 月— 2013 年 8 月）
简要病史	2009 年，患者在新加坡被诊断出胰腺导管腺癌，接受了 6 周期化疗，但无好转。相反，发生肝和腹部淋巴结多发性转移。2010 年 5 月住进广州复大肿瘤医院，CT 检查发现胰腺头部有 4cm×4.5cm 的瘤块，肝脏多发性转移，肿瘤最大径为 2cm ～ 3cm，胰腺周围和后腹腔有多个肿大淋巴结。对胰腺肿瘤和肝内较大的转移瘤，给予经皮冷冻消融和区域性血管介入化疗。冷冻消融后，患者下背部疼痛迅速缓解，1 个月后患者体重增加 5 公斤，恢复了正常工作。直到 2013 年 5 月，患者头痛，MRI 检查显示脑转移。3 个月后，患者因脑衰竭而去世
感想和经验	胰腺导管腺癌非常恶性，常发生早期转移，以致多数胰腺癌难以获得手术切除的机会。常规方法是化疗，但这个患者化疗以后，不但没有改善，反而似乎有反作用，促进了肝脏转移。胰腺癌肝转移患者的存活时间一般在 3 个月左右。意大利著名音乐家帕瓦罗蒂（Pavarotti）患胰腺癌，在纽约接受了手术和多种常规治疗，只活了 14 个月。该患者是来自马来西亚的音乐家，系在化疗失败后来到广州复大肿瘤医院，治疗后竟然生存 3 年多，说明冷冻消融具有不一样的作用

代表性影像资料

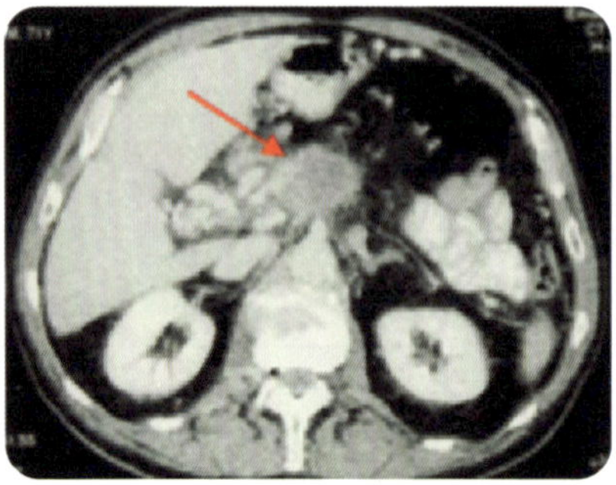

图 5-77 2010 年 5 月，冷冻消融前，CT 显示患者的胰腺肿瘤

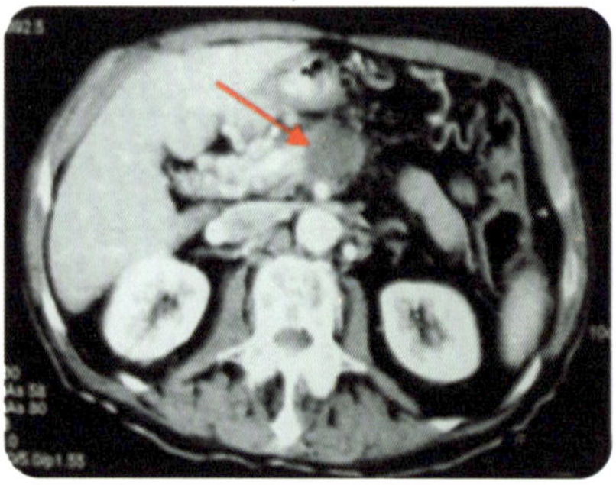

图 5-78 2012 年 7 月，冷冻消融后第 26 个月，CT 复查显示患者胰腺肿瘤缩小

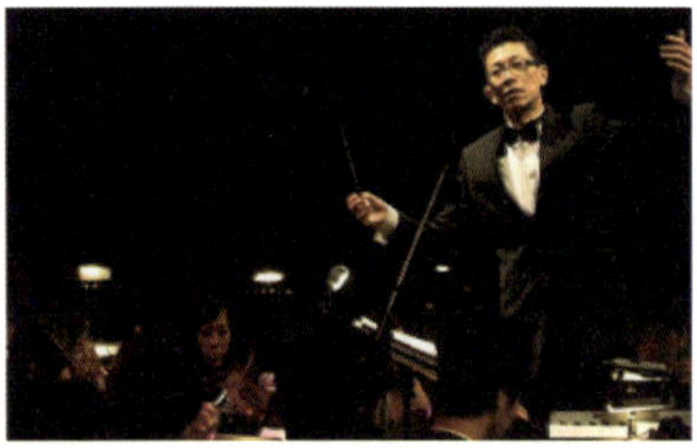

图 5-79 2012 年 12 月，该音乐家患者接受治疗后回到工作岗位，马来西亚媒体予以报道

5. 胰腺肿瘤（9 例） 案例 4

性别 / 年龄 国家或地区	男 / 48 岁 / 中国江苏
诊断	胰腺低分化腺癌
治疗	^{125}I 粒子植入、区域性血管介入化疗
肿瘤无进展时间	24 个月（2019 年 6 月— 2021 年 6 月）
总生存时间	50 个月（2019 年 5 月— 2023 年 7 月）
简要病史	患者于 2019 年 5 月出现浓茶样小便，伴全身皮肤及巩膜黄染，上腹胀，进食后加重；MRI 和 CT 检查，发现胃窦部胃壁及十二指肠球部增厚，幽门下、胰头周围、十二指肠降段及水平段周围多发肿大淋巴结，肝内胆管、胆囊、胰管及胆总管普遍扩张。2019 年 6 月 20 日入住广州复大肿瘤医院，接受 PTCD 置管引流术。2019 年 7 月 10 日，因上消化道梗阻，给予剖腹探查，术中探查发现肿瘤位于胰头，大小约 5cm×4cm，质硬，十二指肠受侵梗阻，肿块与肠系膜上静脉粘连，肿瘤无法切除，遂行胃空肠吻合术。术中胰腺肿瘤活检结果显示低分化腺癌，部分为未分化癌。术后对胰腺肿瘤经皮植入 ^{125}I 粒子，同时给予区域性血管介入化疗 6 次，其后予口服小剂量替吉奥维持（节奏化疗）。2021 年 6 月上腹 MRI 显示腹主动脉左前方淋巴结较前明显增大，同时右髂骨转移。遂对转移病变作 ^{125}I 粒子植入治疗。2022 年 4 月，上腹部 MRI 平扫提示胰头前缘病灶较前稍增大，活性增强，又给予 ^{125}I 粒子植入治疗。2022 年 9 月，发现肝门区和腹膜后肿大淋巴结，再给予转移淋巴结 ^{125}I 粒子植入。至 2023 年 7 月最后随访时，患者一直接受替吉奥节奏化疗，一般情况良好
感想和经验	不能手术切除的胰腺癌患者中位生存期不超过半年，该患者已生存 4 年以上，究其原因，可能主要是 ^{125}I 粒子联合节奏化疗发挥了作用。该患者有多个淋巴结转移和骨转移，^{125}I 粒子植入同样发挥了作用。这种方法不仅可近距离杀灭癌细胞，而且能诱发抗肿瘤免疫，发挥远隔效应。节奏化疗并不能直接杀死癌细胞，但具有抗血管生成和免疫调节作用，这便是该患者长期生存的原因

5. 胰腺肿瘤（9 例） 案例 5

性别 / 年龄 国家或地区	女 /80 岁 / 泰国
诊断	胰腺导管腺癌伴肝转移
治疗	不可逆性电穿孔消融、血管介入化疗 +PD-1 抑制剂免疫治疗
肿瘤无进展时间	24 个月（2019 年 8 月— 2021 年 8 月）
总生存时间	37 个月（2018 年 7 月— 2021 年 8 月）
简要病史	患者于 2018 年 7 月体检发现血清 CA19-9 升高，2019 年 2 月 PET-CT 显示十二指肠区域可见 2cm×2.5cm 大小高代谢肿块。4 个月后剖腹探查发现胰腺肿块及多发肝转移瘤。肝脏活检显示转移性腺癌，可能来源于胰腺癌。术后上腹部增强 MRI 显示胰腺钩突部肿物，大小约 1.5cm×1.9cm，胰周及十二指肠壁受侵。2019 年 8 月 12 日住入广州复大肿瘤医院，接受胰腺及部分肝转移的不可逆性电穿孔消融治疗。术前予吉西他滨静滴，术后口服替吉奥。1 个月后上腹部 MRI-DWI 和增强 CT 显示胰头癌肿和肝脏 S5、S3 段转移较治疗前缩小。其后，接受区域性血管介入化疗 3 次，以及卡瑞利珠单抗联合仑伐替尼治疗。2019 年 10 月上腹部 MRI-DWI 随访显示胰头肿瘤稳定，肝转移活性被抑，较上次来院再次缩小。2021 年 8 月，患者因脑血管疾病去世
感想和经验	该胰腺癌肝转移患者高龄，不可能接受常规化疗。在接受不可逆性电穿孔、血管介入化疗和抗 PD-1 免疫治疗后，病情稳定达 2 年之久。虽然原发灶和肝转移仍然存在，但处于稳定状态（活性受抑）。对这类患者，不可逆性电穿孔作为微创治疗，应列为首选

代表性影像资料

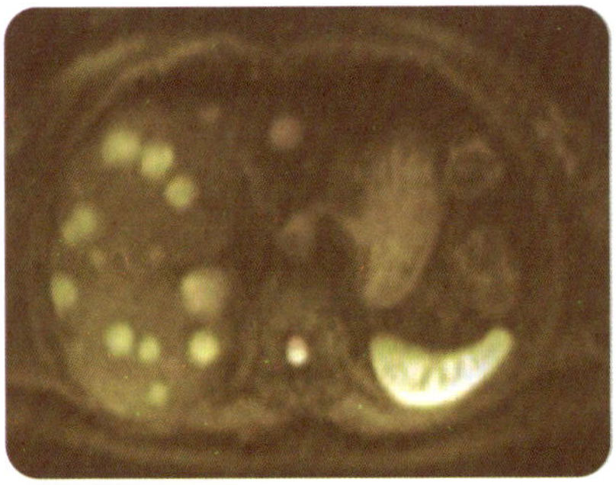

图 5-80 2019 年 6 月，不可逆性电穿孔消融前 MRI-DWI 显示患者肝多发性转移

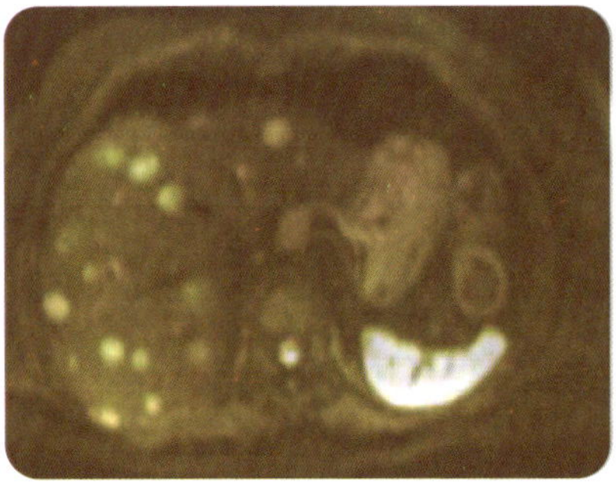

图 5-81 2019年10月，随访 MRI-DWI 显示患者肝转移缩小

（李红梅提供）

5. 胰腺肿瘤（9 例） 案例 6

性别 / 年龄 国家或地区	男 /84 岁 / 中国广东
诊断	胰腺囊腺癌、肺腺癌
治疗	冷冻消融、^{125}I 粒子植入
肿瘤无进展时间	48 个月（2009 年 2 月— 2013 年 2 月）
总生存时间	72 个月（2009 年 2 月— 2015 年 2 月）
简要病史	患者于 2009 年出现上腹痛，CT 检查发现胰腺头钩突部占位性病变，活检显示为胰腺囊腺癌；给予经皮冷冻消融和植入 20 粒 ^{125}I 粒子。其后 4 年内多次复查，未见胰腺肿瘤复发。但在第 5 年出现咳血，CT 显示右肺上部肿瘤，最大径 4cm，活检显示为肺腺癌，免疫组化显示非来源于胰腺癌。患者 2015 年因肺癌进展而去世
感想和经验	该例患者仅接受一次冷冻消融和 ^{125}I 粒子近距离照射，就获得长达 4 年的无进展生存时间。其后发生的肺癌系独立发生，非胰腺癌转移。胰腺囊腺癌的预后较胰腺导管腺癌（一般称为胰腺癌）为佳。本例病理上为胰腺囊腺癌，这可能是患者生存期较长的原因，但局部治疗的作用不容忽视

代表性影像资料

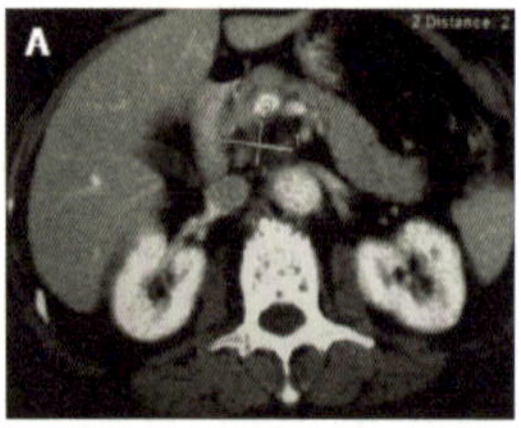

图 5-82 2009年，CT 显示患者胰腺头钩突部占位性病变

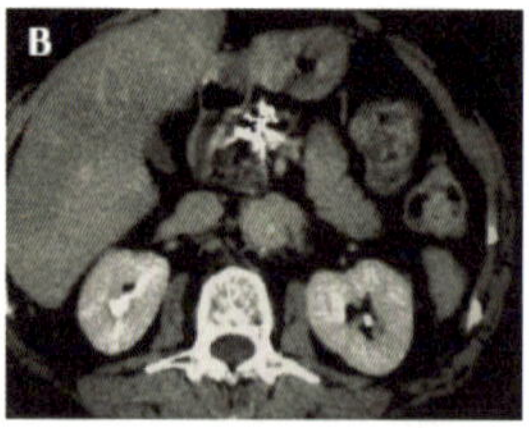

图 5-83 2009 年 5 月，冷冻消融 +^{125}I 粒子植入后第 3 个月，CT 显示胰腺肿瘤明显缩小

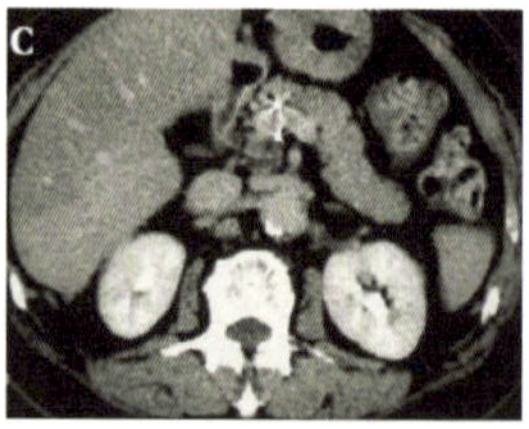

图 5-84 2010 年 2 月，冷冻消融 +^{125}I 粒子植入后第 12 个月，CT 显示患者肿瘤退缩

5. 胰腺肿瘤（9 例） 案例 7

性别 / 年龄 国家或地区	女 /72 岁 / 丹麦
诊断	胰腺鳞癌、食管癌
治疗	冷冻消融、^{125}I 粒子植入
肿瘤无进展时间	28 个月（2017 年 5 月— 2019 年 9 月）
总生存时间	32 个月（2017 年 3 月— 2019 年 11 月）
简要病史	患者于 2017 年 3 月上腹疼痛，至当地医院行 CT 检查，发现胰腺体尾部占位性病变，10cm×12cm 大小，诊断为胰腺肿瘤。2017 年 5 月进入广州复大肿瘤医院，行 CT 引导下经皮穿刺活检，结果显示鳞状细胞癌。给予 CT 引导下冷冻消融 +^{125}I 粒子植入 25 粒。6 个月后随访，CT 上显示肿瘤基本消失。2019 年 9 月后患者主诉吞咽困难，内镜检查显示食管下段肿瘤，活检显示为鳞状细胞癌。患者于 2019 年 11 月因食管癌进展而去世。至去世胰腺鳞癌未复发
感想和经验	该例患者的疾病有 2 个特殊之处：①癌肿几乎累及整个胰腺腺体，呈巨大占位性病变，病理上为鳞癌。这是罕见的胰腺恶性肿瘤。经过冷冻消融和 ^{125}I 粒子近距离照射，取得肿瘤完全消失的临床效果。这一效果虽未见诸文献，却实为巨大成功。②患者在 28 个月后出现食管癌，病理上也为鳞状细胞癌。食管鳞状细胞癌和胰腺鳞癌是相互转移，还是各自独立发生？因未获得最后尸检结果，难以判断

代表性影像资料

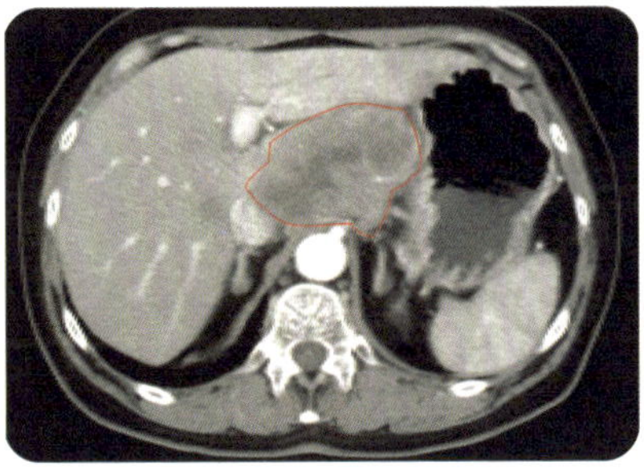

图 5-85 2017 年 5 月，治疗前 CT 显示患者胰腺巨大占位性病变

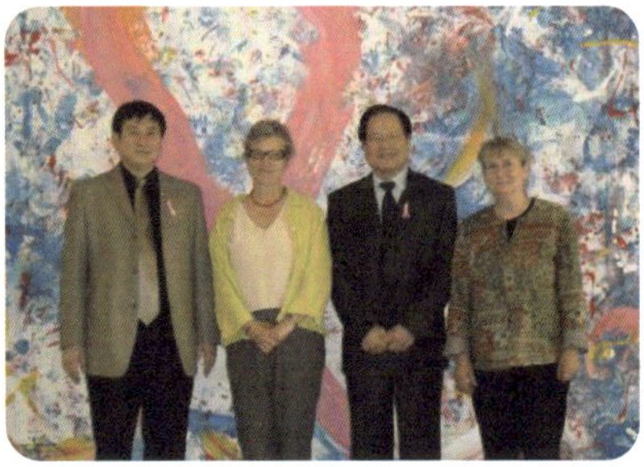

图 5-86 2018 年，作者访问丹麦，在丹麦癌症协会与该患者（右 1）和另一位胰腺导管腺癌患者（247 页案例 2，左 2）合影

5. 胰腺肿瘤（9 例） 案例 8

性别 / 年龄 国家或地区	男 /22 岁 / 马来西亚
诊断	胰腺神经内分泌肿瘤多发性转移
治疗	冷冻消融
肿瘤无进展时间	30 个月（2011 年 4 月— 2013 年 10 月）
总生存时间	85 个月（2010 年 5 月— 2017 年 6 月）
简要病史	2010 年 5 月，CT 检查发现胰腺体尾部有 3 个结节，最大径分别为 2cm ～ 5cm。患者逐渐肥胖、步态不稳及表情迟钝，食欲亢进，每天早上昏迷不醒，在给食物后清醒。2011 年 4 月，病情恶化，被送至广州复大肿瘤医院。当时，患者呼吸急促，心跳 140 次 / 分钟，血糖只有正常值的 1/4，胰岛素升高数十倍。行 CT 检查，结果显示：心包和胸腔有大量液体，纵隔淋巴结增大，骨骼、肾上腺和肝脏多处转移，胰腺多个结节性病变；经胰腺活检证实是神经内分泌肿瘤。在给予一系列对症性抢救治疗后，对胰腺肿瘤给予经皮冷冻消融。术后，血糖迅速升高至正常水平，胰岛素水平降低。病人的全身状态奇迹般地好转，心包和胸腔积液消失。2 周后患者就能下地行走。此后的几年里，患者血糖一直处于正常水平。2013 年 10 月，患者出现全身疼痛，检查显示低钙血症；CT 检查显示甲状旁腺转移，给以甲状腺大部切除术。手术后血清钙恢复正常，疼痛也随之消失。此后几年内，患者能够正常生活和工作，直到 2017 年 6 月，因严重肺部感染而去世
感想和经验	胰腺神经内分泌肿瘤大多为良性。然而，该患者有多发性转移，无疑是恶性。此类患者中位存活时间大约为 10 个月。苹果创始人乔布斯就是患上了这种肿瘤，接受了惠普尔（Whipple）手术，切除了大部分胰腺。后出现肝转移，接受了肝移植手术。从诊断到去世，乔布斯存活了 8 年。在这 8 年中，乔布斯接受了几乎所有现代先进的治疗方法。该患者来自马来西亚，入院时已处于晚期危急状态，仅接受冷冻消融（局部）和对症性简单治疗，竟然也存活 7 年多，最终不是因癌症去世，而是因感染。该例治疗的成功，提示癌症治疗方法不一定要复杂，关键在于适合

代表性影像资料

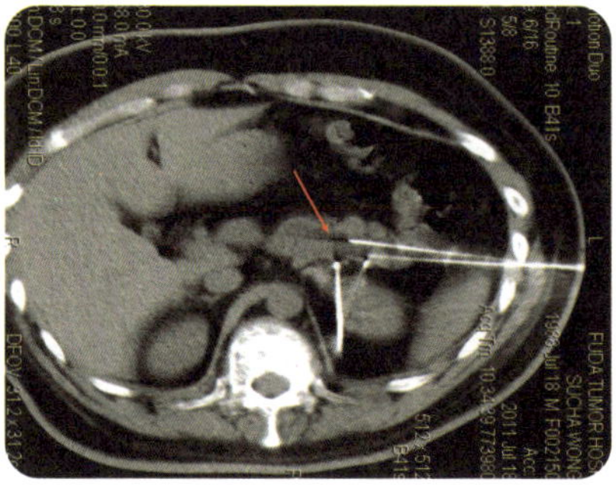

图 5-87 2011 年 7 月，CT 显示正在对患者胰腺肿瘤做冷冻消融

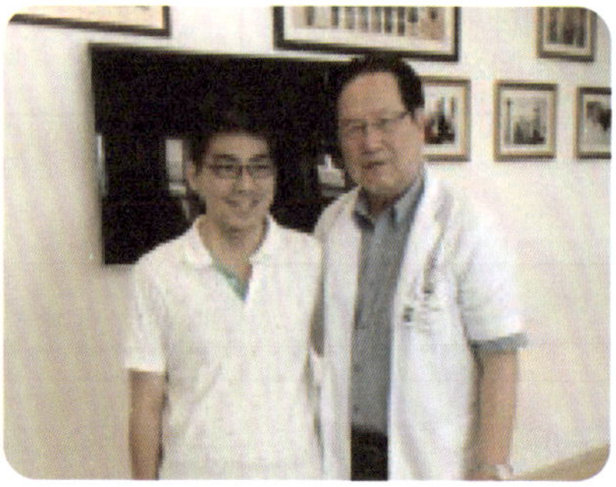

图 5-88 2011 年 8 月，患者来到作者办公室与作者合影

5. 胰腺肿瘤（9例） 案例9

性别 / 年龄 国家或地区	女 / 45 岁 / 菲律宾
诊断	胰腺神经内分泌肿瘤多发性转移，水样泻 - 低血钾 - 无胃酸综合征（WDHA 综合征）
治疗	冷冻消融、^{125}I 粒子植入
肿瘤无进展时间	45 个月（2013 年 6 月— 2017 年 3 月）
总生存时间	49 个月（2013 年 2 月— 2017 年 3 月）
简要病史	患者于 2013 年 2 月无明显诱因出现间断腹泻，以水样便为主，经当地医院对症治疗后症状稍缓解。2013 年 5 月出现间断背部隐痛不适，2013 年 6 月至当地医院行上腹部 CT，发现胰腺占位，肝脏多发占位。后进入广州复大肿瘤医院，检查发现血液 CA19-9 水平升高，血清钾严重降低，2.8 ～ 3.3mmol/L，胃液 pH=7.8；活检病理和免疫组化提示（胰腺）内分泌性肿瘤。结合临床病史，该患者被诊断为水样泻 - 低血钾 - 无胃酸综合征，给予胰腺肿瘤经皮冷冻消融、^{125}I 粒子植入术，同时行腹膜后神经阻滞术。症状得到有效控制，血钾升至正常范围。2014 年 6 月随访患者，主诉无水样腹泻，体重较前增加 6kg；CA19-9 水平降至正常范围，CT 显示肿瘤稳定。至 2017 年 3 月最后随访时，患者情况良好
感想和经验	该患者的胰腺头部占位性病变在病理上符合胰腺内分泌肿瘤，结合临床上水样腹泻、胃液碱性，可诊断为水样泻 - 低血钾 - 无胃酸综合征。这是极为罕见的胰腺内分泌肿瘤，无特殊治疗方法。该患者经局部消融治疗后，无进展生存 3 年以上。后来广州复大肿瘤医院在世界上第一次报告了此种接受冷冻消融的水样泻 - 低血钾 - 无胃酸综合征病例

代表性影像资料

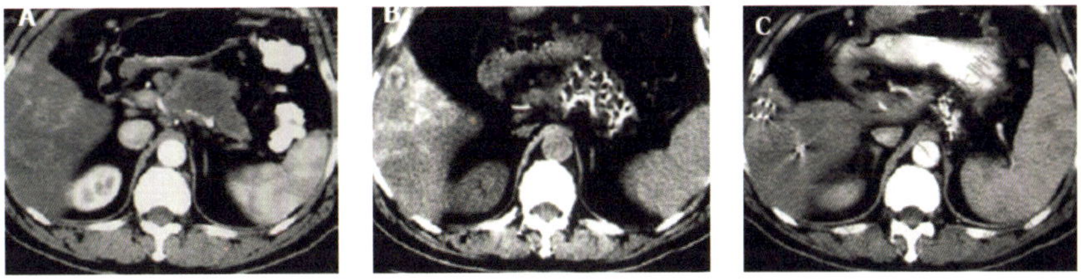

图 5-89 2013 年 6 月，CT 显示治疗前患者胰腺肿瘤

图 5-90 2013 年 7 月，治疗后 1 个月，CT 显示患者胰腺肿瘤较治疗前缩小

图 5-91 2013 年 12 月，治疗后 6 个月，CT 显示患者胰腺肿瘤退缩

（郑治、李忠海提供）

6. 泌尿系统肿瘤（8 例） 案例 1

性别 / 年龄 国家或地区	女 /62 岁 / 菲律宾
诊断	肾细胞癌术后骨转移
治疗	非特异性免疫治疗
肿瘤无进展时间	180 个月（2008 年 5 月— 2023 年 5 月）
总生存时间	240 个月（2003 年 5 月— 2023 年 5 月）
简要病史	2003 年 5 月患者发生血尿，被诊断出右肾肿瘤，并接受了右肾切除术；术后病理检查显示肾透明细胞癌。2007 年，患者出现背痛，至当地医院行 MRI 检查，显示多发性骨转移，主要在腰椎和骨盆。接受唑来膦酸注射，没有任何效果，骨痛仍在继续。2008 年 5 月，患者入住广州复大肿瘤医院。接受了非特异性免疫治疗（复合疫苗注射）。出院后在当地继续接受复合免疫治疗。3 个月后，患者骨痛消失。复查 MRI 显示原先的骨转移显著改善。2008 年 11 月，MRI 检查表明骨转移消失。至 2023 年 5 月最后随访时，患者一直享受着无癌的正常生活，多次 CT 或 MRI 检查，均没有显示癌症复发的证据
感想和经验	肾透明细胞癌一旦发生骨转移，治疗十分困难。常规治疗是放疗和化疗，但化疗效果有限，放疗通常只用于缓解疼痛，不可能消除转移。磷酸盐注射主要用于改善骨痛，其自身的不良反应也很大。文献表明，转移性肾细胞癌患者 5 年生存率为 1% ～ 13%。自 2008 年 5 月以来，该患者只接受了复合免疫治疗。其结果是，所有的症状和骨转移都消失，影像学显示没有癌症证据。从出现转移起至最后随访时，患者已经无病存活了 16 年，并继续存活下去。这个结果是十分令人鼓舞的

6. 泌尿系统肿瘤（8 例） 案例 2

性别 / 年龄 国家或地区	男 /70 岁 / 中国广东
诊断	肾细胞癌伴多发性淋巴结、骨转移
治疗	手术、冷冻消融、联合免疫治疗
肿瘤无进展时间	60 个月（2016 年 6 月— 2021 年 6 月）
总生存时间	120 个月（2012 年 12 月— 2022 年 12 月）
简要病史	患者在 2012 年 12 月出现无痛性血尿，超声显示左肾肿块。2013 年 2 月，接受了腹腔镜下左肾切除术。术后病理检查显示透明细胞型肾细胞癌。未接受术后放疗或化疗。2016 年 6 月左腹股沟出现多个实质性肿块，住入广州复大肿瘤医院，做活检，显示淋巴结转移。对于较大的转移淋巴结，给予经皮冷冻消融，并开始接受以复合免疫治疗为主的非特异性免疫治疗。2021 年 6 月，患者出现盆腔淋巴结多发性转移，接受了冷冻消融。至 2022 年 12 月最后随访时，患者仍带瘤生存
感想和经验	转移性肾细胞癌预后不佳。对某些患者，免疫疗法可以缩小肿瘤并延长存活期。但到目前为止，已报告的 PD-1/PD-L1 抑制剂治疗效果，并未显示能有效延长患者生存期。该患者接受左肾切除术后，未接受特殊治疗。3 年多后，发生左腹股沟多发性淋巴结转移，在接受了非特异性免疫治疗和冷冻消融治疗后，带瘤生存下来，实为罕见

6. 泌尿系统肿瘤（8 例） 案例 3

性别 / 年龄 国家或地区	男 /75 岁 / 中国海南
诊断	左肾透明细胞癌术后Ⅳ期
治疗	冷冻消融、^{125}I 粒子植入、靶向药物
肿瘤无进展时间	12 个月（2017 年 6 月— 2018 年 6 月）
总生存时间	110 个月（2012 年 12 月— 2022 年 2 月）
简要病史	2012 年 12 月患者被诊断为左肾占位，接受左肾切除术，术后病理显示肾透明细胞癌。2017 年 6 月发现左侧腹股沟肿大淋巴结，接受冷冻消融术 + 药物注射术，治疗后淋巴结逐渐缩小。1 年后左腹股沟淋巴结再次进行性增大，给予肿块切除术。2020 年 3 月，MRI 提示新增胰腺颈部结节灶，穿刺活检显示转移性癌，后口服靶向药（索坦）治疗。初期转移缩小，4 个月后胰腺转移瘤进展，2021 年 4 月给予冷冻消融 + 胰腺、右肾门淋巴结 ^{125}I 粒子植入术。3 个月后胰腺转移瘤缩小，活性被抑制；但后出现多发骨转移，给予唑来膦酸保护骨质，再给予安维汀联合依维莫司抗肿瘤治疗，病情转为稳定。2022 年 2 月最后随访时，患者仍带瘤生存
感想和经验	肾透明细胞癌的转移常为多发性，该患者的转移涉及淋巴结、胰腺和数处骨骼，治疗需要综合处理。该患者接受了多种治疗方法，目标不是根治，而是与癌共存

代表性影像资料

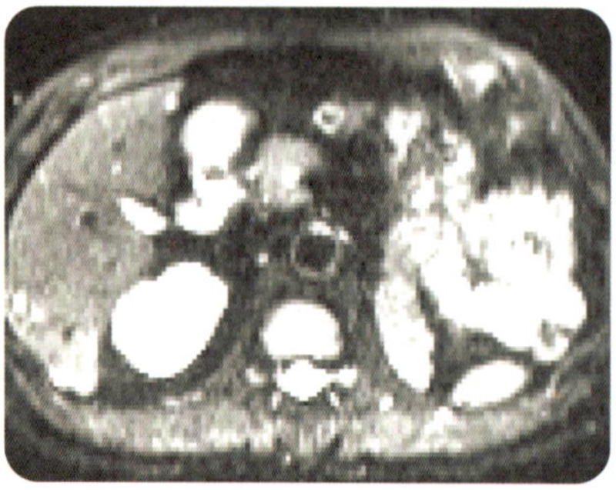

图 5-92 2020 年 3 月，MRI 显示患者胰腺转移瘤

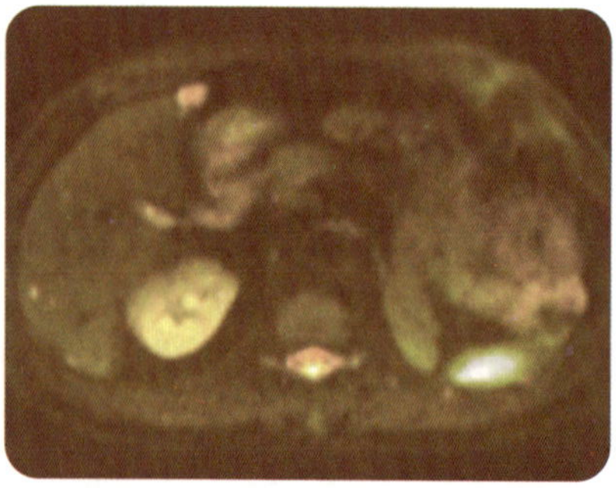

图 5-93 2021 年 7 月，MRI 显示冷冻消融后患者胰腺转移瘤退缩，活性降低

（徐炯源提供）

6. 泌尿系统肿瘤（8 例） 案例 4

性别 / 年龄 国家或地区	男 /56 岁 / 中国江苏
诊断	左肾透明细胞癌伴多发性转移
治疗	非特异性免疫治疗、冷冻消融、PD-1/PD-L1 抑制剂
肿瘤无进展时间	24 个月（2017 年 4 月— 2019 年 4 月）
总生存时间	84 个月（2015 年 1 月— 2022 年 1 月）
简要病史	2015 年 1 月初，患者因被诊断为左肾肿瘤接受了腹腔镜下左肾根治性切除术；术后病理显示肾透明细胞癌Ⅱ级。2016 年 4 月，CT 检查显示右肺有多处转移，接受了 2 个月的靶向药物舒尼替尼治疗，效果不佳。自 2017 年 3 月起接受 PD-1 抑制剂治疗，未见显著效果。患者贫血，血红蛋白低于 70g/L，需每周输血。患者于 2017 年 4 月 30 日住进广州复大肿瘤医院。体检发现右扁桃体肿块，活检显示透明细胞癌，表明肾癌转移。CT 和 MRI 检查显示：右肺和胸膜、肝脏、纵隔和肺门淋巴结、下膀胱壁、肩胛骨、第六肋骨、第一腰椎、骶髋骨等数十处转移。病人消瘦，严重贫血，频繁咳嗽，行走困难。从 2017 年 5 月 12 日开始，患者接受复合免疫治疗；10 天后，患者下肢疼痛减轻，随后能下地行走，右扁桃体肿块缩小。经复合免疫治疗 3 周后，肢体疼痛完全消失，血红蛋白水平不再下降，并逐渐增加，无须输血，扁桃体肿块完全消失，患者一次能行走 2 公里，CT 和 MRI 检查表明，所有转移缩小。经复合免疫治疗 3 个月后转移几乎完全消失。随后，患者接受了残存转移瘤的冷冻消融等治疗。患者 2019 年 4 月出现脑转移，全脑照射后改善。再次接受 PD-1/PD-L1 抑制剂治疗。2021 年 10 月，患者突发急性胰腺炎，后并发胰腺假性囊肿，2022 年 1 月因感染而去世

续表

感想和经验	该患者治疗的效果可评价为完全缓解，这是非常罕见的。2017年4月患者入院时，病情十分严重，虚弱、严重贫血。此前，患者已接受了化疗、分子靶向治疗、PD-1抑制剂治疗，但转移越来越多，多达20余处。除了给予全身支持治疗(输血、白蛋白输注)，我们尝试给予复合免疫治疗。这种简单的疗法，却使这个濒临死亡的患者出现转机，为患者接受其他治疗创造了条件。肿瘤休眠近5年，最后患者因胰腺炎并发假性囊肿、感染而去世。查阅文献，不排除患者的胰腺炎与PD-1/PD-L1 抑制剂的不良反应有关

代表性影像资料

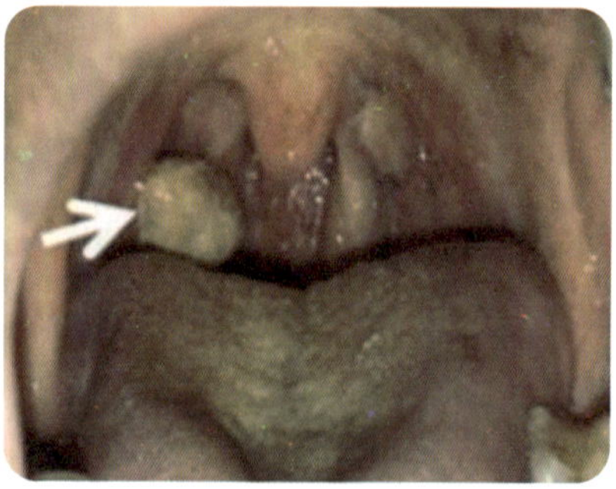

图5-94 2017年4月，患者接受复合免疫治疗前，右扁桃体有核桃大转移

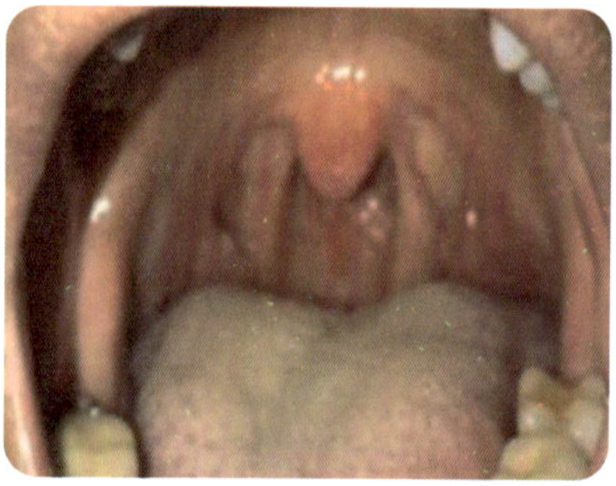

图5-95 2017年6月，患者接受复合免疫治疗3周后，右扁桃体转移消失

6. 泌尿系统肿瘤（8 例） 案例 5

性别 / 年龄 国家或地区	男 /74 岁 / 中国广东
诊断	左肾透明细胞癌伴多发性转移
治疗	手术、靶向治疗、冷冻消融、^{125}I 粒子植入、PD-1 抑制剂
肿瘤无进展时间	44 个月（2016 年 1 月— 2019 年 9 月）
总生存时间	67 个月（2015 年 9 月— 2021 年 4 月）
简要病史	患者于 2015 年 9 月因左侧腋窝肿物接受肿物切除术，术后病理结果提示透明细胞肿瘤；腹部 CT 检查发现左肾癌并肺、骨、肌肉等全身多发性转移。患者于 2016 年 1 月就诊广州复大肿瘤医院，增强 CT 显示除原发肾肿瘤外，尚有肺、左侧腰大肌前方淋巴结、右侧前腹壁下皮下脂肪间隙、右侧竖脊肌、左侧腰大肌、右侧梨状肌、左侧臀大肌多发性转移。自此，患者接受多达 6 次经皮冷冻消融和 3 次 ^{125}I 粒子植入。其后 12 个月内，上述转移有所抑制。至 2019 年 9 月，PET-CT 示肺转移增多，并出现多发性骨转移。2020 年 8 月，PET-CT 又发现胰腺转移。患者先后口服索拉非尼、帕唑帕尼、索坦、阿昔替尼等靶向药物。但均未能改善病情，有的因为不良反应而短期应用后即停用。患者于 2021 年 4 月因肺部感染而去世
感想和经验	该患者起病时已是晚期肾癌，并肺、骨、肌肉等全身多发性转移。转移性肾癌的治疗一般以全身药物治疗为主。但该患者先后接受多种靶向药物治疗，均未获得改善。有研究认为，原发肿瘤减细胞治疗可延长转移性肾透明细胞癌患者的总生存期和癌症特异性生存期，而且晚期患者生存时间超过一定时间后，生存期会继续延长。该例患者接受了对原发肿瘤的减细胞治疗（冷冻消融和 ^{125}I 粒子植入），可能是患者得以较长期带瘤生存的原因

代表性影像资料

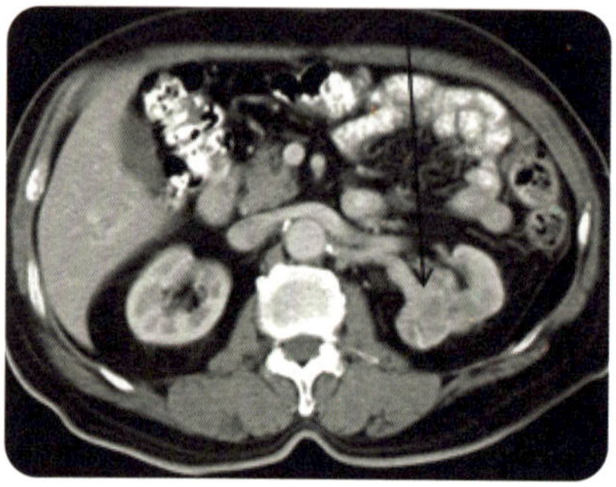

图 5-96 2016 年 2 月，CT 显示患者左肾肿瘤

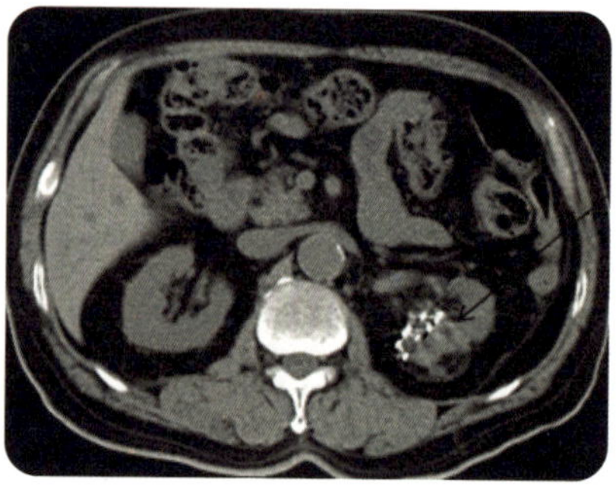

图 5-97 2018 年 4 月，CT 显示患者接受冷冻和 ^{125}I 粒子植入后，肿瘤坏死

（陈志贤提供）

6. 泌尿系统肿瘤（8 例） 案例 6

性别 / 年龄 国家或地区	男 / 63 岁 / 印度尼西亚
诊断	右肾透明细胞癌
治疗	冷冻消融、非特异性免疫治疗
肿瘤无进展时间	12 个月（2011 年 2 月— 2012 年 2 月）
总生存时间	156 个月（2010 年 4 月— 2023 年 4 月）
简要病史	患者于 2010 年 4 月行超声和 CT 检查，发现右肾外生性占位性病变，肿瘤最大径约 2cm；患者拒绝手术。2011 年 2 月出现腰痛入住广州复大肿瘤医院，CT 检查显示右肾中极占位性病变增大至最大径约 2.5cm。给予经皮右肾肿瘤冷冻消融 + 活检术，病理显示肾透明细胞癌。1.5 个月后腹部 CT 检查显示冷冻消融后病灶大部分坏死，但可见少量残留病变；遂行第二次冷冻消融治疗，术后给予非特异性免疫治疗。2012 年 2 月复查，CT 显示右肾原病变缩小至最大径约 1.5cm，其下方可见一小突起，最大径约 1cm，增强造影可见强化，活检证实肿瘤复发。再次对新发肿瘤做冷冻消融。随访至 2023 年 4 月，再未见肿瘤复发
感想和经验	冷冻消融已在许多国家用于治疗小肾癌（肿瘤最大径小于 4cm）。意大利曾报告 123 例肾肿瘤患者，其中肾透明细胞癌占 56.1%、乳头状肾细胞癌占 6.53%、肾嫌色细胞癌占 2.4%。在腹腔镜下给予冷冻消融，患者随访时间中位数为 41 个月，癌症特异性生存率为 100%，总生存率为 93.2%。该患者肿瘤最大径 2.5cm，适合冷冻消融。虽然有两次复发，但重复冷冻消融治疗仍有效果

6. 泌尿系统肿瘤（8 例） 案例 7

性别 / 年龄 国家或地区	男 / 63 岁 / 印度尼西亚
诊断	右肾透明细胞癌
治疗	冷冻消融、非特异性免疫治疗
肿瘤无进展时间	47 个月（2013 年 11 月— 2017 年 10 月）
总生存时间	120 个月（2013 年 11 月— 2023 年 11 月）
简要病史	患者于 2013 年 11 月接受 CT 体检时发现右肾占位性病变，入住广州复大肿瘤医院，接受腹腔镜下右肾癌根治术，术后病理示（右侧）肾透明细胞癌，累及肾盂，并突破包膜累及肾周脂肪囊。术后恢复良好。2017 年 10 月，CT 显示左肾皮质不规则形囊性信号影，活检显示为囊性肾癌，伴有左肾周淋巴结、胰腺区淋巴结转移，右侧胸壁皮下、左背部皮下及左背部肌肉小结节状多发性转移。对上述复发性和转移性病变，分 3 次给予逐点经皮冷冻消融。2019 年 1 月，患者突发腹痛，被诊断为脾破裂，在当地医院接受脾切除术。病理显示脾内结节状转移。术后给予靶向药物舒尼替尼、非特异性免疫治疗等。至 2023 年 11 月最后随访时，患者病情稳定，生活质量良好，与癌共存
感想和经验	Ⅰ～Ⅲ期的肾细胞癌通过手术切除可以临床治愈，但多达 1/3 的患者最终会复发。此外，大约 15% 的患者就诊时已为局部晚期或转移性肾细胞癌，无法通过手术治疗。该患者的肾细胞癌在手术接近 4 年时复发，出现多发性转移。经皮冷冻消融消除肿瘤负荷，加上靶向药物和非特异性免疫治疗，已被证明可长期控制肿瘤进展，达到长期稳定、带瘤生存的目的。该患者在复发后已生存 6 年多，足见联合治疗的效果

代表性影像资料

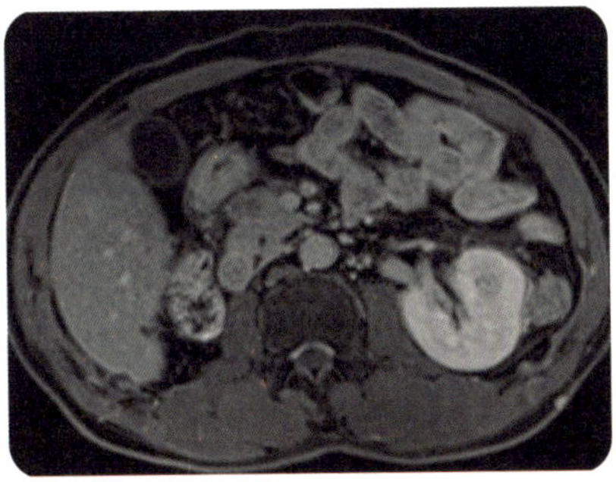

图 5-98 2017 年 10 月，MRI 显示患者左肾周转移淋巴结

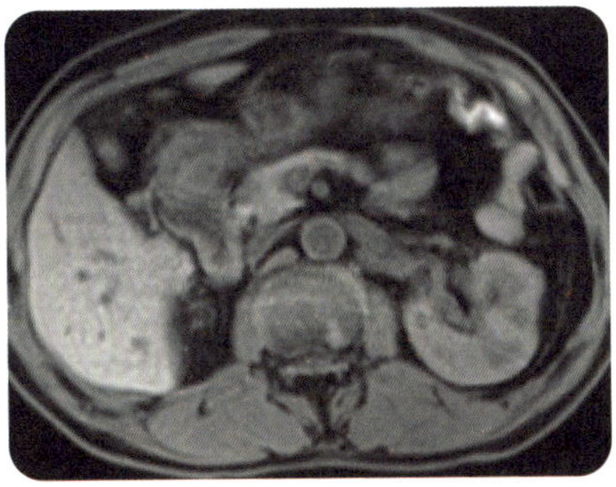

图 5-99 2018 年 1 月，MRI 显示冷冻消融后患者左肾周转移淋巴结消失

（陈志贤提供）

6. 泌尿系统肿瘤（8 例） 案例 8

性别 / 年龄 国家或地区	女 /77 岁 / 中国广东
诊断	右肾盂癌伴腹膜后淋巴结转移，右肾静脉、下腔静脉血栓形成
治疗	冷冻消融、抗 PD-1 免疫、靶向药物
肿瘤无进展时间	30 个月（2020 年 8 月— 2023 年 2 月）
总生存时间	32 个月（2020 年 6 月— 2023 年 2 月）
简要病史	患者于 2020 年 6 月做输尿管结石碎石术，术前 MRI 检查发现右肾中上盏占位并轻度积水，并右肾静脉、下腔静脉血栓形成；腹部 CT 显示右肾上极软组织肿块影、腹膜后多发肿大淋巴结。右肾肿瘤穿刺活检显示（肾盂）低分化腺癌。接受 2 次全身化疗，因患者无法耐受，未继续进行。2020 年 8 月，至广州复大肿瘤医院住院，接受右肾肿瘤经皮冷冻消融。免疫组化显示 PD-L1 表达 TP ≥ 50%、IP ≥ 50%，其后接受 PD-1 抑制剂治疗（特瑞普利单抗），口服分子靶向药物索坦。每 2 ～ 3 个月接受腹部增强 CT 评估，肿瘤缓慢缩小，直至消失，转移淋巴结以及右肾静脉、下腔静脉血栓相继改善。2022 年 8 月复查，CT 提示肿瘤未复发。至 2023 年 2 月最后随访时，患者全身状况良好
感想和经验	肾盂癌是上尿道肿瘤的一种，易并发相邻静脉血栓。2004 年曾有文献报告 15 例，治疗方法主要是手术肾切除和血栓切除。该患者在初期诊断时就有右肾静脉、下腔静脉血栓。由于患者年龄大，难以接受常规手术治疗，仅接受了经皮冷冻消融和免疫、靶向治疗，最后随着肿瘤退缩，血栓相继改善。对于不适宜手术的肾肿瘤，包括肾盂癌，侵袭性甚小的冷冻消融值得推荐

代表性影像资料

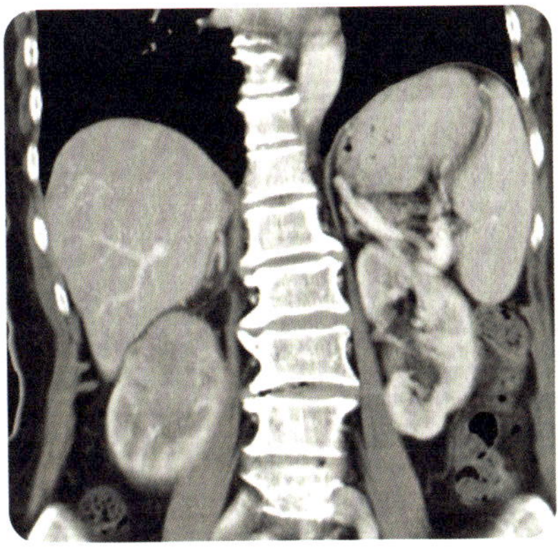

图 5-100 2020 年 8 月，CT 显示患者右侧肾盂癌

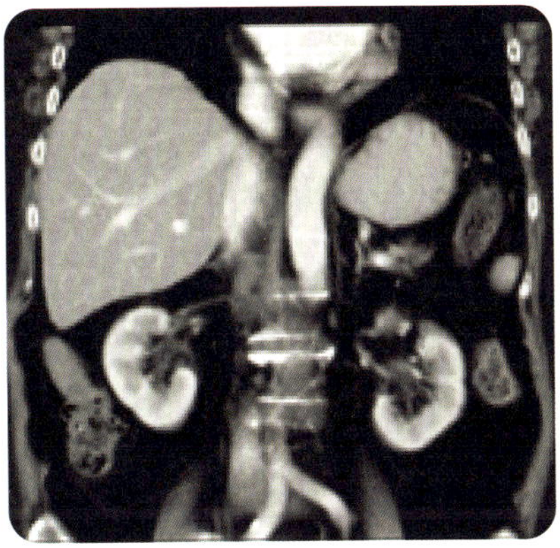

图 5-101 2021 年 8 月，冷冻消融等治疗 1 年后复查 CT，患者肿瘤消失

（李春丽提供）

7. 内分泌系统肿瘤（3 例） 案例 1

性别 / 年龄 国家或地区	男 /58 岁 / 中国江苏
诊断	肾上腺皮质癌伴腹腔多发性转移
治疗	手术、不可逆性电穿孔消融、冷冻消融、无水酒精消融、非特异性免疫治疗、米托坦
肿瘤无进展时间	空缺
总生存时间	117 个月（2014 年 3 月— 2023 年 12 月）
简要病史	患者于 2014 年 3 月体检查出左肾上腺有占位性病变，接受了腹腔镜下左肾上腺切除术；术后病理学显示肾上腺皮质癌。2015 年 7 月肿瘤复发，CT 显示左侧腹腔和肾上腺区横隔角处多发性占位性病变；患者接受了左腹腔占位性病变的切除。2016 年 2 月，CT 复查显示腹腔内再出现多处转移瘤，住入广州复大肿瘤医院，接受了不可逆性电穿孔消融和无水酒精消融。3 个月后，腹部 MRI 检查显示，腹腔内病变缩小，活性减弱，有些病变的中心液化和坏死。此后，腹腔转移多次复发，先后接受了多次冷冻消融和减瘤手术。自 2016 年 5 月起，患者每周接受复合免疫治疗。2021 年起，接受米托坦口服和低剂量皮质类固醇维持治疗，患者全身状况良好。虽然腹腔中仍有小的复发性肿瘤，但发展缓慢，处于相对稳定状态。至 2023 年 12 月最后随访，患者一直带瘤生存
感想和经验	肾上腺皮质癌罕见，患者主要是儿童，只有少数是成人。手术切除是唯一的治疗方法。此病对化疗和放射治疗不敏感，一旦肿瘤复发，患者的存活时间通常为 2 年左右。该患者接受了多次手术减瘤、消融等局部治疗，全身治疗主要采用非特异性免疫治疗。从腹腔多发性转移起，到最后随访为止，患者已经生存了 7 年多，生活质量良好。这是“消灭 + 改造”控癌的典型病例。可以认为，这种综合治疗可以让肿瘤不断地反复经历休眠、苏醒状态，从而让患者长期生存

7. 内分泌系统肿瘤（3 例） 案例 2

性别 / 年龄 国家或地区	男 /46 岁 / 中国
诊断	精囊腺癌术后复发并全身多发性转移
治疗	手术、冷冻消融、^{125}I 粒子植入、区域性血管介入灌注化疗
肿瘤无进展时间	13 个月（2011 年 10 月— 2012 年 11 月）
总生存时间	204 个月（2006 年 6 月— 2023 年 6 月）
简要病史	患者于 2006 年 6 月无明显诱因下出现血精，伴有左侧骨盆、骶部及左侧附睾肿痛，至当地医院行 MRI 检查，显示左侧精囊内有一直径约 2cm×2.5cm 包块。遂行左侧精囊腺切除术，术后病理：左侧精囊腺低分化腺癌。术后行手术区及局部放疗 4 周。2008 年 2 月复查，PET-CT 发现盆腔转移，行盆腔肿物切除术，术后行腹腔热灌注化疗 6 周期。2010 年 3 月复查，PET-CT 发现肝周、肝裂、门腔间隙、脾周、乙状结肠系膜、膀胱直肠陷凹可见多处软组织肿块影及结节影，于 2010 年 8 月行肝占位切除、膈肌多发占位切除、脾切除、膀胱直肠旁肿块切除术，术后行腹腔热灌注化疗。2011 年 6 月复查，PET-CT 发现肝脏及腹腔内多发转移瘤，于 2011 年 10 月行肝脏占位切除术 + 膈肌多发占位切除术 + 腹膜多发占位切除术 + 直肠壁占位切除术 + 直肠部分切除与吻合术 +^{125}I 粒子植入术。2012 年 11 月复查，PET 再次发现右侧胸壁、腹腔、盆腔转移，于 2012 年 11 月行胸腔镜下胸膜肿块切除 + 右肺下叶活检 +^{125}I 粒子植入术；2012 年 12 月行盆腹腔多发包块切除术 +^{125}I 粒子植入术。2013 年 11 月 27 日，发现右侧胸腔、腹腔及盆腔转移，接受 CT 引导下肿瘤局部 ^{125}I 粒子植入、冷冻消融和区域性灌注化疗。此后多次来院接受类似微创治疗，至 2023 年 6 月最后随访时，患者状况良好
感想和经验	精囊腺癌术后复发并全身多发性转移预后极差。该患者接受过多次手术切除、^{125}I 粒子植入、冷冻消融等微创治疗，与癌共存总生存期已达 17 年。对于这种放化疗不敏感的多发性转移性精囊腺癌，只能“控制”，不可能将癌肿斩尽杀绝，治疗在于“消灭 + 改造”，不能打阵地战，只能打游击战和运动战。该患者接受了如此多的治疗，是运动战的成功范例

7. 内分泌系统肿瘤（3 例） 案例 3

性别 / 年龄 国家或地区	男 /81 岁 / 中国香港
诊断	前列腺癌
治疗	经皮冷冻消融
肿瘤无进展时间	216 个月（2005 年 3 月— 2023 年 3 月）
总生存时间	216 个月（2005 年 3 月— 2023 年 3 月）
简要病史	患者于 2005 年 3 月因排尿困难接受超声和 CT 检查，发现前列腺占位性病变，分布于右叶，肿瘤最大径 1.5cm；穿刺活检显示腺癌；血清游离前列腺特异性抗原（f-PSA）16 ng/mL。对前列腺占位性病变给予超声引导下经皮冷冻消融治疗，1 周后出院，患者排尿困难症状消失。f-PSA 在经皮冷冻消融治疗 1 周后开始下降，2 个月后降至正常范围。至患者 99 岁时，未见癌症复发，复查 f-PSA 0.1ng/mL
感想和经验	前列腺癌是经皮冷冻消融的主要适应证之一。冷冻消融的作用表现在以下三个方面：①对于早期前列腺癌，冷冻可达根治目的，5 年生化改善率 90% 以上；②对于接受过外照射治疗而失败（复发）的前列腺癌，冷冻可作为拯救措施，70% 的病例能获得改善；③对于已有转移的病例，前列腺冷冻可作为减少肿瘤负荷的手段，为全身性治疗（化疗、免疫）创造条件

代表性影像资料

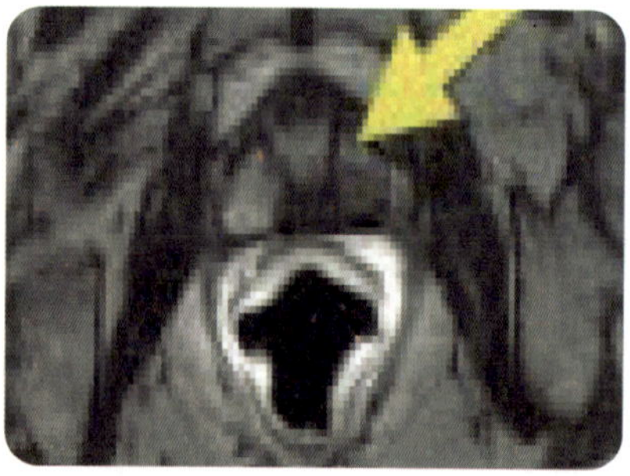

图 5-102 2005 年 3 月，治疗前 MRI 显示患者前列腺内有占位性病变

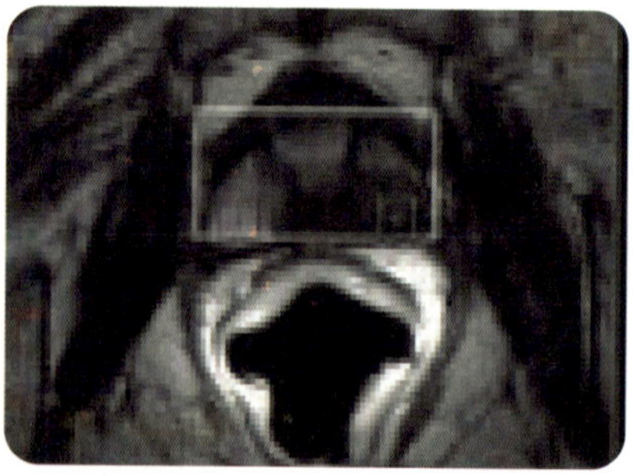

图 5-103 2005 年 5 月，冷冻消融治疗后，MRI 显示患者前列腺内占位性病变消失

（李春丽提供）

8. 妇科肿瘤（9 例） 案例 1

性别 / 年龄 国家或地区	女 /58 岁 / 印度尼西亚
诊断	宫颈癌伴盆腔转移
治疗	手术、冷冻消融、血管介入化疗
肿瘤无进展时间	12 个月（2005 年 4 月— 2006 年 4 月）
总生存时间	240 个月（2003 年 4 月— 2023 年 4 月）
简要病史	患者于 2003 年 4 月开始阴道流血，伴下腹部疼痛，1 年后自己触及下腹部肿物，至当地医院检查发现子宫癌，已经扩展到阴道和盆腔，认为无法手术。患者和家属准备放弃治疗。2005 年 4 月，患者在中国的亲属得知有一种冷冻疗法，遂将患者接来广州复大肿瘤医院。入院后行妇科检查，阴道内见肿物，从宫颈长出；CT 检查发现盆腔内有一大达 20cm×15cm 的实质性肿物，涉及整个子宫；活检显示鳞状细胞癌。给予区域性血管介入化疗，每 2 周 1 次，4 次后，肿瘤缩小，给以剖腹探查，发现肿瘤从子宫扩展到盆腔，波及卵巢、输卵管，部分膀胱受累。术中直视下，对肿块给予冷冻消融。3 个月后，再次剖腹，发现肿瘤已经被局限，遂给予全子宫切除。2006 年 4 月，手术局部有肿瘤复发，给予经皮冷冻消融治疗。随访至 2023 年 4 月，CT 复查未发现肿瘤征象
感想和经验	患者入院时宫颈肿瘤很大，呈现局部晚期状态，无法手术切除。我们在区域性血管介入化疗基础上，先给予手术中直视下冷冻消融，再经皮冷冻消融，肿瘤消失，从入院起，患者无癌生存已经 18 年。回顾治疗过程，我们认为，成功的原因有：①坚持，不放弃。当时患者和家属对治疗十分悲观，但我们没有因此而失去信心，而是加倍关怀患者，增强患者战胜疾病的意志。②坚持综合治疗，将区域性化疗（提高肿瘤局部的化疗药浓度）与冷冻消融有效结合。③充分发挥冷冻消融的免疫作用。患者术后仅复发一次，其后一直无癌生存，冷冻免疫功不可没

8. 妇科肿瘤（9 例） 案例 2

性别 / 年龄 国家或地区	女 /70 岁 / 印度尼西亚
诊断	宫颈癌伴盆腔转移
治疗	冷冻消融、血管介入化疗
肿瘤无进展时间	228 个月（2004 年 5 月— 2023 年 5 月）
总生存时间	228 个月（2004 年 5 月— 2023 年 5 月）
简要病史	2004 年 5 月，患者来广州复大肿瘤医院，带来了美国某医院的病情记录：宫颈鳞状细胞癌，盆腔转移；无手术切除可能。检查发现，子宫颈部肿瘤最大径 6cm，累及子宫体部，盆腔内多个瘤块。患者先后接受了 6 次区域性血管介入化疗和 3 次 CT 引导下氩氦冷冻消融治疗，术后给予胸腺肽、白介素 -2 肌注和环磷酰胺（50mg/d）口服（节奏化疗）。其后，患者在印度尼西亚医院定期接受检查，肿瘤无进展，至 2023 年 5 月最后随访时，患者仍生存
感想和经验	2019 年 12 月 14 日晚上 8 时许，我应邀参加在印度尼西亚雅加达举行的恒恩抗癌联谊会的晚会，我刚来到前排坐下，一位面熟的老人来到面前，和我握手、拥抱，笑容满面，连连说：“想不到吧！谢谢你们的救命之恩！”又说：“现在 15 年多了。好开心。”她就是上述患者。这位在美国曾被拒治的患者至最后随访已经健康生存 19 年，这是患者和我们医者都没有放弃的结果。治疗晚期癌症患者，信心很重要

8. 妇科肿瘤（9 例） 案例 3

性别 / 年龄 国家或地区	女 /72 岁 / 中国广东
诊断	子宫癌伴多发性转移
治疗	冷冻消融、非特异性免疫治疗
肿瘤无进展时间	20 个月（2008 年 4 月— 2009 年 12 月）
总生存时间	36 个月（2007 年 2 月— 2010 年 2 月）
简要病史	患者于 2007 年 2 月被诊断为子宫癌，接受了子宫切除术。2007 年 8 月，发现骨盆转移。在接下来的 5 个月内，患者共接受了 6 周期化疗。但是癌症转移没有得到控制，CT 检查发现骨盆腔、腹腔、肝、肺、颈部和腋窝淋巴结均有转移；且转移的肿瘤对肠道造成挤压，引起肠梗阻；化疗导致白细胞显著减少，并发肺部感染。2008 年 4 月，患者住进广州复大肿瘤医院。当时，患者全身衰竭、严重营养不良、剧烈腹痛、频繁呕吐且不能进食。患者接受了全胃肠外营养，以改善全身状况，保持水和电解质平衡；后在超声引导下，对导致肠道阻塞的腹腔转移瘤做经皮冷冻消融，以缓解对肠管的压迫。同时，给予患者复合免疫治疗。2 周后，患者腹痛减轻，开始进食，基本恢复正常生活。CT 和超声复查表明，大部分转移瘤缩小，有些消失。直到 2009 年 12 月，患者再次出现腹痛。检查表明，原转移性肿瘤再次增大。2010 年 2 月，患者因全身衰竭而去世。自使用非特异性免疫治疗起，患者无进展生存 20 个月
感想和经验	该患者系子宫癌手术后全身多发性转移，化疗未产生效果，并引起更多转移。在采用对症处理（包括冷冻消融转移淋巴结，缓解肠梗阻）后，主要采取非特异性免疫治疗。虽然最后未能阻止转移再次进展，但患者无进展与癌共存长达 20 个月，从整个治疗过程看，显然是非特异性免疫发挥了重要作用

8. 妇科肿瘤（9 例） 案例 4

性别 / 年龄 国家或地区	女 /14 岁 / 印度尼西亚
诊断	卵巢癌
治疗	手术、冷冻消融、血管介入化疗
肿瘤无进展时间	24 个月（2008 年 7 月— 2010 年 7 月）
总生存时间	180 个月（2008 年 5 月— 2023 年 5 月）
简要病史	患者于 2008 年 5 月自感下腹胀痛，至当地医院超声检查，发现左侧卵巢巨大肿块。在马来西亚给予手术探查，发现肿块与子宫、输卵管、膀胱粘连，无法切除，关腹。手术活检显示腺癌。2008 年 7 月，患者来到广州复大肿瘤医院。CT 检查显示左侧卵巢的瘤块最大径达 14cm，边界不清。遂给予区域性血管介入化疗 4 次，其间对肿块行经皮冷冻消融治疗。2 个月后，CT 显示肿瘤中心大块坏死。遂给予剖腹手术，切除左侧卵巢和肿瘤。2010 年 7 月，局部有复发，给予经皮冷冻消融。随访至 2023 年 5 月，无复发，患者能正常工作
感想和经验	该患者的卵巢癌经手术探查，证明无法切除。我们先做区域性化疗和经皮冷冻，让肿瘤大部分坏死，为手术切除创造条件。最后的结果十分理想。该例治疗的经验在于：①对被认为不能切除的肿瘤，二次看看很重要，不要轻易放弃；②常规治疗不能解决的，要寻找其他治疗方法，冷冻消融就是一种非常有效的治疗方法，或可作为手术的辅助。有研究认为，由于冷冻免疫效应，冷冻消融后肿瘤的复发可能少于手术切除后

8. 妇科肿瘤（9 例） 案例 5

性别 / 年龄 国家或地区	女 /46 岁 / 中国
诊断	卵巢癌术后复发，伴双肺、肝被膜、盆腔和骨转移
治疗	冷冻消融、^{125}I 粒子植入、区域性血管介入化疗、非特异性免疫治疗、节奏化疗
肿瘤无进展时间	57 个月（2018 年 3 月— 2022 年 12 月）
总生存时间	174 个月（2008 年 6 月— 2022 年 12 月）
简要病史	患者于 2008 年 6 月体检发现盆腔肿物，5 个月后接受全子宫、双附件、大网膜及盆腔淋巴结切除术，术后病理显示双侧卵巢浆液性腺癌（中度分化）。术后接受辅助化疗 8 疗程（力朴素 + 卡铂方案）。2014 年 4 月发现右下腹皮下肿物，未予特殊处理。2015 年 4 月皮下肿物进行性增大至最大径 3cm，再接受化疗 4 疗程，未产生明显效果；同时发现腹腔、盆腔多发性转移，肿瘤标志物 CA125 进行性升高。再次化疗，未产生任何反应，反而并发骨髓抑制。2018 年 3 月入住广州复大肿瘤医院，接受冷冻消融，包括冷冻右侧心膈角转移瘤及双侧腹壁转移瘤，对盆腔转移瘤给予 ^{125}I 粒子植入。其后，对盆腔残存转移瘤、右下侧腹壁转移瘤多次给予 ^{125}I 粒子植入；同时联合区域性血管介入化疗和非特异性免疫治疗。2020 年 3 月复查，全腹 MRI 显示腹膜后淋巴结较前稍增大，其余病变稳定，患者一般情况尚可。后给予小剂量贝伐珠单抗（常规剂量 1/4）联合小剂量环磷酰胺（50mg/d）治疗（节奏化疗），至 2022 年 12 月最后随访时，患者仍生存
感想和经验	这是一例广泛性多发转移的卵巢癌术后复发患者。对此类患者，我们的治疗经验是：①综合治疗，主要采用微创手段，分期分批逐步消融，目的在于减少瘤负荷；②治疗要温和，过度的严苛治疗有时不仅不能控制肿瘤，反而会促进转移，增加癌症侵袭性；③小剂量化疗（节奏化疗）能提高免疫功能，抑制血管新生，可作为维持治疗手段；④有研究认为抗血管生成药物（例如贝伐珠单抗）如果大剂量使用，会过度剪切肿瘤血管，引起缺氧，有促进肿瘤进展之虞，而小剂量较频繁使用，可使肿瘤内血管正常化，改善缺氧情况

代表性影像资料

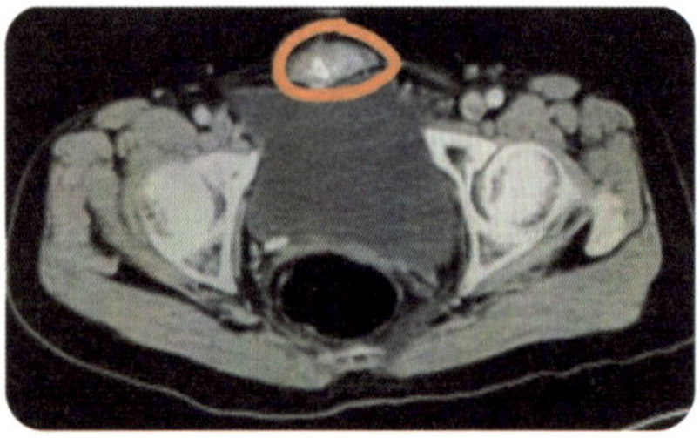

图 5-104 2018 年 3 月，MRI 显示患者盆腔壁转移瘤

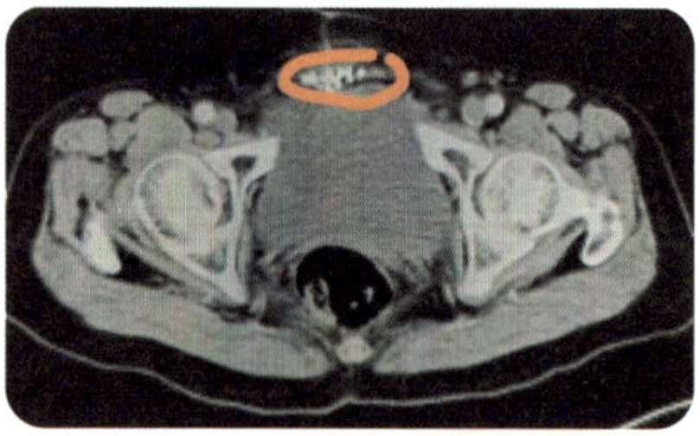

图 5-105 2020 年 3 月，^{125}I 粒子植入后，MRI 显示患者盆腔壁转移瘤退缩

（余华燕提供）

8. 妇科肿瘤（9 例） 案例 6

性别 / 年龄 国家或地区	女 /28 岁 / 中国广东
诊断	卵巢腺癌，伴腹腔、盆腔转移
治疗	手术、化疗
肿瘤无进展时间	168 个月（2009 年 12 月— 2023 年 12 月）
总生存时间	192 个月（2007 年 12 月— 2023 年 12 月）
简要病史	患者于 2007 年 12 月因下腹部疼痛接受超声检查，发现盆腔新生物，怀疑存在卵巢癌。未接受任何治疗，1 年后，自感腹部逐渐增大，下肢浮肿，坐卧困难。2009 年 12 月 18 日，意外地被正在义诊的我们发现。当时患者全身消瘦、贫血，腹部巨大，会阴部和下肢高度水肿。超声检查显示腹腔大量腹水，无法看清腹腔内病变。2 天后，患者被汽车接来广州复大肿瘤医院。路途 400 公里，一路的颠簸，患者无法耐受，以致入院时气喘、呼吸急促、心率 140 次 / 分钟（大量腹水引起腹腔高压）。随即给予吸氧、强心等抢救治疗。住院后予以全身营养支持（每天输注白蛋白，高蛋白饮食），同时放腹水，从每天 1000mL，逐渐增加至每天 5000mL，在约 15 天时间内，共放出腹水超过 50L。腹水呈淡黄色，检查显示为渗出液，内未找到癌细胞。在腹水消退后，CT 检查发现右侧卵巢部有拳头大小肿块，左侧卵巢区有较小肿块。2010 年 1 月 8 日，给予剖腹探查。术中发现，两侧卵巢均有肿瘤性病变，以右侧为大，累及子宫、小肠、左侧输尿管；网膜和肠系膜部分受侵犯；术中活检显示卵巢腺癌。给予双侧卵巢、输卵管、子宫切除，加上相应淋巴结清扫；切除受累小肠长达 100cm；切除受累右侧输尿管，给予置输尿管支架加吻合术。术后给予常规全身化疗 4 个周期，其后，患者未再接受任何其他治疗。定期随访，无复发；随访至 2023 年 12 月，患者一直无癌生存，从事志愿健康服务

续表

感想和经验	该例局部晚期卵巢癌患者治疗效果十分成功。从癌症治疗角度看，治疗十分简单，仅仅放腹水、手术和化疗。从整个治疗过程看，患者能够死里逃生，是因为抓住了几个关键点：①及时有效地进行了全身支持治疗。患者诊断出卵巢癌后近3年一直在外流浪，营养状况很差，贫血、低蛋白血症、水肿，只有改善全身状态，才有治癌的可能。②恰当处理腹水。患者的腹水堪为巨量，当时体重110公斤，其中一半是腹水。引起腹水的原因一是癌症腹腔转移，二是低蛋白血症。患者被接来医院时，出现心肺功能衰竭，是由于途中颠簸（乘坐救护车），引起腹腔压力升高，导致横隔上抬，挤迫心和肺，是为腹腔高压综合征。此时，如果急于求成，快速大量放腹水，必然引起腹腔压力急剧降低，导致血液循环紊乱。因此，我们在纠正低蛋白血症的同时，采取缓慢、逐渐增加的方式，在半个月内，将大部分腹水放出。③有节制的化疗，仅仅给予4个周期，用的也是常规药物。严苛治疗有时适得其反，反而会促进癌症进展

8. 妇科肿瘤（9 例） 案例 7

性别 / 年龄 国家或地区	女 /40 岁 / 中国海南
诊断	卵巢小细胞癌伴盆腔转移
治疗	手术、化疗、冷冻消融
肿瘤无进展时间	25 个月（2021 年 3 月— 2023 年 4 月）
总生存时间	36 个月（2020 年 4 月— 2023 年 4 月）
简要病史	患者于 2020 年 4 月体检发现盆腔肿物，接受双侧卵巢切除术 + 子宫切除术，病理检查结果显示：卵巢小细胞癌。术后予依托泊苷和顺铂化疗 6 个周期。5 个月后复查全腹 CT，未发现明显异常。2020 年 12 月出现阴道出血，全腹 CT 显示盆腔转移瘤，接受紫杉醇 + 卡铂化疗，2 个周期后出现Ⅲ度骨髓抑制，停药。患者出现下腹部和骶尾部疼痛，不能行走。患者于 2021 年 3 月 29 日住入广州复大肿瘤医院，接受了盆腔转移瘤 ^{125}I 粒子植入术；因肿瘤压迫输尿管，接受了双侧输尿管支架置入。随后接受了多靶点酪氨酸激酶抑制剂安罗替尼、特瑞普利单抗和化疗药伊立替康等。患者症状显著改善，盆腔转移瘤逐步消失。至 2023 年 4 月最后随访，患者一直无癌生存
感想和经验	该患者当初术后复发，不能行走的那段时间，十分悲观，因为之前为她治疗的医院告知她“已无好的治疗方法”，让她自动出院。后来在广州复大肿瘤医院，患者接受的治疗并不复杂，离不开“消灭（^{125}I 粒子植入 + 化疗）+ 改造（免疫）”，但取得很好的近期疗效。其原因，离不开医者的信心和坚持

8. 妇科肿瘤（9 例） 案例 8

性别 / 年龄 国家或地区	女 /12 岁 / 中国黑龙江
诊断	卵巢巨大畸胎瘤
治疗	手术
肿瘤无进展时间	114 个月（2014 年 6 月— 2023 年 12 月）
总生存时间	180 个月（2008 年 12 月— 2023 年 12 月）
简要病史	患者于 2008 年 12 月腹痛，超声发现右侧卵巢肿瘤。当地医院给予剖腹手术，切除卵巢瘤块。术后诊断为恶性畸胎瘤。2 年后，盆腔内再度长出瘤子，给予化疗 4 个周期。但瘤块快速长大，患者不能弯腰，看不到自己的脚。2014 年 6 月进入广州复大肿瘤医院，当时患者消瘦，腹部明显隆起。CT 检查显示腹腔巨大瘤块，压迫肠管，但并非与其混杂在一起。肿瘤与大血管、输尿管等重要结构之间也有间隙。给予剖腹手术，切下肿瘤两大块，共 15kg。病理检查显示为成熟性畸胎瘤。随访至 2023 年 12 月，肿瘤未复发，患者恢复正常生活和学习
感想和经验	这位患者第一次手术切除的卵巢瘤块被诊断为恶性，而且接受了化疗。她的肿瘤最后证明是良性，随访 9 年，已经完全恢复健康。我们治疗成功的经验在于：①没有被原先的恶性诊断所误导，而是根据病情综合判断为可治；②细致分析病情，认为肿瘤虽大，但与肠管和大血管等重要结构并非混杂在一起；③手术切除这样巨大的肿瘤极为困难，但只要有信心，加上医者精湛的技艺，再大的困难也可以克服

代表性影像资料

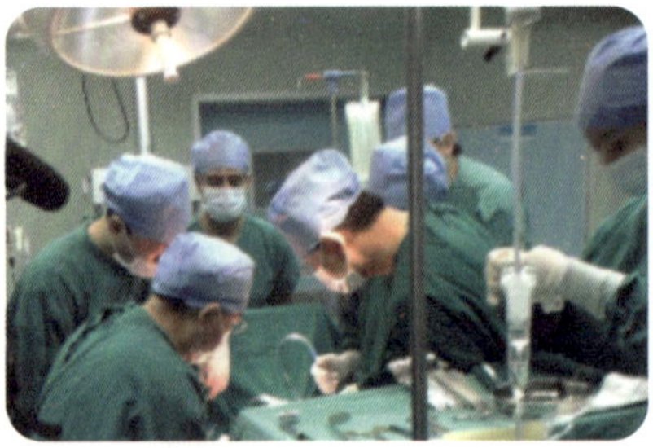

图 5-106 2014 年 7 月，医生们正在为患儿切除巨大畸胎瘤

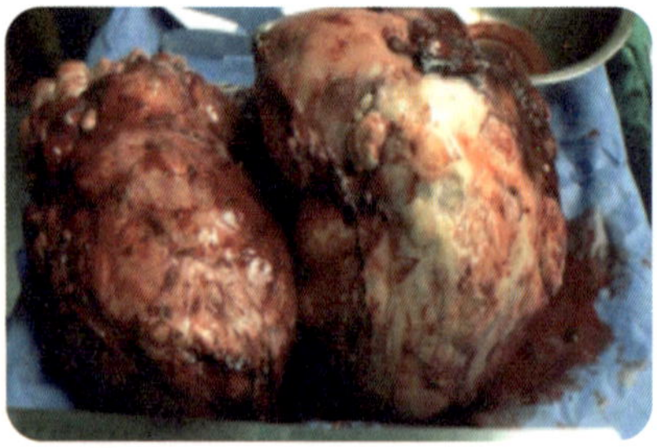

图 5-107 切除瘤块重达 15 kg

8. 妇科肿瘤（9 例） 案例 9

性别 / 年龄 国家或地区	女 /11 个月 / 沙特阿拉伯
诊断	卵巢巨大畸胎瘤
治疗	手术
肿瘤无进展时间	136 个月（2012 年 8 月— 2023 年 12 月）
总生存时间	140 个月（2012 年 4 月— 2023 年 12 月）
简要病史	2012 年 4 月，患儿 7 个月大时，经常哭闹，家人发现她的腹部不断变大，当地医生给予超声检查，发现盆腔内有肿块，并有腹水。腹腔穿刺抽出腹水，病理发现癌细胞。再给予腹腔减压，穿破肠管，出现腹膜炎、败血症。给予插胃管胃肠减压等对症支持治疗。后感染加重，出现呼吸困难，给予气管切开。2012 年 8 月入住广州复大肿瘤医院，当时体温达 40°C，呼吸急促，心率 150 次 / 分钟以上；皮肤焦黄，营养不良和脱水征明显；腹腔膨隆，有大量腹水。外周血白细胞 20×10^9/L；CT 显示腹腔内多个分隔区，内有大量液体。卵巢区有肿块。给予抗感染治疗、营养支持，纠正水和电解质平衡紊乱。3 个月后，贫血、营养不良得到纠正。给予剖腹探查，发现从左侧卵巢长出额头大小肿块，给予切除，又找到小肠穿孔处，给予部分小肠切除。切除的瘤块重达 3.5kg，病理显示畸胎瘤，良性。患儿术后迅速康复，随访至 2023 年 12 月，无病生存已超过 11 年
感想和经验	这个幼小生命被挽救是医者的成功。成功的原因：①我们没有被沙特阿拉伯当地医院的诊断所误导，而是首先采取质疑的态度；②重视全身支持治疗；③手术的成功离不开精准的手术设计和高超的手术技艺

9. 乳腺肿瘤（8 例） 案例 1

性别 / 年龄 国家或地区	女 /54 岁 / 中国香港
诊断	左侧乳腺浸润性导管癌伴双侧肺部转移、高尿酸血症伴慢性肾衰竭、2 型糖尿病性肾病
治疗	化疗、靶向药物、^{125}I 粒子植入、非特异性免疫治疗
肿瘤无进展时间	20 个月（2020 年 11 月— 2022 年 7 月）
总生存时间	60 个月（2017 年 12 月-- 2022 年 12 月）
简要病史	患者于 2017 年 12 月无意中发现左侧乳腺肿物，如拇指头般大小，无疼痛。后肿物逐渐增大，至拳头般大小。患者拒绝手术、化疗、放疗、内分泌治疗等，仅用中药外敷。1 年后左侧乳腺皮肤溃破，溃破面逐渐增大，创面渗液较多，异味，乳腺变形，疼痛难忍。2020 年 11 月，接受左乳腺肿瘤穿刺活检，免疫组化显示病变符合（左侧）乳腺浸润性导管癌特征。接受多柔比星脂质体、环磷酰胺靶向治疗，半年后因出现骨髓抑制停药。2021 年 2 月开始口服来曲唑片，2.5mg/ 次，1 次 / 日。于 2022 年 7 月起，接受白蛋白紫杉醇 + 卡铂化疗。2022 年 9 月，接受左乳腺肿瘤及左腋窝转移淋巴结 ^{125}I 粒子植入术，在靶区植入 ^{125}I 粒子 30 粒。随后接受贝伐珠单抗 + 特瑞普利单抗治疗。至 2022 年 12 月最后随访时，患者病情稳定
感想和经验	乳腺癌的首选治疗方法是手术，但该患者拒绝手术，失去有效治疗机会，最后肿瘤长大至皮肤溃破，使治疗变得十分困难。但该患者至最后随访时已经与癌共存 5 年，病情尚稳定，这是接受了“消灭 + 改造”综合治疗的结果

代表性影像资料

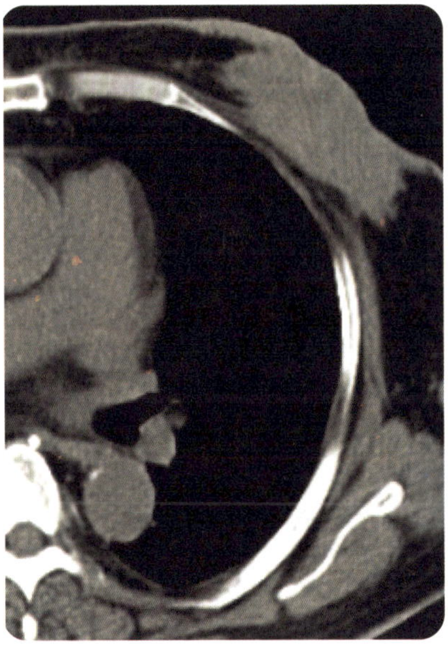

图 5-108 2020 年 11 月，治疗前 CT 显示患者左侧乳腺肿大

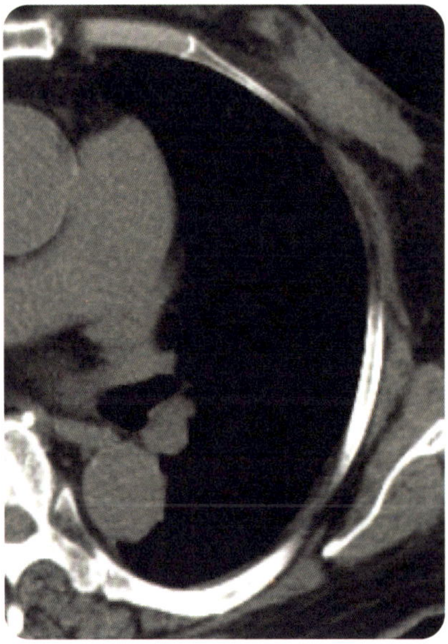

图 5-109 2022 年 5 月，治疗后 18 个月 CT 显示患者左乳肿瘤明显变小

（徐炯源提供）

9. 乳腺肿瘤（8 例） 案例 2

性别 / 年龄 国家或地区	女 /54 岁 / 美国
诊断	乳腺癌术后肺、骨转移
治疗	手术、冷冻消融、^{125}I 粒子植入、非特异性免疫治疗、不可逆性电穿孔消融、光动力治疗
肿瘤无进展时间	8 个月（2014 年 11 月— 2015 年 7 月）
总生存时间	216 个月（2004 年 10 月— 2022 年 10 月）
简要病史	2004 年 10 月，由于左乳房肿瘤，患者在美国接受了左乳腺癌的根治性乳房切除术。病理学揭示为中分化—分化性导管癌。免疫组化揭示 ER（+）(90% 以上)、PR（-）、HER 2（-），1/8 淋巴结转移。手术后接受了辅助化疗。2005 年 5 月，接受了左乳房肿瘤区域扩大切除术，然后接受了左乳房放疗和内分泌治疗（口服他莫昔芬 tamoxifen）。2010 年 4 月，PET-CT 检查显示右肺下叶转移，接受了胸腔镜右下肺叶切除。2010 年 6 月，患者接受了卵巢药物去势治疗。2012 年 3 月，胸部 CT 扫描显示两肺部多发性转移。2014 年 11 月 9 日，患者突然咳血，来到广州复大肿瘤医院，接受了右肺转移瘤经皮冷冻消融治疗。2015 年 7 月，胸部 CT 扫描显示右中肺和纵隔出现新转移，以及多个肋骨转移，又接受了冷冻消融和 ^{125}I 粒子植入治疗。支气管镜检查显示主气管和左主支气管转移，患者接受了气道光动力治疗。2017 年 1 月，在主气道上出现新的肿瘤，患者接受了支气管镜下冷冻消融治疗。2017 年 6 月，CT 显示纵隔淋巴结和主气管出现新转移，对于转移淋巴结，患者接受了 CT 引导下不可逆性电穿孔消融治疗，对于气管内肿瘤，先后接受了射频消融、冷冻消融和光动力治疗。2018 年 3 月，患者右上肺和纵隔淋巴结转移进展，再次接受 ^{125}I 粒子植入和不可逆性电穿孔消融。2019 年 10 月，患者出现多个脑转移，接受了部分脑转移切除术。在同一时期，腹部 CT 显示右肾有多个转移。自 2017 年 2 月起，患者每周接受一次复合免疫治疗。2019 年 12 月随访发现，患者多发性转移仍然存在，但 PET-CT 显示肿瘤活性较低。至 2022 年 10 月最后随访时，病人全身状况相对良好，生活能够自理

续表

感想和经验	该乳腺癌患者来自美国，曾接受了几乎所有常规治疗，但这些治疗仍然未能防止复发。在第一次手术后的第10年，为了寻找其他治疗方法，患者进入广州复大肿瘤医院，其后，接受了多次冷冻消融、^{125}I粒子植入、不可逆性电穿孔消融、光动力治疗甚至手术（脑转移）等。所有治疗的目的均是减少肿瘤，而不是治愈肿瘤。至最后随访时，患者已经存活了18年。在这段时间内，肿瘤此起彼伏，休眠和苏醒交替。往往在给予局部处理后，又不断有新转移出现，但是患者生命仍存在。这应该是局部消灭配合全身性治疗（非特异性免疫）的结果

9. 乳腺肿瘤（8 例） 案例 3

性别 / 年龄 国家或地区	女 /48 岁 / 中国香港
诊断	乳腺癌伴多发性骨、淋巴结、肺、胸膜转移
治疗	手术、区域性血管介入化疗、内分泌治疗、非特异性免疫治疗、放疗
肿瘤无进展时间	48 个月（2016 年 5 月— 2020 年 5 月）
总生存时间	175 个月（2009 年 5 月— 2023 年 12 月）
简要病史	患者于 2009 年 5 月被诊断出 I 期右乳腺癌，接受了保乳性肿瘤切除术。病理学证实为浸润性导管腺癌，ER 和 PR 呈阳性。手术后未接受辅助化疗。2016 年 5 月，发生同侧腋下淋巴结和 T8 胸椎转移。右乳原手术部位肿瘤复发，迅速长到 6cm×8cm，肿瘤表面溃疡。随后患者进入广州复大肿瘤医院，接受了右乳腺癌改良根治性切除。手术前后，患者一共接受了 6 次区域性血管介入化疗。手术后接受了 15 次右乳房区域放疗，以及 3 次 T8 胸椎转移放疗。同时，开始口服内分泌治疗（他莫昔芬）。1 年后，患者再度显得虚弱、消瘦、贫血、食欲缺乏。几次 MRI 复查表明，T8 胸椎转移仍然存在，并处于活跃状态。从 2017 年 10 月 12 日起，患者接受复合免疫治疗。2018 年 2 月，MRI 检查显示 T8 胸椎转移已失去活性。2020 年，患者左肺及胸膜出现转移。给予区域性血管介入化疗和复合免疫治疗。此后，定期进行 CT 和 MRI 检查，未发现肿瘤加剧。至 2023 年 12 月最后随访时，患者成为一名志愿者，恢复正常工作
感想和经验	这是一例早期乳腺癌患者，但手术 7 年后肿瘤在原手术部位复发，伴 T8 胸椎和淋巴结转移。第二次手术后，患者接受了化疗和放疗等辅助治疗。然而，T8 胸椎转移未得到控制，经过 3 个月的复合疫苗治疗，MRI 表明转移性病变得到抑制。2020 年，患者又出现肺和胸膜转移，再经过区域性血管介入化疗和非特异性免疫治疗后被控制。2021 年患者又重获正常生活和工作。纵观患者的治疗经过，除了手术外，以血管介入化疗 + 非特异性免疫为主的全身性治疗在让肿瘤休眠、维持患者与癌共存中起了重要作用

代表性影像资料

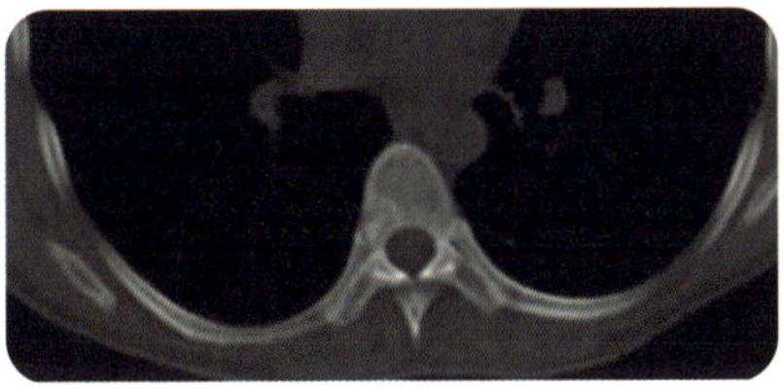

图 5-110 2016 年 5 月，MRI 显示患者 T8 胸椎转移

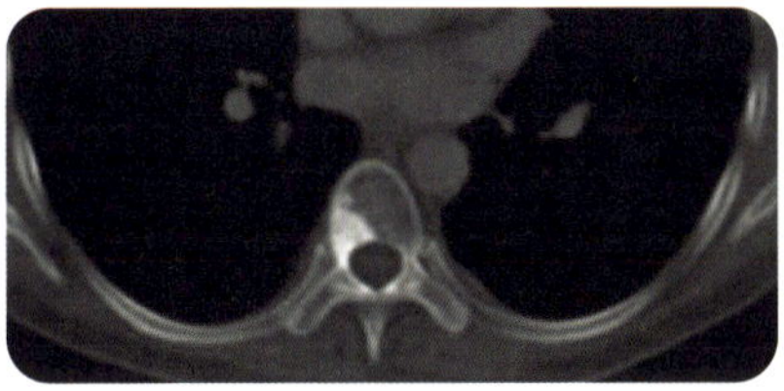

图 5-111 2018 年 2 月，MRI 显示患者 T8 胸椎转移已钙化

9. 乳腺肿瘤（8 例） 案例 4

性别 / 年龄 国家或地区	女 /32 岁 / 中国广东
诊断	乳腺浸润性导管癌
治疗	血管介入化疗、放疗、^{125}I 粒子植入、冷冻消融
肿瘤无进展时间	空缺
总生存时间	36 个月（2018 年 4 月— 2021 年 4 月）
简要病史	患者于 2018 年 4 月接受乳腺肿物部分切除活检术，病理提示左乳浸润性导管癌，ER（-）、PR（-）、HER2（+）。2020 年 2 月胸部 CT 显示邻近乳腺皮肤、左侧乳头、胸大肌与乳腺癌组织粘连受侵，溃疡形成；双侧腋窝、左侧锁骨下区、纵隔内多发淋巴结；双肺多发性转移瘤。曾接受 2 周期化疗，病情无明显好转。左侧乳腺肿瘤快速增大、溃烂，伤口18cm×18cm×10cm，渗液多，恶臭，有大量腐肉和坏死。2020 年 4 月，患者来到广州复大肿瘤医院，接受了一系列治疗，包括血管介入化疗、胸部放疗、肺部转移瘤 ^{125}I 粒子植入及冷冻消融治疗。其间对乳腺伤口进行专科护理，包括局部清洗、清创、密闭式伤口持续负压吸引、持续低流量生理盐水冲洗等。渗液减少后，改用三氧水冲洗伤口、外科清创、藻酸盐敷料或银离子敷料敷涂、棉垫包扎等。1 个月后，乳腺伤口逐渐缩小、干燥，有肉芽生长，再用贝复济喷雾剂，促进表皮移行。最后伤口大部分消失，患者情绪明显改善。2021 年 4 月，患者因肺转移引起的呼吸衰竭而去世
感想和经验	该例患者虽然在广州复大肿瘤医院治疗 1 年后因呼吸衰竭而去世，但在生命的最后几个月内，她感受到人间的关爱和温暖。巨大的恶臭的肿瘤溃烂给护理工作提出巨大挑战。这说明，癌症治疗的人文关怀极为重要。与癌共存不仅仅是指患者生存时间的长短，还在于患者的生活质量。让患者有幸福感，是医者的责任

代表性影像资料

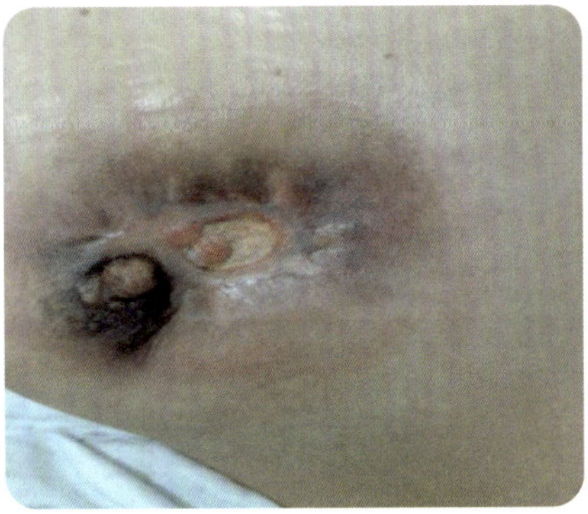

图 5-112 2021 年 3 月，出院时患者伤口基本愈合

（李泽提供）

9. 乳腺肿瘤（8 例） 案例 5

性别 / 年龄 国家或地区	女 /45 岁 / 哈萨克斯坦
诊断	左乳腺浸润性导管癌（Ⅳ期）
治疗	血管介入化疗、冷冻消融
肿瘤无进展时间	23 个月（2016 年 7 月— 2018 年 6 月）
总生存时间	84 个月（2011 年 6 月— 2018 年 6 月）
简要病史	2011 年 6 月患者左乳占位性病变，当地医院病理诊断：左乳腺浸润性导管癌，ER（+）、PR（+）、HER2（++）。患者拒绝手术和全身化疗，肿瘤逐渐进展，出现多处转移。2016 年 7 月入广州复大肿瘤医院，当时体格检查显示乳腺既往穿刺活检处及乳头处破溃、渗液，溃烂的伤口大小达 2cm×3cm，深 1cm，基底呈红色，有大量棕红色渗液，每 3 小时需更换一次棉垫，有臭味，细菌培养显示金黄色葡萄球菌感染。给予 2 次动脉灌注化疗（多西他赛 + 顺铂），随后给予冷冻消融。但治疗过程不顺利，主要由于患者极为悲观，不配合治疗。首先给予心理护理。护士与病人及家属交谈，了解病人个性、习惯，根据病人的心理状态，给予耐心的解释与疏导，同时稳定家属的情绪，取得家属对各种治疗的配合和支持，将伤口的处理作为整个治疗的关键。根据渗液培养结果，选择合适的抗感染冲洗药物，充分引流渗液，同时加强饮食护理，调动患者食欲，给予良好营养支持，以促进伤口的愈合。随着伤口的缩小和逐步愈合，患者的情绪一天天改善，伤口整个治疗时间长达 206 天，最后患者主动配合医生进行治疗，至伤口全部愈合后出院。至 2018 年 6 月复查，患者肿瘤稳定，已生存 7 年
感想和经验	该患者的肿瘤体积并不大，但局部溃烂给患者造成很大心理打击。患者入院后对带有创伤（即使是微创）的治疗方法很抗拒，后来在护理人员的心理疏导和生活照顾下，终于积极配合治疗，并产生良好的治疗效果，患者健康生存 7 年，细致的护理人员功不可没

（李泽提供）

9. 乳腺肿瘤（8 例） 案例 6

性别 / 年龄 国家或地区	女 /37 岁 / 中国广东
诊断	右乳腺癌术后Ⅳ期
治疗	携药微球介入化疗、胸壁肿瘤光动力治疗、^{125}I 粒子植入
肿瘤无进展时间	36 个月（2016 年 4 月— 2019 年 4 月）
总生存时间	107 个月（2010 年 5 月— 2019 年 4 月）
简要病史	患者于 2010 年 5 月 CT 显示右乳腺肿瘤，肿瘤最大径 13cm，伴广泛皮肤受侵，活检病理显示浸润性导管癌，ER（+++）、PR（+++）、HER2（-）。半年后接受新辅助化疗和右乳腺癌改良根治 + 皮肤移植术，术后病理显示腋窝淋巴结 22/23 转移。术后进行了辅助化疗。2012 年 3 月，又发现左侧乳腺肿瘤，接受左乳腺肿物切除 + 左腋窝淋巴结清扫术。口服他莫昔芬半年自行停药。其后 3 年多出现胸腔和心包积液，PET-MRI 显示左胸壁浸润性结节及左锁骨上淋巴结转移。2016 年 4 月 8 日入广州复大肿瘤医院，CT 显示前胸壁、纵隔、颈部多发性淋巴结转移，双侧胸腔中量积液，心包积液。给予甲地孕酮 + 戈舍瑞林内分泌治疗、右侧胸腔穿刺置管引流术及恩度胸腔内注射，同时针对胸壁及颈部皮肤转移癌做携药微球介入化疗，对左锁骨上淋巴结转移给予 ^{125}I 粒子植入术，对前胸、颈部、后背病灶做光动力治疗。一个月后复查，各处转移均有缩小，病情趋于稳定。患者 2019 年 4 月因肺转移而去世
感想和经验	这是一例伴有广泛转移的双侧乳腺癌患者，治疗的目标不是消灭肿瘤，而是让患者与癌共存，能够有质量地生活，同时避免治疗给她带来“二茬苦”。我们根据这个原则，采取了综合治疗，让患者维持了较好的生活质量。患者胸、颈、背部广泛皮肤转移，曾让她痛不欲生。所幸的是，采用光动力治疗后，病变得到有效控制

（万婉莹、李红梅提供）

9. 乳腺肿瘤（8 例） 案例 7

性别 / 年龄 国家或地区	女 /65 岁 / 菲律宾
诊断	左乳腺癌术后复发
治疗	手术、化疗、内分泌治疗、非特异性免疫治疗
肿瘤无进展时间	132 个月（2012 年 7 月— 2023 年 7 月）
总生存时间	132 个月（2012 年 7 月— 2023 年 7 月）
简要病史	患者于 2012 年 7 月意外发现左乳肿块，约栗子大小，行超声、钼靶检查，提示恶性可能，穿刺活检显示左乳腺导管癌。后行左乳腺癌根治 + 乳房重建术，术后病理显示左乳腺浸润性导管癌Ⅱ期，淋巴结转移 1/6，免疫组化：ER（+）、PR（+），HER2（-）。术后行化疗共 4 周期，2013 年 1 月开始服阿那曲唑内分泌治疗。其后接受多种非特异性免疫药物治疗，至 2023 年 7 月随访时，未见肿瘤复发
感想和经验	目前乳腺癌的治疗仍以手术治疗为主，辅以化疗、放疗、内分泌治疗、基因靶向治疗等综合个体化治疗。该患者发现乳腺病变时，肿瘤体积尚小，行手术治疗切除。术后见左乳腺浸润性导管癌Ⅱ期，淋巴结转移 1/6，免疫组化：ER（+）、PR（+），HER2（-）。接受了化疗及内分泌治疗，后长期接受非特异性免疫药物治疗。至 2023 年 7 月最后随访时未见复发。乳腺癌常规治疗的 5 年生存率可达 80%，正确地接受目前推荐的治疗方法会有良好的治疗效果

（徐炯源提供）

9. 乳腺肿瘤（8 例） 案例 8

性别 / 年龄 国家或地区	女 /72 岁 / 英国
诊断	双侧乳腺癌
治疗	冷冻消融、区域性血管介入化疗
肿瘤无进展时间	96 个月（2015 年 8 月— 2023 年 8 月）
总生存时间	108 个月（2014 年 8 月— 2023 年 8 月）
简要病史	患者于 2014 年 8 月发现右侧乳腺内肿块，最大径 3cm，左侧乳腺内也有最大径 1.5cm 结节。英国皇家医院医生经过检查后认为是癌症，建议予以手术，以及术后化疗。患者拒绝了，因为她的丈夫和兄弟刚去世，他们分别因为肺癌和喉癌接受过手术和化疗。她于 2015 年 8 月来到广州复大肿瘤医院，接受了经皮活检，证实两侧乳腺肿物均为中分化腺癌，免疫组化显示 ER/PR 低表达。遂给予两次乳腺肿瘤经皮冷冻消融，术后接受了两次区域性血管介入化疗。其后，患者每年来广州复大肿瘤医院接受随访。2018 年，患者开始接受氢氧气吸入进行康复。至 2023 年 8 月最后随访时，肿瘤未复发
感想和经验	该患者来自欧洲皇族。一是由于年事已高，二是她十分顾忌乳房的破坏，三是她的亲属刚在手术、化疗后去世。于是患者首次来到中国，来到广州复大肿瘤医院，接受了冷冻消融治疗。冷冻消融作为一种治疗技术，早在 100 多年前就已在欧洲应用于美容和皮肤肿瘤治疗，但采用微创穿刺方式冷冻消融治疗深部肿瘤，则起自 20 世纪后期氩氦冷冻消融技术问世。乳腺癌的治疗已从 20 世纪中叶的毁损性根治切除发展到 20 世纪后半叶的保乳性切除。已有许多研究证明，经皮冷冻消融同样可以保乳，其肿瘤治疗效果不亚于手术

代表性影像资料

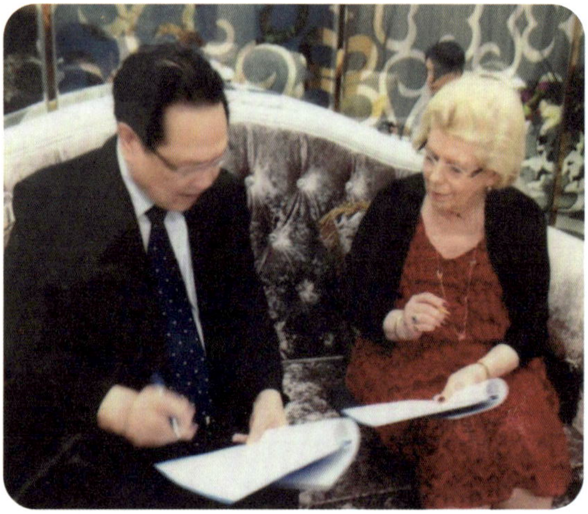

图5-113 2016年3月，患者捐款在广州复大肿瘤医院建立“伊丽莎白基金”，救助癌症患者

10. 头颈部肿瘤（10 例） 案例 1

性别 / 年龄 国家或地区	男 /59 岁 / 中国上海
诊断	鼻窦黑色素瘤局部转移
治疗	手术、放疗、非特异性免疫治疗
肿瘤无进展时间	142 个月（1992 年 3 月— 2004 年 1 月）
总生存时间	149 个月（1991 年 11 月— 2004 年 4 月）
简要病史	患者于 1991 年 11 月因为日益加重的鼻出血入住上海某医院，行手术探查，查明鼻腔黑色新生物 7.5cm×5cm×5cm 大小，起自筛窦，延伸到左鼻腔的其他结构，包括左中鼻甲、鼻顶、眼窝侧壁。由于肿瘤太大，大量骨质破坏，故无法完整切除病变，只进行了肿瘤部分切除和中鼻甲切除术。术后免疫组织化学诊断为恶性黑色素瘤。手术后，接受了放射治疗，总剂量为 3800cGy，但没有得到任何改善。从 1992 年 3 月起，患者接受了复合免疫治疗；每次 1.5mL ～ 2.0mL，每周一次，为期 6 个月，然后间隔时间逐渐延长，最后，每月注射一次；使用总时间 8 年零 2 个月。患者在疫苗注射 6 个月后接受了 CT 检查，表明鼻窦区域的肿瘤已无法看到。之后，患者感觉完全恢复正常，直到 2004 年 1 月 5 日，他因鼻出血再次住进上海市某医院。检查证实肿瘤复发，患者于 2024 年 4 月因大量鼻出血而去世。自接受复合免疫治疗起，患者无病存活超过 11 年，总存活期超过 12 年
感想和经验	黑色素瘤是一种高度恶性的实体肿瘤。在 PD-1 抑制剂问世之前，不能接受手术切除的晚期患者 5 年生存率不超过 5%。该患者接受了手术，但只有部分肿瘤被切除。虽然术后接受了放射治疗，但肿瘤并没有缩小。我们在随访该患者时，找到了上海市某医院的该患者入院、出院和手术记录，确认了整个治疗过程。从这些数据中可以确信，患者在手术后的总存活时间超过 12 年，远远长于文献报告。在手术后的 8 年多中，患者只接受了复合免疫治疗，足见这种简单治疗的效果

10. 头颈部肿瘤（10 例） 案例 2

性别 / 年龄 国家或地区	男 /54 岁 / 印度尼西亚
诊断	鼻咽癌
治疗	光动力治疗、区域性血管介入化疗、非特异性免疫治疗
肿瘤无进展时间	35 个月（2004 年 4 月— 2007 年 3 月）
总生存时间	84 个月（2004 年 3 月— 2011 年 3 月）
简要病史	2004 年 3 月，患者反复鼻出血，CT 检查显示鼻咽占位性病变，边界不清，颌下淋巴结肿大。活检显示鳞状细胞癌，分化差。2004 年 4 月患者入住广州复大肿瘤医院，接受了光动力治疗和区域性血管介入化疗。3 个月后，CT 扫描显示鼻咽肿瘤和转移性淋巴结消失。2007 年 3 月，患者出现头痛和复视；复查 CT 显示脑转移和颈部多个淋巴结病变，活检证实为转移性鳞状细胞癌。患者接受了区域性血管介入化疗和放疗，同时每周接受一次复合免疫治疗。3 个月后，头痛等症状明显改善，复视消失。2009 年 5 月，PET-CT 显示转移淋巴结失去活性。此后，患者的病情保持稳定，恢复正常生活和工作。患者于 2011 年 3 月因脑转移加剧而去世
感想和经验	患者因鼻出血在当地医院检查时，他的鼻咽癌已处于晚期，预期寿命不超过 6 个月。后来，他在广州复大肿瘤医院接受了综合治疗，所有的病变都消失了。然而，疾病在接近 3 年后复发，出现脑和淋巴结转移，预计寿命不会超过 3 个月。患者再次接受了综合治疗，病情再次好转，并持续存活 4 年

代表性影像资料

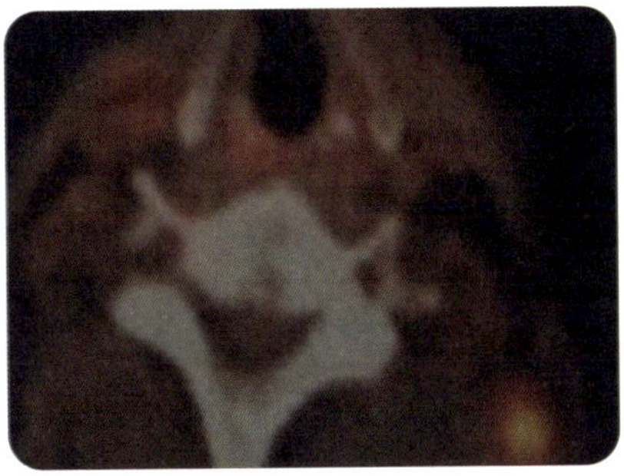

图 5-114 2007 年 3 月，PET-CT 显示患者颈部转移淋巴结

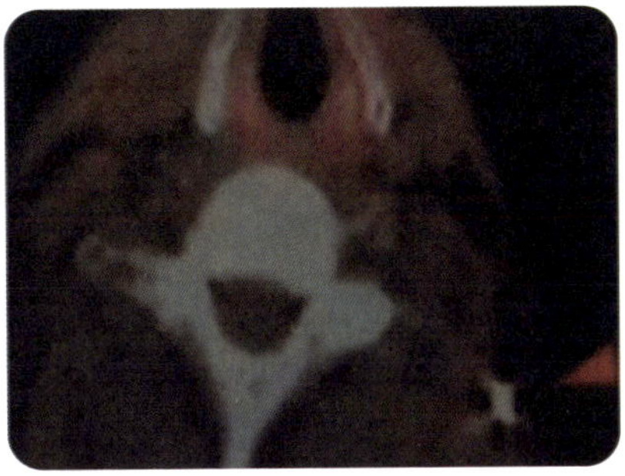

图 5-115 2007 年 6 月，综合治疗 3 个月后 PET-C 显示患者转移淋巴结失去活性

10. 头颈部肿瘤（10 例） 案例 3

性别 / 年龄 国家或地区	男 /75 岁 / 印度尼西亚
诊断	左侧扁桃体鳞状细胞癌Ⅳ期
治疗	不可逆性电穿孔消融、区域性化学微球介入治疗、冷冻消融、颈部淋巴结广泛切除清扫、非特异性免疫治疗
肿瘤无进展时间	85 个月（2016 年 11 月— 2023 年 12 月）
总生存时间	111 个月（2014 年 9 月— 2023 年 12 月）
简要病史	患者于 2014 年 9 月发现左侧扁桃体伴左侧颈部无痛性肿块，未引起重视。2 年后 PET-CT 检查提示：左侧扁桃体见最大径约 4.5cm 肿块，双侧颈部、咽后及右侧颌下多发肿大淋巴结；扁桃体肿瘤活检显示中分化鳞状细胞癌。经多学科会诊认为无法接受手术及放射治疗。2016 年 11 月至 2018 年 8 月，患者接受了一系列治疗，包括先后行左右侧颈部淋巴结不可逆性电穿孔消融治疗 2 次，左侧扁桃体肿瘤化学微球介入治疗 6 次，右颈部淋巴结冷冻消融 + 药物注射治疗，左侧中上颈部淋巴结广泛切除，右上半颈部淋巴结清扫。2016 年 12 月至 2017 年 7 月，反复出现活动后气促，其间行气管切开术、抗感染及对症支持治疗等。术后，患者长期接受复合免疫治疗，每 1 ～ 2 周一次，皮下注射，共 3 年。2019 年 10 月，影像学上已无癌肿证据。随访至 2023 年 12 月，如从起病算，已 9 年余，从接受治疗算，已经无病生存 7 年多
感想和经验	患者患左侧扁桃体鳞状细胞癌Ⅳ期，先后在多个国家和地区的多家医院医治，均被认为失去有效治疗机会。患者拒绝常规化疗。经会诊达成共识，给局部转移灶做不可逆性电穿孔消融（超适应证）和冷冻消融，对原发扁桃体瘤做区域性微球介入化疗，最后，对转移淋巴结做手术清扫。上述治疗，均为局部消灭，不可能消除全部癌细胞。患者接受了长达 3 年的复合免疫治疗。该晚期癌症患者能获得无癌生存，长期健康存活，复合免疫治疗起了重要作用

代表性影像资料

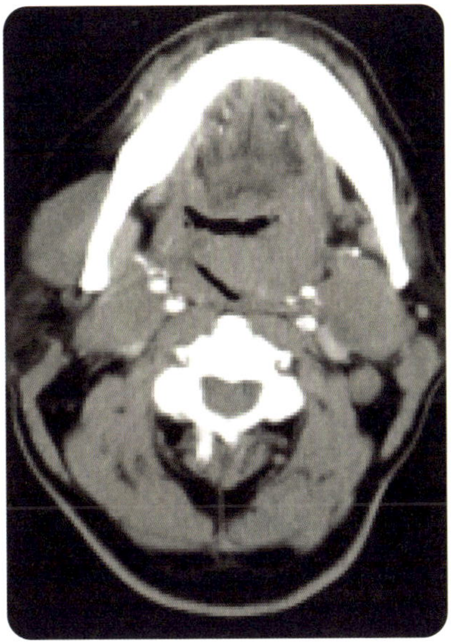

图 5-116 2006 年 11 月，治疗前 CT 显示患者左侧扁桃体肿瘤

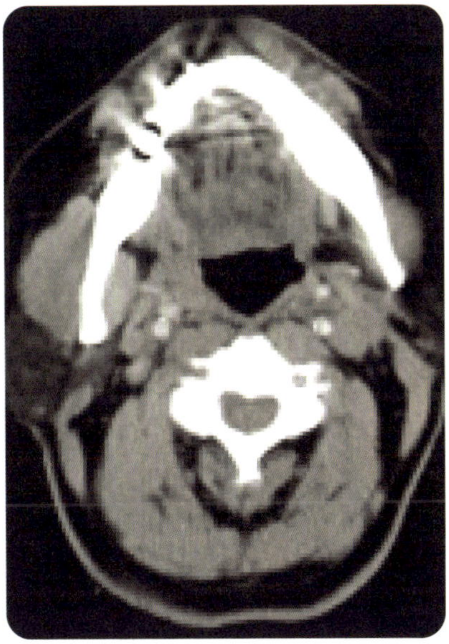

图 5-117 2018 年 5 月，治疗 1 年 6 个月后 CT 显示患者左侧扁桃体瘤块消失

10. 头颈部肿瘤（10 例） 案例 4

性别 / 年龄 国家或地区	男 /46 岁 / 中国湖南
诊断	上颌窦肌上皮癌Ⅳ期
治疗	手术、辅助放疗、冷冻消融、^{125}I 粒子植入、节奏化疗
肿瘤无进展时间	13 个月（2016 年 8 月— 2017 年 9 月）
总生存时间	168 个月（2008 年 10 月— 2022 年 10 月）
简要病史	2008 年患者发现上腭部有肿物，2012 年 10 月肿物明显增大。2012 年 11 月行双侧上颌骨次全切除术 + 颏下瓣转移修复术，术后病理提示：上腭肿瘤符合多形性腺瘤，考虑伴恶变。2013 年 5 月，因肿瘤复发，行肿物扩大切除术，术后病理提示：肌上皮癌，左切缘组织仍可见癌细胞。术后接受辅助放疗和化疗。其后 2 年内再接受 2 次手术。2016 年 8 月，上腭 MRI 发现双侧上颌窦内后方软组织肿块，考虑复发可能性大，接受双侧上腭肿物切除术 + 左侧上腭残余肿物氩氦冷冻消融术，术后病理证实为肌上皮癌。2017 年 9 月复查，MRI 提示双侧上颌窦下部结节灶，考虑肿瘤复发，同时患者左侧顶部头皮出现质硬肿物。再给予肿物切除术，顶部头皮肿物切除后病理显示：转移性肌上皮癌。其后，接受双侧颈外动脉灌注化疗、左侧上颌肿瘤 ^{125}I 粒子植入术，再接受小剂量卡培他滨口服做节奏化疗。2018 年 3 月，上腹部 CT 发现双肾多发结节灶，活检病理显示左肾转移性肌上皮癌。2018 年 3 月 15 日，改口服环磷酰胺片，50mg/d。此后，虽然不断有新的转移出现，但均未做特殊处理，仅给予口服环磷酰胺，长时间节奏化疗。2021 年 4 月复查，MRI 提示头颈部肿瘤稳定，患者能正常生活。随访至 2022 年，患者情况良好
感想和经验	该患者 2012 年 11 月因上腭恶性肿瘤首次接受手术治疗，其后多次复发，多次接受手术治疗。有意义的发现是患者在 2018 年至 2022 年近 4 年来，虽然不断有局部转移发生，甚至出现肾转移，但并未再接受手术等重大治疗，仅仅口服小剂量化疗药物做节奏化疗。已证实，持久应用小剂量化疗药物（例如卡培他滨或环磷酰胺）节奏化疗能抑制肿瘤血管内皮细胞，发挥抗肿瘤血管新生作用，同时能提高抗肿瘤免疫（抑制调节性 T 细胞），延长患者生存期，维持患者生活质量

代表性影像资料

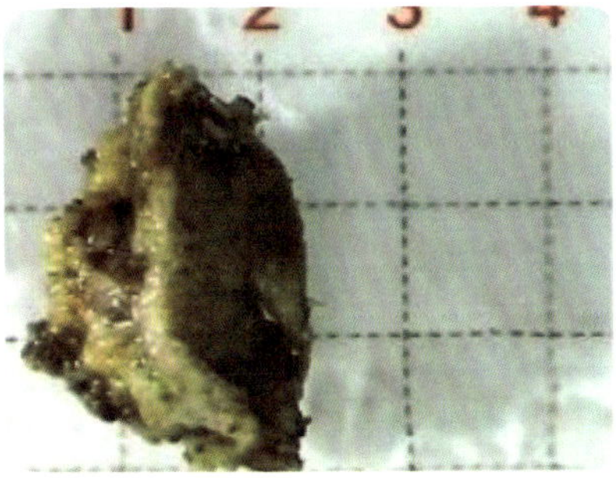

图 5-118 2017 年 9 月，患者经手术切除的头顶皮肤转移性病变

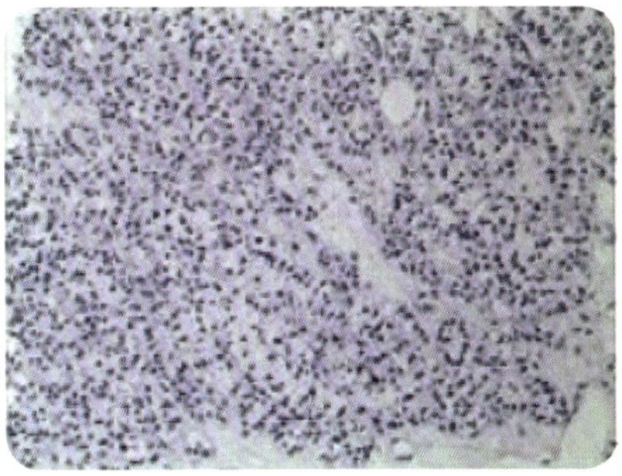

图 5-119 2018 年 3 月，肾转移瘤活检显示患者为转移性肌上皮癌

（徐炯源提供）

10. 头颈部肿瘤（10 例） 案例 5

性别 / 年龄 国家或地区	男 /46 岁 / 中国天津
诊断	舌癌
治疗	光动力治疗、区域性血管介入化疗
肿瘤无进展时间	48 个月（2009 年 7 月— 2013 年 7 月）
总生存时间	60 个月（2009 年 7 月— 2014 年 7 月）
简要病史	患者于 2009 年舌前部右侧出现肿块，最大径 1cm，触之出血。活检显示鳞状细胞癌，CT 显示右侧颈部多发性淋巴结肿大。患者无手术治疗指征，遂给予光动力治疗，共 2 次。同期，给予区域性血管介入化疗，共 4 次。3 个月后舌肿瘤性病变消失，颈部淋巴结退缩。4 年后肿瘤复发，再接受介入化疗，病情再稳定 1 年。总生存期 5 年
感想和经验	舌癌的首选治疗方法是手术切除。冷冻消融和 ^{125}I 粒子植入也有效果。光动力治疗是最能保护舌功能的手段，对于肿瘤最大径不超过 1cm 的舌癌，最为适宜

代表性影像资料

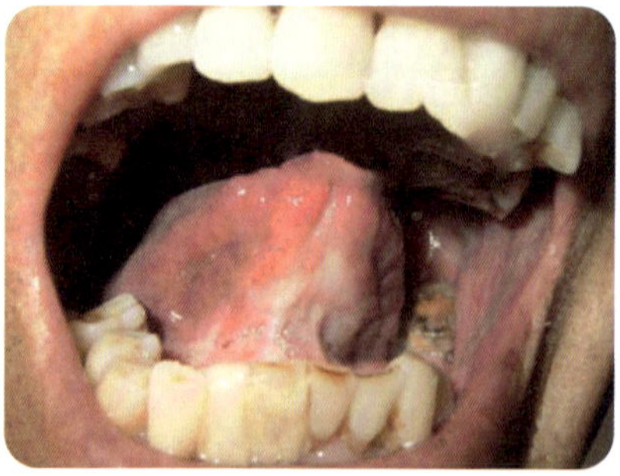

图 5-120 2009 年，患者光动力治疗 3 个月后舌外观恢复正常

10. 头颈部肿瘤（10 例） 案例 6

性别 / 年龄 国家或地区	男 /75 岁 / 中国广东
诊断	左舌根腺样囊性癌、舌鳞状细胞癌
治疗	不可逆性电穿孔消融治疗
肿瘤无进展时间	56 个月（2018 年 3 月— 2022 年 11 月）
总生存时间	60 个月（2017 年 11 月— 2022 年 11 月）
简要病史	患者于 2013 年因口腔出血接受喉镜检查，发现舌根肿物，活检显示中分化鳞状细胞癌。放疗 32 次，同期接受化疗。2017 年，MRI 检查发现舌体左侧部异常信号，为新发病变，考虑为肿瘤复发，穿刺活检示腺样囊性癌。患者拒绝接受手术治疗，于 2018 年 3 月接受舌根肿物不可逆性电穿孔消融治疗。后服用替吉奥治疗。随访至 2022 年 11 月，患者主诉舌根部僵硬，但未发现肿瘤复发证据。给予对症处理
感想和经验	该患者从 2013 年起患舌鳞状细胞癌，化放疗后肿瘤得到控制。2017 年又发生腺样囊性癌。此种癌肿可能与原先的鳞状细胞癌无关。不可逆性电穿孔消融治疗舌肿瘤尚属首次，值得进一步研究

代表性影像资料

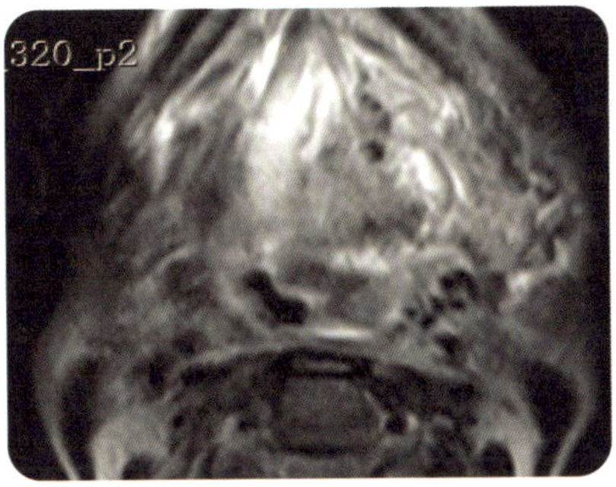

图 5-121 2018 年 3 月，不可逆性电穿孔消融治疗前，CT 显示患者舌根部肿物，阻塞咽腔

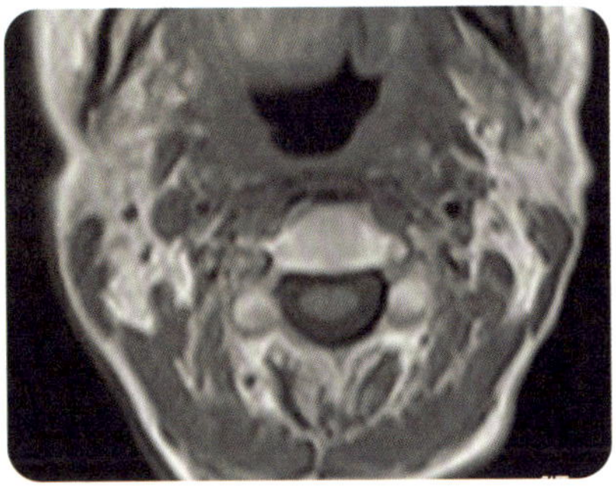

图 5-122 2022 年，不可逆性电穿孔消融治疗后第 4 年复查 CT，显示患者肿瘤退缩，咽腔张开

（徐炯源提供）

10. 头颈部肿瘤（10 例） 案例 7

性别 / 年龄 国家或地区	女 /12 岁 / 中国广东
诊断	面部纤维肉瘤（低度恶性）
治疗	手术切除、区域性血管介入化疗
肿瘤无进展时间	192 个月（2007 年 2 月— 2023 年 2 月）
总生存时间	264 个月（2001 年 2 月— 2023 年 2 月）
简要病史	患者 6 岁时右侧面部眼下部出现结节。3 年后结节快速增大，以致发展成额头大小，表面常发生溃烂和出血，最后肿瘤覆盖右眼，影响视力。患者到处求医，未得接受。2007 年 2 月住入广州复大肿瘤医院。经过多次会诊，认为肿瘤虽然涉及较大血管，但如精心准备，术中仔细操作，肿瘤仍可切除。最后肿瘤终于被切除，右眼也得以保留。瘤块病理学显示低毒恶性纤维肉瘤。随访至 2023 年 2 月，患者已一直无病生存 16 年
感想和经验	这位患者曾因为可怕的巨瘤而遭数家医院拒治。肿瘤最后成功被切除，成就患者人生，这是医者永不放弃、勇挑极限而取得的胜利

10. 头颈部肿瘤（10 例） 案例 8

性别 / 年龄 国家或地区	男 /6 岁 / 中国广东
诊断	颈部畸胎瘤、左颌下恶性神经鞘瘤
治疗	区域性血管介入栓塞、放射治疗、冷冻消融
肿瘤无进展时间	264 个月（2001 年 12 月— 2023 年 12 月）
总生存时间	276 个月（2000 年 12 月— 2023 年 12 月）
简要病史	患儿 2000 年 12 月时颈部出现一个结节，无痛。1 年后结节快速长大，长到如他自己的头那么大。在极端无助下于 2001 年 12 月被广州复大肿瘤医院接来。X 片和 CT 显示瘤块内有牙齿等骨性成分，活检显示为畸胎瘤，部分成熟不良。治疗上，给予区域性肿瘤血管栓塞，然后放疗（32 次），肿瘤明显缩小，最后给予冷冻消融。6 个月后，肿瘤几乎完全消失。患者自 2022 年 10 月出现颌下肿物，穿刺活检结果显示：恶性神经鞘瘤；给予介入化疗、冷冻消融、免疫治疗及靶向治疗。2023 年 12 月随访，畸胎瘤未见复发，恶性神经鞘瘤稳定，患者一般情况良好
感想和经验	患者幼小、体弱，肿瘤巨大，涉及下颌牙齿，紧邻气管、甲状腺等重要结构，不可能接受手术。我们先给予血管栓塞，缩小瘤块，再放疗，然后经皮冷冻消融，终将肿瘤消除，让患者长期生存。这些治疗并不复杂，但具体实施，需要医者的爱心和责任心

代表性影像资料

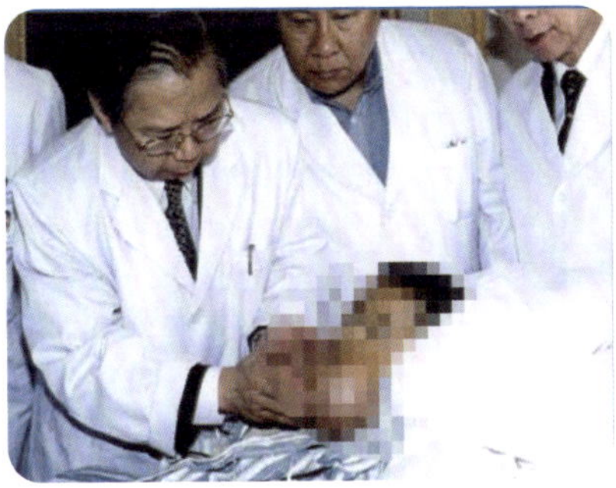

图 5-123　2001 年 12 月，专家正在为患儿会诊

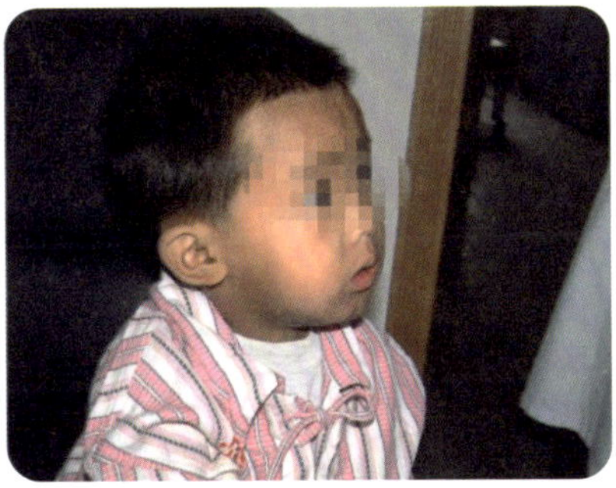

图 5-124　2002 年 6 月，治疗后 6 个月，患儿颈部肿瘤完全消失

10. 头颈部肿瘤（10 例） 案例 9

性别 / 年龄 国家或地区	男 /28 岁 / 马来西亚和女 /18 岁 / 马来西亚
诊断	面部巨大神经纤维瘤
治疗	手术切除、区域性血管介入栓塞、冷冻消融
肿瘤无进展时间	204 个月（2006 年 6 月— 2023 年 6 月）
总生存时间	204 个月（2006 年 6 月— 2023 年 6 月）
简要病史	2006 年 6 月，马来西亚被媒体称为“象面人”的一男一女，来到广州复大肿瘤医院，他们面颈部都有巨大的瘤块，尤其是女性患者，瘤块从眼部一直延伸到颈部。患者全身布满咖啡斑，瘤块活检显示符合纤维瘤特征。诊断：遗传性神经纤维瘤。马来西亚媒体向全世界呼吁，希望给予治疗，但由于瘤块巨大，没有获得回应。来广州复大肿瘤医院后，接受了综合程序治疗：先给予肿瘤血管介入栓塞，阻断血管，引起肿瘤坏死，再经皮冷冻消融，进一步减少瘤负荷，然后分次给予手术切除。患者症状明显减轻，生活质量明显改善。随访至 2023 年 6 月，肿瘤未再明显复发
感想和经验	神经纤维瘤是一种常染色体显性遗传病，是基因缺陷使神经嵴细胞发育异常导致的多系统损害。肿瘤虽为良性，但累及生命重要结构（如眼、耳、气道、口腔），严重影响生活质量和美观。治疗的关键在于消除或减少瘤负荷，改善症状。这两例患者肿瘤巨大，长期以来被拒治。但实际上，只要坚持“患者至上”的理念，各种治疗方法相配合，是可以达到治疗目的的。这两例患者就是在社会关爱和我们医护人员的努力下，获得了较好治疗效果的

代表性影像资料

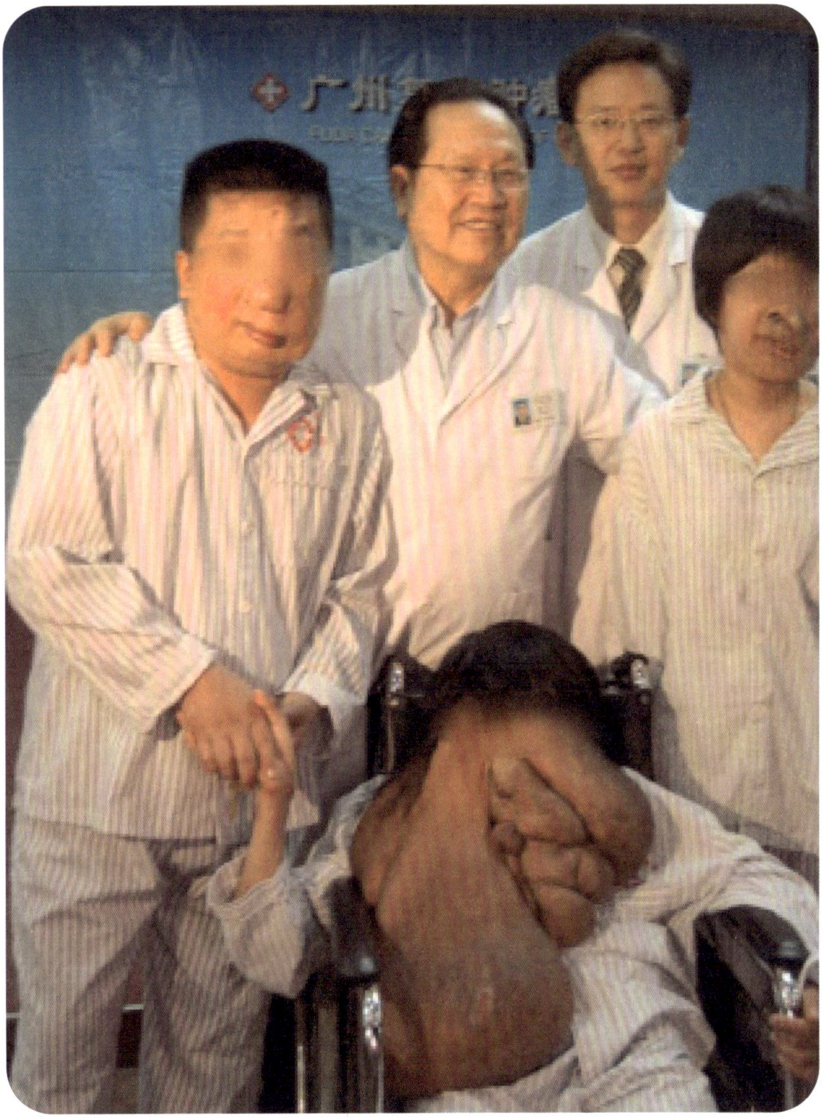

图 5-125　2007 年 6 月，作者和牛立志博士（后右 2）会同已经获得有效治疗的本案例中两位神经纤维瘤患者（前左 1 和前右 1）去探访中国湖南一位患更大神经纤维瘤的患者（前中），该例患者后来也在广州复大肿瘤医院做了有效减瘤治疗

10. 头颈部肿瘤（10 例） 案例 10

性别 / 年龄 国家或地区	男 /52 岁 / 中国江苏
诊断	右眼黑色素瘤伴肝转移
治疗	冷冻消融
肿瘤无进展时间	24 个月（2006 年 9 月— 2008 年 9 月）
总生存时间	60 个月（2005 年 3 月— 2010 年 3 月）
简要病史	患者于 2005 年被诊断为右眼葡萄膜黑色素瘤，接受右眼切除术。2006 年，出现肝转移。活检显示转移来自黑色素瘤。在 CT 引导下，对肝内转移灶做冷冻消融，先后 2 次。半年后 CT 复查，肝转移基本消失。2008 年出现肺转移，肝转移未再出现
感想和经验	黑色素瘤是由黑色素细胞恶变而来的一种高度恶性肿瘤，多发生于皮肤，也可发生于黏膜（包括内脏黏膜）、眼葡萄膜、软脑膜等部位。早期即可发生远处转移，如转移到远隔部位的皮肤、淋巴结、内脏（如肺、肝）、骨、脑等处。该患者在手术 1 年后即发生肝转移。冷冻治疗对黑色素瘤有较好效果。黑色素瘤是一种复杂且基因组多样的恶性肿瘤。近年来，由于对黑色素瘤基因和免疫调节机制的深入了解开发了许多成功和创新的药物制剂。2021 年日本报告快速冷冻黑色素瘤动物模型，引起 $CD4^+$ T 细胞和 $CD8^+$ T 细胞的显著反应，而且延长了动物生存期。该患者仅仅接受冷冻消融，其疗效可能与冷冻免疫有关。近年来，抗免疫检查点治疗已用于晚期转移性黑色素瘤，如果与冷冻消融治疗联合应用，可能是一有效策略

代表性影像资料

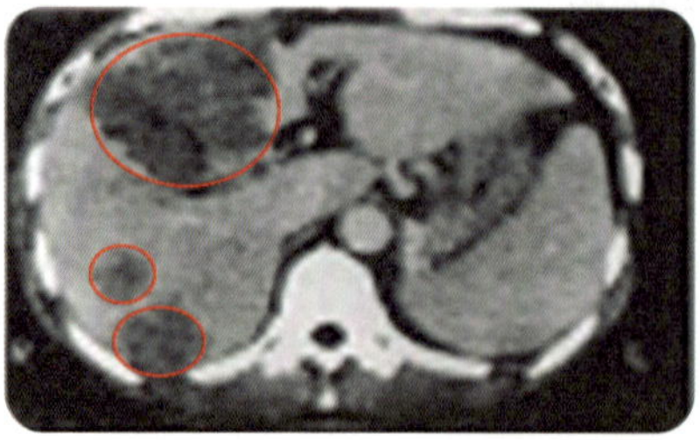

图 5-126 2006 年，CT 显示患者肝脏多发转移瘤

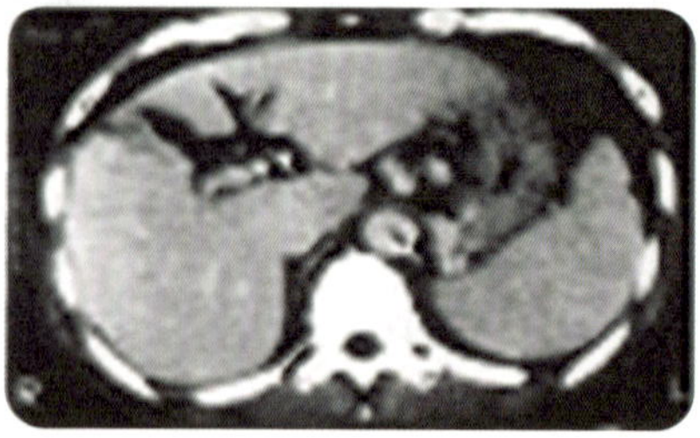

图 5-127 2006 年，CT 显示患者肝脏的转移瘤消失

11. 骨和软组织肿瘤（5 例） 案例 1

性别 / 年龄 国家或地区	女 /62 岁 / 菲律宾
诊断	左膝软骨肉瘤
治疗	手术切除、区域性血管介入化疗、冷冻消融、放疗
肿瘤无进展时间	13 个月（2013 年 7 月— 2014 年 8 月）
总生存时间	120 个月（2008 年 12 月— 2018 年 12 月）
简要病史	患者于 1998 年发现左膝关节前皮下肿物，初最大径约 3cm，予手术切除。术后病理示良性病变。2004 年年初，患者在左膝同一位置再次发现肿物，再次行手术切除，仍提示良性病变。2008 年 12 月，左膝同一位置又出现肿物，最大径 2cm，再次予手术切除，病理示软骨肉瘤。2012 年年底，左膝相同部位肿物再发，MRI 显示：左腹股沟沿左髂外动脉肿大淋巴结。2013 年 7 月，左膝关节再发肿瘤，在广州复大肿瘤医院行左股四头肌下端和左腹股沟转移瘤切除术，术中局部给予冷冻消融。2014 年 2 月行盆腔血管介入化疗术，术中和术后注射异环磷酰胺、顺铂、美司钠等。2014 年 8 月 PET-CT 显示左侧膝部软骨肉瘤盆腔转移，考虑肿瘤进展，后行盆腔腹膜后转移瘤切除术 + 左髂血管旁淋巴结清扫，又于 2014 年 9 月行左股四头肌下端肿物切除术加冷冻消融。其后再行左膝软骨肉瘤及盆腔转移灶介入化疗术。2015 年 1 月，MRI 发现左大腿下段病灶较前增大。再行左大腿下段软骨肉瘤切除术和冷冻消融，免疫组化显示黏液性软骨肉瘤。半年后 PET-CT 检查显示术区及左侧髌上囊区、左侧股直肌前方和左侧腹股沟区—左侧髂外血管旁多发淋巴结转移。给予区域性放疗。2016 年 6 月，PET-CT 显示双肺多发性转移瘤，给以区域性血管介入化疗。随访至 2018 年 12 月，患者病情稳定，能够正常生活

续表

感想和经验	软骨肉瘤是常见的恶性骨肿瘤之一，肿瘤好发于四肢长骨与骨盆，最有效的治疗方法是手术切除，包括局部大块切除、节段截除和截肢术。软骨肉瘤对化疗和放疗反应不佳，对于不可切除的疾病，有效治疗方案很少，化疗甚至不是一种好的选择，5 年生存率仅为 2%。该患者采用反复手术、介入化疗、冷冻消融、放疗等综合治疗手段，至最后一次随访，已经生存 10 年，虽然肿瘤仍存在，但带瘤生存，而且保留了肢体。该例能取得良好的治疗效果，可能与综合治疗有关，尤其是在手术时增加了冷冻消融。一般情况下，手术后残存肿瘤是加快发展的。冷冻消融能产生冷冻免疫，提高肌体抗肿瘤免疫，从而克服手术切除的缺陷

代表性影像资料

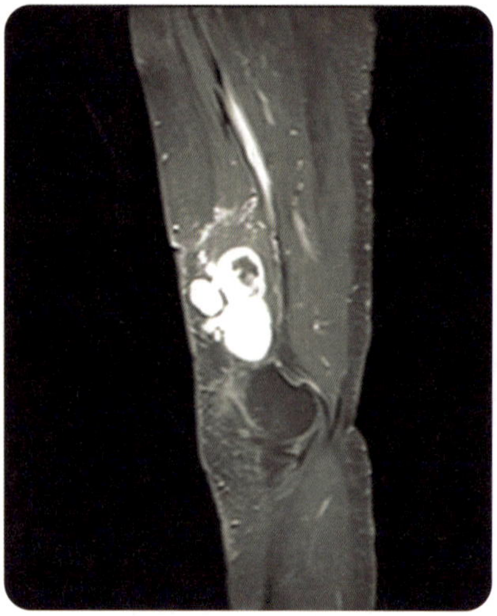

图 5-128 2015 年 1 月，MRI 显示患者左大腿下段肿物

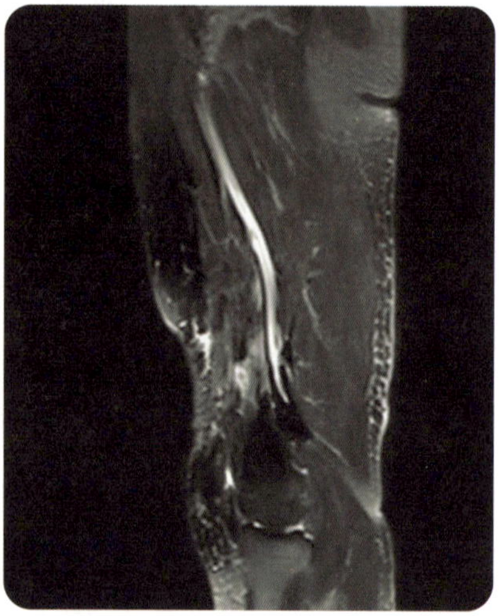

图 5-129 2015 年 12 月，MRI 显示经治疗后患者原左大腿下段肿物消失

（行艳丽 提供）

11. 骨和软组织肿瘤（5 例） 案例 2

性别 / 年龄 国家或地区	男 /23 岁 / 菲律宾
诊断	右臀肌横纹肌肉瘤Ⅳ期、骨和盆腔转移
治疗	手术切除、冷冻消融
肿瘤无进展时间	49 个月（2019 年 1 月— 2023 年 2 月）
总生存时间	65 个月（2017 年 9 月— 2023 年 2 月）
简要病史	患者于 2017 年 9 月出现右大腿疼痛，盆腔 CT 和 MRI 显示右臀部肿块，约 13cm×10cm；右腹股沟区肿物，邻近右髂动静脉。右臀部肿瘤活检病理显示横纹肌肉瘤。自 2018 年 5 月起行 TOMO 刀放疗 33 次。同时行环磷酰胺 + 阿霉素化疗 6 周期。因右盆腔和下腹部肿物进行性增大，患者于 2019 年 1 月在广州复大肿瘤医院接受膀胱镜下右侧输尿管导管植入术 + 右臀部横纹肌肉瘤切除术 + 右髂骨大部分切除术 + 右髂骨氩氦冷冻消融术 + 腹盆腔巨大横纹肌肉瘤切除术 + 大网膜部分切除术等，旨在减少肿瘤负荷和改善症状。切除组织基因检测未见基因突变，基因稳定性检测示稳定，肿瘤突变负荷显示低负荷。其后，给予节奏化疗，至 2023 年 2 月最后随访时，患者仍带瘤生存
感想和经验	横纹肌肉瘤的治疗方法主要是手术切除。该患者肿瘤多发且巨大，手术不可能完全清除。一般认为手术残存的肿瘤会加快发展，但该患者手术后肿瘤发展缓慢，可能与手术时加用冷冻消融有关，因为冷冻消融产生的抗原可激发冷冻免疫。另外，该患者近几年来未接受最大耐受性化疗。过度严苛治疗有反作用，会加速肿瘤进展

代表性影像资料

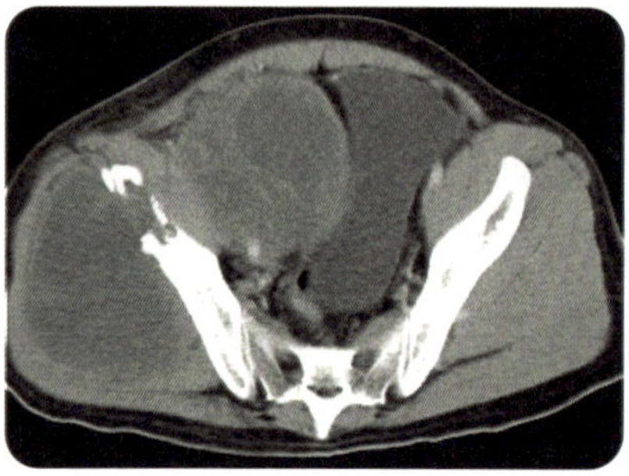

图 5-130 2018 年 12 月 20 日，腹部增强 CT 显示患者巨大肿瘤压迫膀胱

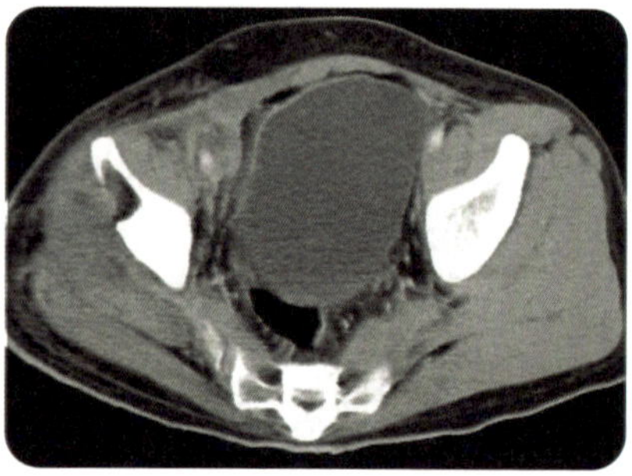

图 5-131 2019 年 2 月 20 日，腹部增强 CT 显示患者减瘤术后肿瘤大部分被消除

（李红梅提供）

11. 骨和软组织肿瘤（5 例） 案例 3

性别 / 年龄 国家或地区	女 /21 岁 / 中国
诊断	右小腿滑膜肉瘤
治疗	手术切除、冷冻消融、放疗、区域性血管介入化疗
肿瘤无进展时间	114 个月（2013 年 11 月— 2023 年 5 月）
总生存时间	132 个月（2012 年 5 月— 2023 年 5 月）
简要病史	患者于 2012 年 5 月无意中扪及右胫前包块，约鸡蛋大小，伴压痛感，于 2013 年 5 月接受肿块活检加切除术，术后病理显示滑膜肉瘤。术后 PET-CT 检查显示肿瘤残余，伴右侧腘窝及右侧腹股沟淋巴结转移，后接受右胫骨前术区放疗。2013 年 11 月，PET-CT 和 MRI 检查均显示右小腿及腘窝占位，右腘窝淋巴结转移。入广州复大肿瘤医院给予右小腿后侧肿瘤切除术 + 右胫骨开窗病灶切除术 + 右腘窝肿瘤切除术 + 右腹股沟淋巴结切除术，术中对一些部位的残余肿瘤给予冷冻消融。术后病理显示病变符合上皮型滑膜肉瘤特征，淋巴结见转移癌。其后再给予术区放疗及区域性血管介入化疗（使用药物：阿霉素 + 异环磷酰胺）3 周期。从 2014 年 9 月起，1 年内多次复查，MRI 显示残余病灶稳定，无进展。2016 年 8 月，出现右胫骨下段骨折处畸形加重，伴疼痛，后证实为感染，予以抗感染、止痛等对症处理后缓解。随访至 2023 年 5 月，未见肿瘤复发
感想和经验	滑膜肉瘤占软组织肉瘤的 5%～10%，多见于年轻人；主要病因为 18 号染色体和 X 染色体的基因易位。滑膜肉瘤难以根治。手术切除的目标是尽量切除所有肿瘤组织。放化疗的治疗目标是控制肿瘤进展，改善症状。分子靶向治疗能否提高患者生存率，尚待观察。有报告称，滑膜肉瘤患者的预后与细胞类型有关，上皮型最差。该患者的滑膜肉瘤为上皮型，已生存 11 年，定期复查肿瘤稳定，无明显进展，实现了与癌共存

代表性影像资料

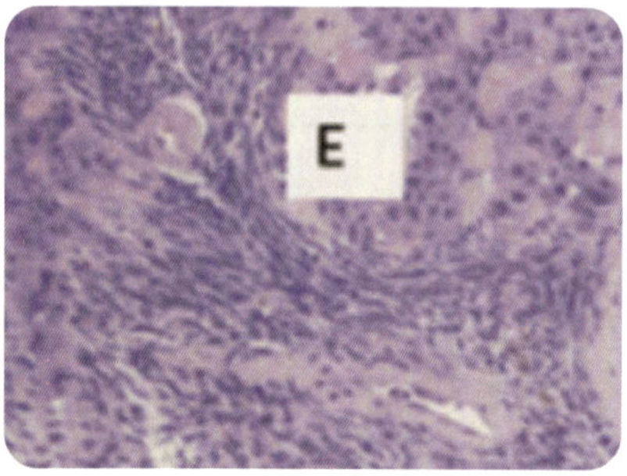

图 5-132 2013 年 11 月，患者滑膜肉瘤组织 HE 染色，显微镜下显示上皮样成分（E）

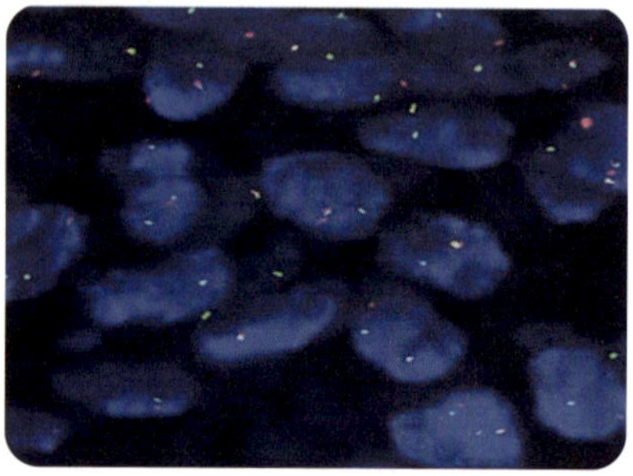

图 5-133 2013 年 11 月，使用荧光原位杂交技术检测 SS18 基因排列（分裂红色和绿色信号）（×200），证实患者滑膜肉瘤的诊断

（行艳丽提供）

11. 骨和软组织肿瘤（5 例） 案例 4

性别 / 年龄 国家或地区	女 /65 岁 / 中国台湾
诊断	腹腔脂肪肉瘤转移、乳腺癌术后、结肠癌术后
治疗	冷冻消融、^{125}I 粒子植入、携药微球血管介入
肿瘤无进展时间	32 个月（2010 年 5 月— 2013 年 1 月）
总生存时间	60 个月（2010 年 3 月— 2015 年 3 月）
简要病史	患者于 2010 年 3 月出现下腹部胀痛，CT 检查发现右下腹巨大肿块，给予手术切除，术后病理显示脂肪肉瘤。2010 年 5 月入广州复大肿瘤医院就诊，PET-CT 检查显示右下腹壁不规则高代谢区，提示肉瘤腹壁转移。其后，给予携药微球血管介入化疗，每月一次，共做 6 次。灌注化疗药为吉西他滨。同时给予超声 /CT 引导下冷冻消融 +^{125}I 粒子植入（^{125}I 粒子 30 粒），3 个月后 PET-CT 复查显示腹壁转移肿瘤活性受抑。2013 年 1 月，PET-CT 检查发现右下肺转移瘤，肿瘤最大径约 3cm，活检显示来源于脂肪肉瘤复发，给予经皮冷冻消融。2014 年 1 月出现右胸腔积液，PET-CT 提示胸膜转移，又对其进行冷冻消融 + 右侧胸腔置管引流。整个治疗过程中，一直使用胸腺肽、白介素 -2 等非特异性免疫药物。其后 1 年余疾病稳定，能正常生活。2015 年 3 月，患者因心脏病意外去世。患者曾于 1997 年接受左侧乳腺癌根治术，术后化疗；2008 年 4 月接受结肠癌根治术
感想和经验	患者自 1997 年起，先后发生 3 种恶性肿瘤：乳腺癌、结肠癌和脂肪肉瘤，是为多原发癌，或称重复癌。该病原因不明，可能与免疫有关。业已证明，一种癌，尤其经过化疗、放疗后，免疫抑制，会增加第二、三种癌的风险。该患者的脂肪肉瘤接受手术切除后短期即出现腹壁转移和肺转移，提示免疫监护机制异常。治疗主要采用冷冻消融。与其他消融方法不同，冷冻消融后肿瘤抗原释放，会激发免疫功能，产生远隔效应。具有类似效应的还有 ^{125}I 粒子产生的近距离照射。该患者能生存 5 年，显然与上述综合治疗有关

11. 骨和软组织肿瘤（5 例） 案例 5

性别 / 年龄 国家或地区	女 /54 岁 / 中国
诊断	腹膜后脂肪肉瘤（RPL）
治疗	冷冻消融、^{125}I 粒子植入、携药微球血管介入
肿瘤无进展时间	22 个月（2017 年 10 月— 2019 年 8 月）
总生存时间	150 个月（2010 年 9 月— 2023 年 3 月）
简要病史	患者于 2010 年 9 月出现左中腹部隐痛不适，被诊断为左侧腹膜后脂肪肉瘤，于 2010 年 10 月 17 日接受脂肪肉瘤切除术。2013 年 6 月发现局部复发，再次接受手术切除。其后 2 年内先后 2 次复发，并接受手术切除。2017 年 10 月，肿瘤再复发，迅速增大，住入广州复大肿瘤医院。当时患者已有肠梗阻以及左肾、脾和结肠受累，出现肠瘘，全身消瘦。血液淋巴细胞与中性粒细胞比例下降，提示免疫功能低下。给予胃肠外营养支持，同时给予胸腺肽、白介素 -2 和金葡素等免疫促进剂，3 个月后，给以剖腹探查，做肠粘连松解术、腹膜后脂肪肉瘤切除术、脾切除术、左肾切除术、降结肠切除术、部分小肠切除术、腹壁瘘口切除术等，术中对不能切除的肿瘤给予冷冻消融。2019 年 8 月，脂肪肉瘤再复发。在 2019 年 8 月至 2021 年 9 月，给予患者 2 次经皮冷冻消融，辅以 ^{125}I 粒子植入 6 次、抗癌药物局部注射术 5 次，联合口服安罗替尼靶向治疗。随访至 2023 年 3 月，疾病稳定，未发现明显复发，患者体力状况评分（PS 评分）2 分
感想和经验	成人软组织肉瘤（STSs）中最常见的类型是脂肪肉瘤，占 15% ～ 20%。它起源于脂肪组织的中胚层，是腹膜后最常见的原发恶性肿瘤。由于腹膜后空间较大，腹膜后脂肪肉瘤在初始阶段通常无症状，常由于腹膜后结构被肿块压迫而出现症状。诊断时腹膜后脂肪肉瘤的平均直径达 20cm ～ 25cm，平均重量为 15kg ～ 20kg。手术切除是唯一根治方法，但大部分在几年内复发，再次手术，术后仍复发，而且，随着复发次数增多，复发间期缩短，有时伤口尚未拆线就复发。该例即如此。但该例在 2017 年 10 月至 2023 年 3 月 5 年多的时间，复发速度似乎变平缓。这可能与加用了冷冻消融和 ^{125}I 粒子植入治疗方法有关。业已证明，这两种方法均能促进抗肿瘤免疫

代表性影像资料

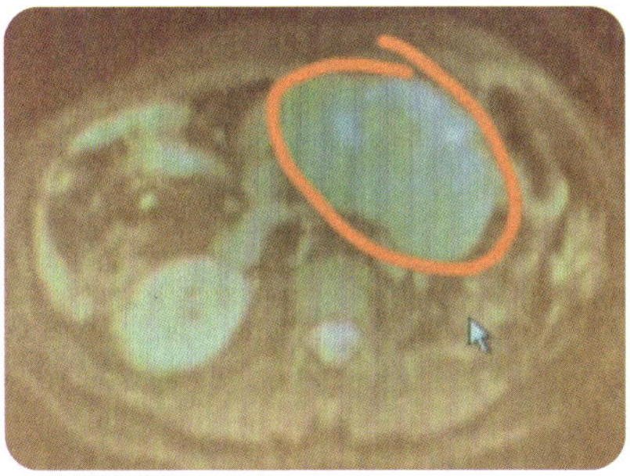

图 5-134 2019 年 8 月，MRI 显示患者腹膜后复发性巨大脂肪肉瘤

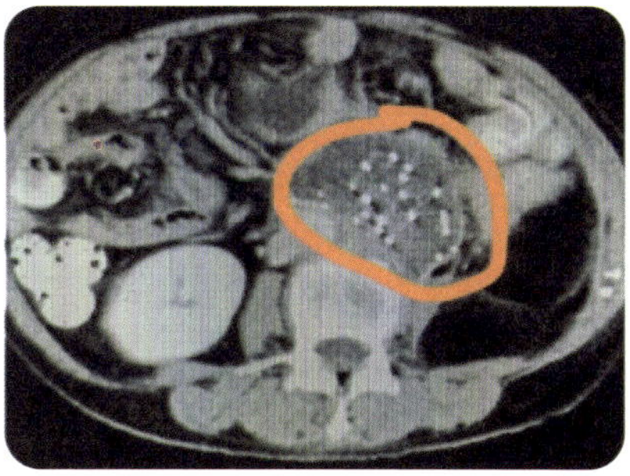

图 5-135 2021 年 8 月，CT 显示给予冷冻消融和 ^{125}I 粒子植入后，患者肿瘤大部分坏死